中医药基础
趣味十日谈 彩绘版

主编　黄小方　张一帆　颜涛　张瞳

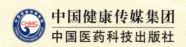
中国健康传媒集团
中国医药科技出版社

内 容 提 要

《中医药基础趣味十日谈（彩绘版）》是一本妙趣横生的中医药科普读物，将艰涩难懂的中医药基础知识通过趣味故事设计，采用彩绘漫画构建，以生动、幽默、风趣的形象跃然纸上，同时结合思维导图与表格呈现知识体系，兼具趣味性与学术性。本书主要包括中医药简史、阴阳与五行、精气血津液、藏象学说、经络学说、病因学说、发病与病机、中药的采制加工、中药的药性理论、中药配伍与用药禁忌等。本书可作为大学生《中医基础理论》《中药学》《中医药学概论》等课程的辅助读物，也可以作为中小学生和中医药爱好者的入门科普读物。

图书在版编目（CIP）数据

中医药基础趣味十日谈 : 彩绘版 / 黄小方等主编 .
北京 : 中国医药科技出版社 , 2024.12. -- ISBN 978-7
-5214-4862-7

Ⅰ . R2-49

中国国家版本馆 CIP 数据核字第 2024BQ4655 号

美术编辑 陈君杞
版式设计 也 在

出版 **中国健康传媒集团** | 中国医药科技出版社
地址 北京市海淀区文慧园北路甲 22 号
邮编 100082
电话 发行：010-62227427 邮购：010-62236938
网址 www.cmstp.com
规格 889 × 1194mm $\frac{1}{16}$
印张 12 $\frac{1}{2}$
字数 367 千字
版次 2024 年 12 月第 1 版
印次 2024 年 12 月第 1 次印刷
印刷 天津市银博印刷集团有限公司
经销 全国各地新华书店
书号 ISBN 978-7-5214-4862-7
定价 **68.00** 元

获取新书信息、投稿、为图书纠错，请扫码联系我们。

编委会

主编简介

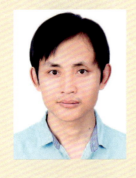

黄小方

九三学社社员，博士，副教授，硕士生导师，江西省首届本科高校金牌教师；第三届全国中医药高等院校青年教师教学基本功大赛一等奖获得者，江西中医药大学校级教学团队"中医药科普漫画工作坊"负责人，江西中医药大学首届科普创作优秀指导教师。曾主编《中药功效趣味速记（漫画版）》等。

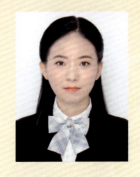

张一帆

江西中医药大学科技学院 2023 届针灸推拿专业本科毕业，曾获江西中医药大学首届中医药科普彩绘大赛特等奖、江西中医药大学首届中医药文化传播大赛三等奖。现就职于内蒙古巴彦淖尔市临河区人民医院中医科，擅长中医药漫画创作与美术创意。

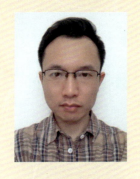

颜 涛

温岭市美术家协会会员。2008 年毕业于中国美术学院影视动画系，台州市石分文化创意有限公司创始人之一，江西中医药大学首届科普创作优秀指导教师，长期从事插画工作。

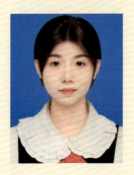

张 瞳

江西中医药大学岐黄国医书院 2020 级中医（5+3）本硕连读在校生，曾获江西中医药大学首届中医药科普彩绘大赛一等奖、江西中医药大学首届科普作品大赛二等奖。擅长中医药漫画创作与美术创意。

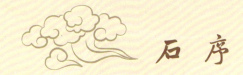

石 序

在浩如烟海的中华文明长河中，中医药学以其独特的理论体系、诊疗方法与药物应用，历经数千年的发展，成为人类医学宝库中的瑰宝。一部旨在传承与普及中医药知识、融合艺术与科学精华的《中医药基础趣味十日谈（彩绘版）》即将面世，受主编黄小方副教授之邀，特为之序。

黄小方是本书的主编，也是策划和组织者。初识黄小方老师，是在2015年夏参加教育部高等学校中医学类专业教学指导委员会组织的全国高等中医药院校青年教师教学基本功竞赛，他作为江西中医药大学年轻教师参加了课堂授课比赛。听他的课，感触良多。第一个是教育理念，教育思想可以很巧妙地嵌入20分钟的讲课之中；第二个是教学风格，课堂上他的那种灵动，极具感染力和亲和力；第三个是教学过程，讲授内容由简入繁，丝丝入扣，逻辑严谨，说理清晰……这节课，让他获得了一等奖。一节课看得出他对教学的热爱，一节课看得出他对学生的热爱，一节课看得出他对中医药的热爱。

以后的日子经常看到他的一些生活和工作真实写照，看到他的勤奋，看到他的努力，看到他的创新，看到他对大自然的热爱，看到他对学生的热爱，看到他对生活的热爱。再以后又看到他带着学生野外采药制作标本，看到他带着同学们进行中医药文化创新，看到他不断以兴趣为引导，和他的学生们不断地成长着，进步着，付出着，收获着。这本书是他和他的团队带领着在校学生们用3年时间夙兴夜寐编绘而成，付梓之时，聊为小序，以期更多像小方一样的教师在中医药的沃土中为传承精华、守正创新而耕耘。

本书以生动活泼的笔触，将晦涩难懂的中医药知识转化为通俗易懂的语言，配以精美的彩绘插画，使得古老的中医药学在当代读者面前焕发出新的生机。作者不仅详细讲述了中医药简史，让读者对中医药的发展历程一目了然，更通过深入浅出的方式阐释了中医的基础理论，包括阴阳五行、精气血津液等概念，为读者打开了通往中医世界的大门。在介绍了中医理论的基础上，本书进一步探讨藏象学说、经络学说以及病因学说，这些内容构成了中医对人体生理、病理状态认识的核心。作者巧妙地运用比喻和故事，使得这些深奥的理论变得生动有趣，即便是没有医学背景的读者也能轻松理解和接受。此外，中药作为中医药学的重要组成部分，其采制加工、药性理论以及配伍禁忌等内容，对于保障临床疗效和用药安全至关重要。本书在这方面也做了详尽而细致的讲解，并通过实例分析，指导读者如何正确使用中药，避免误区。

值得一提的是，本书的特色在于其丰富的视觉元素。每一幅插图都是作者精心绘制的作品，不仅美观大方，而且信息量丰富，能够帮助读者更加直观地把握中医药学的精髓。其图文并茂的形式极大地增强了阅读体验，使得学习成为一种享受。

在当今全球化的背景下，中医药面临着前所未有的机遇与挑战。一方面，越来越多的人开始关注和实践中医药，寻求健康与和谐的生活方式；另一方面，中医药的现代化和国际化道路仍需不断探索。《中医药基础趣味十日谈（彩绘版）》的出版，无疑是推动中医药文化传播、促进中医药国际交流的重要举措。它不仅为广大中医药爱好者提供了一本易于理解的学习资料，也为专业人士提供了一个沟通和交流的平台。

最后，我要感谢本书的编者，他们凭借深厚的专业知识和对中医药文化的热爱，创作了这样一部既有深度又有温度的作品，用手中的画笔为中医药学增添了一抹亮丽的色彩。愿《中医药基础趣味十日谈（彩绘版）》能够成为连接过去与未来、传统与现代、东方与西方的桥梁，让更多的人了解中医药，走进中医药，从而受益于中医药的智慧和魅力。

石 岩

2024 年 4 月于沈阳

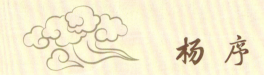

杨 序

在探索中医药这一博大精深的领域时，我们常常被其深奥的理论和复杂的实践所震撼。如何将中医药知识以一种易于理解且引人入胜的方式传达给更广泛的读者群体，一直是中医药教育者和科普工作者面临的挑战。《中医药基础趣味十日谈（彩绘版）》正是这样一部优秀的中医药科普作品，它以一种全新的视角和方法，为我们揭开了中医药神秘的面纱。在此书成书之际，受作者之邀，通观全书，乐为之序。

中医药文化是中华民族的宝贵财富，不仅蕴含着丰富的医学知识，更是一种生活哲学和健康理念。《中医药基础趣味十日谈（彩绘版）》通过图文并茂的方式，让读者在轻松愉悦的氛围中，领略中医药的博大精深。书中的每一个故事、每一幅插图，都凝结着编者对中医药文化的热爱与尊重，以及对传承与创新的不懈追求。

本书作者通过精心设计的趣味故事和生动的彩绘漫画，将中医药的基础知识转化为一系列引人入胜的篇章。从中医药简史到阴阳五行的哲学基础，从精气血津液的生理机制到藏象、经络的医学理论，再到病因学说、发病与病机的探讨，以及中药的采制加工和药性理论，本书以一种轻松愉快的方式，带领读者走进中医药的世界。

特别值得一提的是，本书在彩绘故事的基础上，采用了思维导图与表格相结合的方式，将复杂的知识体系条理化、可视化，极大地方便了读者的理解和记忆。这种创新的表达形式，不仅使得学术性内容变得亲切可近，更增加了阅读的趣味性，使其成为一部适合所有年龄段读者的科普读物。

对于大学生而言，本书可以作为《中医基础理论》《中药学》《中医药学概论》等课程的有益补充，帮助他们在轻松的氛围中巩固和深化课堂所学；对于中小学生和广大中医药爱好者而言，本书亦是一部极佳的入门读物，它以浅显易懂的语言和形式，激发了年轻一代对中医药文化的兴趣和好奇心。

最后，我要向本书的编者表达最深的敬意。感谢他们将中医药的精髓以如此生动有趣的方式呈现给我们，让我们得以在轻松愉悦的阅读中，领略到中医药的独特魅力。同时，我也要感谢所有参与本书创作的团队成员，是他们的共同努力，使得这部作品得以完美呈现。愿《中医药基础趣味十日谈（彩绘版）》能够成为连接传统与现代、学术与科普的桥梁，引领更多的读者走进中医药的殿堂，探索其无尽的奥秘。

杨　明

2024 年 5 月于江西南昌

前　言

自 2016 年开始，全国推动中医药文化进校园，中医药绘本与科普教材陆续开发，并在全国中小学进行了基于健康教育的科普试点。2020 年 9 月 23 日，国务院办公厅印发的《关于加快医学教育创新发展的指导意见》中提出，推进医学教育课堂教学改革，着力提高教学水平，同时将中医药课程列入临床医学类专业必修课程。目前，各医药类高校非中医专业广泛开设《中医药基础》（或《中医药概论》），用于普及中医药学，包括《中医基础理论》《中医诊断学》《中药学》《方剂学》等课程的基础知识，其内容体现了中医药学"理法方药"的基本思想，主要涵盖中医藏象、病因、诊法、辨证、中药、方剂、中成药等内容。但是，《中医药基础》现有的教学和传播模式的生动性、趣味性与易记性相对不足。

结合时代特征，开发具有相对完整知识体系，又符合青少年学习习惯的中医药基础科普读本具有重要意义。本研究于 2019 年获立项江西省级高校教学改革课题"故事插图视角下《中医药学基础》三维知识体系的构建与应用"；2020 年获江西中医药大学立项校级教学团队"中医药科普漫画工作坊"等资助。本成果受江西中医药大学重点学科中医学建设经费资助出版。

江西中医药大学青年教师团队构建了基于故事插图视角下课程的三维知识体系，台州市石分文化创意有限公司进行了文化创意与美术指导，在 2021 年开始选拔组织在校医学生参与设计与彩绘，于 2024 年上半年完成了《中医药基础趣味十日谈（彩绘版）》一书。彩绘书稿创作刚好处于新冠病毒感染期间，整个创作过程中团队师生十分辛苦艰难，从教材解读、文案设计、分镜线稿到彩绘定稿，每一个环节都倾注了团队成员大量的心血，每一幅画稿，少则 5～6 遍，多则 10 遍以上的修改。这三年来团队进行了近百次的线上、线下创作会，编绘成员团结协作，凤兴夜寐，夜以继日地进行创作。

《中医药基础趣味十日谈（彩绘版）》主要讲述了中医药简史、阴阳五行、藏象经络、病因病机、中药采制加工、中药的药性理论、中药的配伍等，采用趣味生动的方式讲故事，配以精美绘图，同时保持中医的知识体系，有利于非专业人士及中医药入门者，特别是广大青少年更有效地领会广博但相对深奥与抽象的中医知识，其姊妹篇《中药功效趣味速记（漫画版）》已出版并在进行二版修订，后续的《中医诊断趣味十日谈（彩绘版）》《中医方剂趣味速记魔方（中成药通用版）》在陆续创作中。

在此衷心感谢岐黄学者、中医专家辽宁中医药大学石岩教授和岐黄学者、中药专家江西中医药大学杨明教授作序；感谢江西省教育评估监测研究院杜侦研究员，江西中医药大学乐毅敏教授、周步高教授、钟凌云教授、徐艳琴教授、欧阳辉教授、臧振中副教授，南昌医学院叶耀辉教授、刘亚丽教授，南昌工程学院万芬芬教授，南昌大学朱琦副教授等在创作过程中的帮助与指导。

因编者水平和时间所限，难免遗珠有瑕，请广大读者指正。

编　者
2024 年 5 月于江西南昌

1

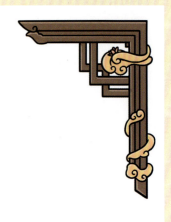
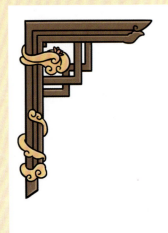

目 录

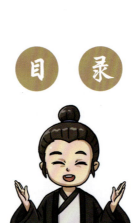

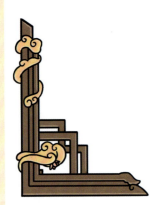
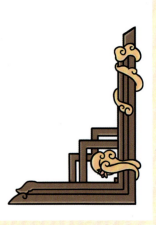

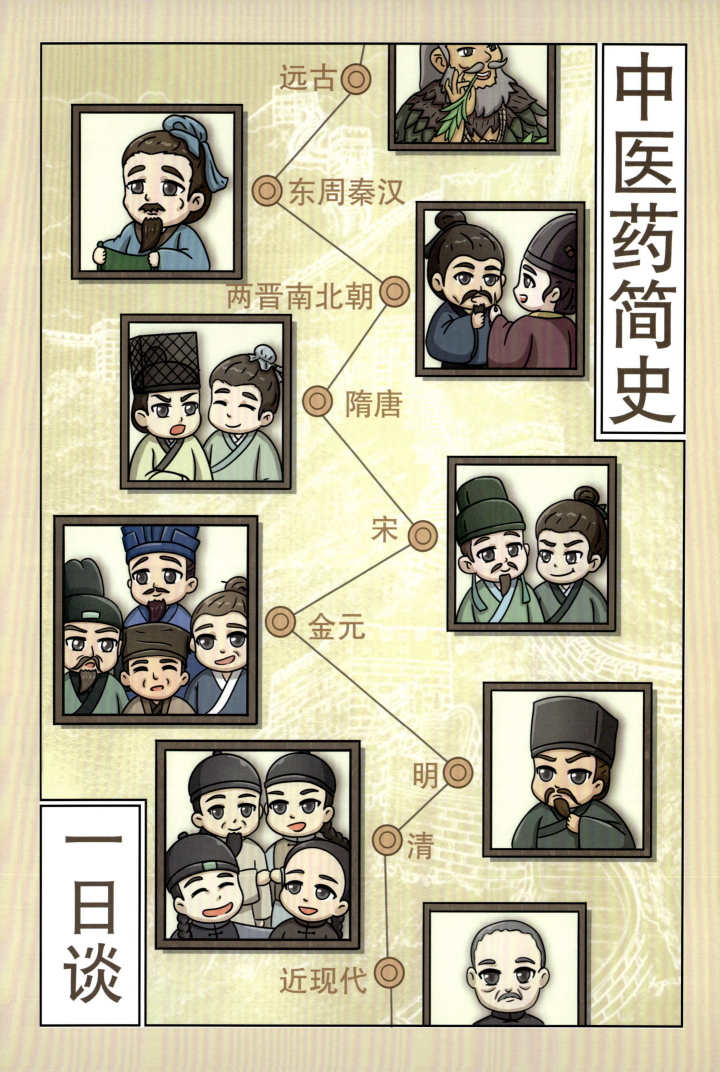

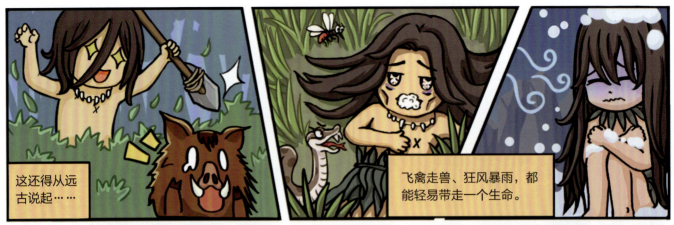

这还得从远古说起……

飞禽走兽、狂风暴雨，都能轻易带走一个生命。

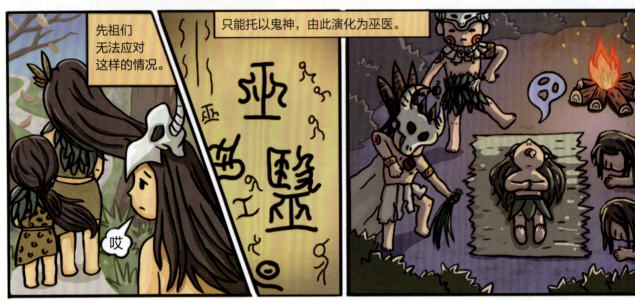

先祖们无法应对这样的情况。

只能托以鬼神，由此演化为巫医。

哎

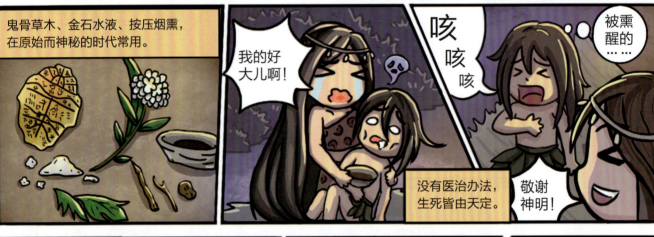

鬼骨草木、金石水液、按压烟熏，在原始而神秘的时代常用。

我的好大儿啊！

咳咳咳

被熏醒的……

没有医治办法，生死皆由天定。

敬谢神明！

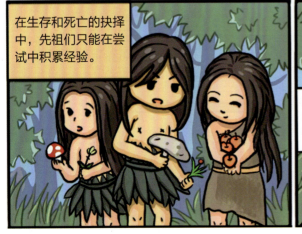

在生存和死亡的抉择中，先祖们只能在尝试中积累经验。

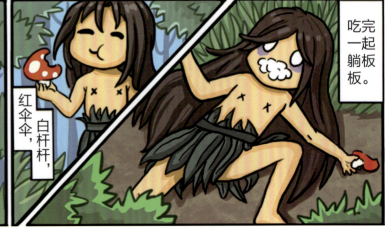

红伞伞，白杆杆，

吃完一起躺板板。

| 中医学 | 发祥于古代中国，是研究人体生理与病理、疾病的诊断与防治的一门传统医学。 |

| 研究中药基本理论和各味中药的来源、采制、性能、功效和临床应用的一门学科。 | 中药学 |

| 中药 | 中医药理论指导下认识与应用的天然药物。 |

| 古代对药物的统称，也指古代药物著作。 | 本草 |

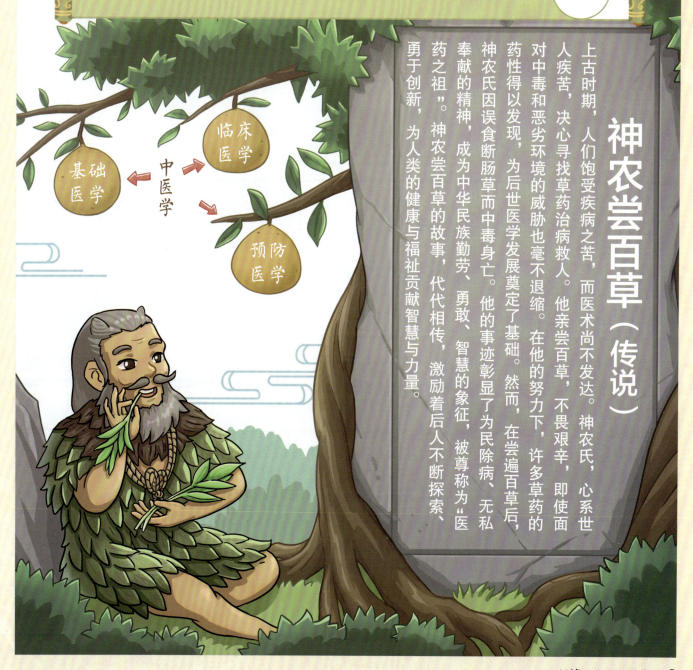

神农尝百草（传说）

上古时期，人们饱受疾病之苦，而医术尚不发达。神农氏，心系世人疾苦，决心寻找草药治病救人。他亲尝百草，不畏艰辛，即使面对中毒和恶劣环境的威胁也毫不退缩。在他的努力下，许多草药的药性得以发现，为后世医学发展奠定了基础。然而，在尝遍百草后，神农氏因误食断肠草而中毒身亡。他的事迹彰显了为民除病、无私奉献的精神，成为中华民族勤劳、勇敢、智慧的象征，被尊称为"医药之祖"。神农尝百草的故事，代代相传，激励着后人不断探索、勇于创新，为人类的健康与福祉贡献智慧与力量。

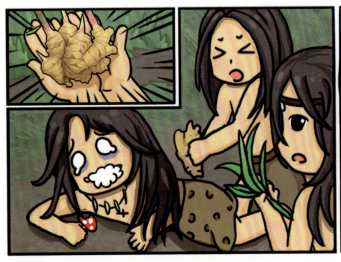

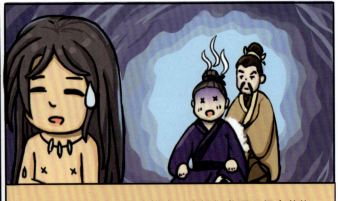

在误打误撞和命运的安排中，先祖们发现了很多药物的作用，比如生姜有解表散寒、解药物毒等作用。

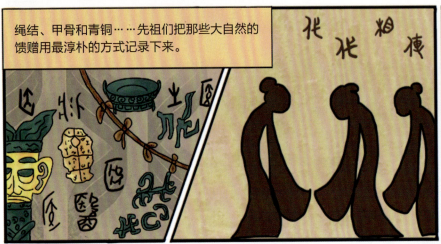

绳结、甲骨和青铜……先祖们把那些大自然的馈赠用最淳朴的方式记录下来。

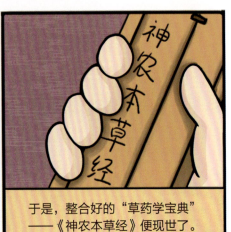

于是，整合好的"草药学宝典"——《神农本草经》便现世了。

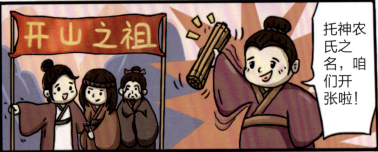

托神农氏之名，咱们开张啦！

姓名：张仲景
称谓：医圣
主业：长沙太守
副业：大夫
口头禅：把个脉先

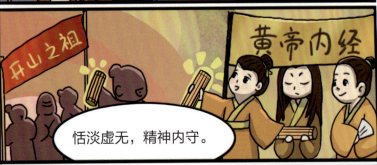

恬淡虚无，精神内守。

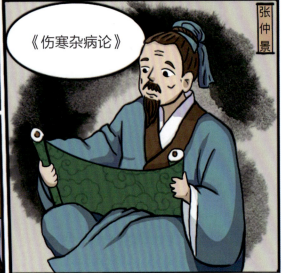

《伤寒杂病论》

张仲景

不止一个人的功劳，我们是一个团队。

张仲景（约公元150—219），名机，字仲景，南邵涅阳县人。东汉末年著名医学家，被后人尊称为"医圣"。

扁鹊，生卒年不详，姓秦，名越人，春秋战国时期名医，渤海郡郑人。现存《难经》系后人托名扁鹊之作。

黄帝内经

作者：佚名

简称《内经》，为"言医之祖"。非一时、一人之作，由战国至秦汉时期许多医家收集、整理、综合，汇集众医家经验和理论而成。包括《素问》和《灵枢》两部分，各9卷，各为81篇，合计162篇。

神农本草经

作者：佚名

简称《本草经》或《本经》，是我国现存最早的药物学专书。首创药物的三品分类法，收载药物365种，植物药252种，动物药67种，矿物药46种。按性能功效分为上中下三品。集东汉以前药物学大成之作，奠定了中药理论基础。

黄帝八十一难经

作者：秦越人（？）

又称《难经》，以问答形式阐释《内经》精义。成书约为东汉，相传为秦越人所书。首创"独取寸口"的脉诊法，确立了"三部九侯"诊脉法；系统论述了奇经八脉的循行、功能、病证。丰富发展了中医学理论体系。

伤寒杂病论

作者：张仲景

后分为《伤寒论》与《金匮要略》，成书于东汉。《伤寒论》以六经论伤寒，共10卷，397条。《金匮要略》以脏腑论杂病，共6卷，25篇。《伤寒论》载方113首，《金匮要略》载方262首，实际收方269首。被誉为"方书之祖"。

书名	成书年代	主要贡献及成就
《黄帝内经》	战国至秦汉	我国最早的医学专著，医学之宗
《黄帝八十一难经》	西汉末至东汉	首创"独取寸口的脉诊法"
《神农本草经》	东汉	我国最早药学专著，奠定中药基本原理
《伤寒杂病论》	东汉	中医学第一部辨证论治的专著

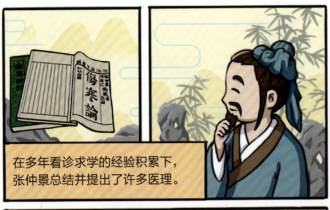

在多年看诊求学的经验积累下，张仲景总结并提出了许多医理。

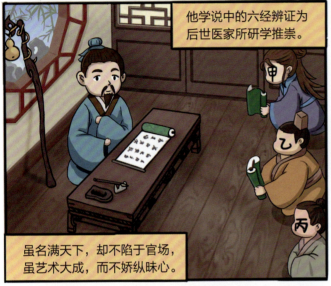

他学说中的六经辨证为后世医家所研学推崇。

虽名满天下，却不陷于官场，虽艺术大成，而不娇纵昧心。

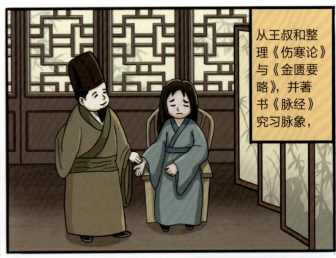

从王叔和整理《伤寒论》与《金匮要略》，并著书《脉经》究习脉象，

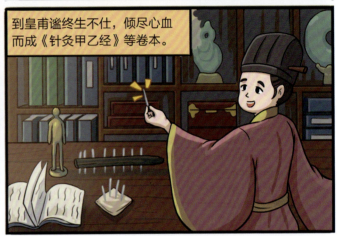

到皇甫谧终生不仕，倾尽心血而成《针灸甲乙经》等卷本。

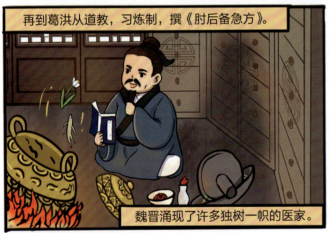

再到葛洪从道教，习炼制，撰《肘后备急方》。

魏晋涌现了许多独树一帜的医家。

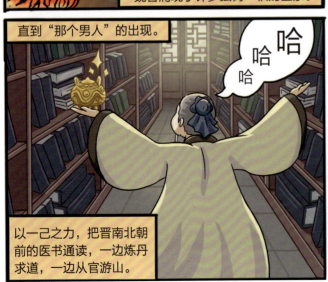

直到"那个男人"的出现。

哈哈哈

以一己之力，把晋南北朝前的医书通读，一边炼丹求道，一边从官游山。

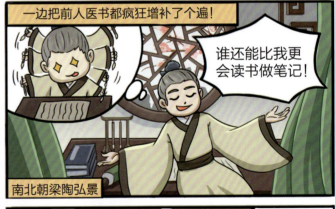

一边把前人医书都疯狂增补了个遍！

谁还能比我更会读书做笔记！

南北朝梁陶弘景

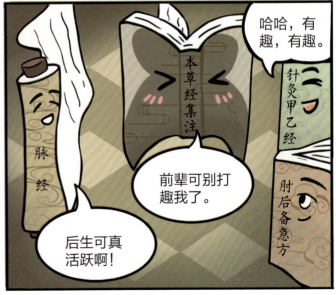

哈哈，有趣，有趣。

本草经集注

针灸甲乙经

脉经

肘后备急方

前辈可别打趣我了。

后生可真活跃啊！

脉学

魏晋时期，以王叔和为代表的脉学成就，是中医脉学发展史上的里程碑，标志着古代的脉法已经进入了一个全新的发展时代，《脉经》一书，奠定了我国脉学发展的基础，促进了中医临证医学的发展。

针灸学

魏晋时期的皇甫谧对针灸进行了首次大总结，写成了我国现存最早的第一部针灸学专著——《针灸甲乙经》。

药学

魏晋南北朝时期，随着生产和医疗实践的日益深入，药品种类日益增多，在药学方面，南朝陶弘景所撰《本草经集注》，是继《神农本草经》之后，我国药物学的又一次总结。

脉经

作者：王叔和

成书于公元 3 世纪，为中国第一部脉学专著。共 10 卷 98 篇。确立了"寸口诊脉"，提出了"三部分候脏腑"理论。归纳二十四种脉象。

针灸甲乙经

作者：皇甫谧

《黄帝三部针灸甲乙经》简称《针灸甲乙经》，共 12 卷，128 篇。是我国第一部系统性强、理论和经验咸备的针灸专书。

肘后备急方

作者：葛洪

《肘后备急方》简称《肘后方》，成书于 3 世纪。中医第一部临床急救手册。书中记载取用青蒿绞汁治疗疟疾，为我国药理研究提供宝贵线索——青蒿素。

本草经集注

作者：陶弘景

《本草经集注》共 7 卷，载药730 种，首创按药物自然属性和治疗属性分类的新方法。这种分类方法后来成了我国古代药物分类的标准。

书名	成书年代	主要贡献及成就
《脉经》	西晋	确立了"寸口诊脉"，提出了"三部分候脏腑"理论；归纳二十四种脉象；全面总结了公元3 世纪以前的脉学成就
《针灸甲乙经》	西晋	整理了人体腧穴；提出了分部划线布穴的排列穴位方法；阐明针灸操作方法和针灸禁忌；总结了临床针灸的治疗经验，按病论穴
《肘后备急方》	东晋	采用"以毒攻毒"的方法防治疾病，取用青蒿绞汁治疗疟疾更为我国药理研究提供宝贵思路——青蒿素的发现，对世界医学做出贡献
《本草经集注》	南北朝梁	陶弘景首创按治疗性能对药物进行分类的方法，对医药的发展起到了促进作用

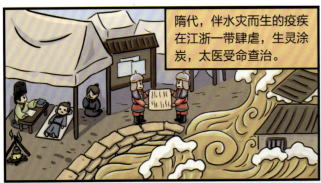
隋代，伴水灾而生的疫疾在江浙一带肆虐，生灵涂炭，太医受命查治。

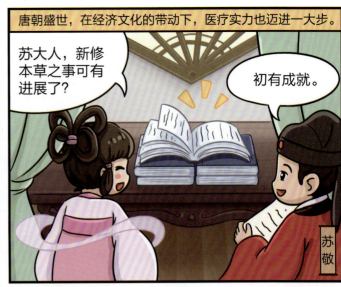
唐朝盛世，在经济文化的带动下，医疗实力也迈进一大步。

苏大人，新修本草之事可有进展了？

初有成就。

苏敬

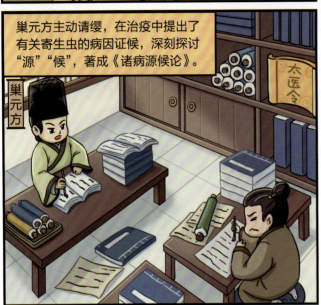
巢元方主动请缨，在治疫中提出了有关寄生虫的病因证候，深刻探讨"源""候"，著成《诸病源候论》。

巢元方

太医令

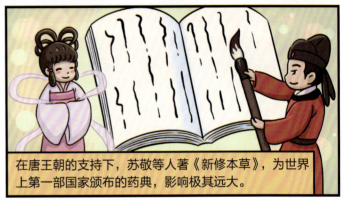
在唐王朝的支持下，苏敬等人著《新修本草》，为世界上第一部国家颁布的药典，影响极其远大。

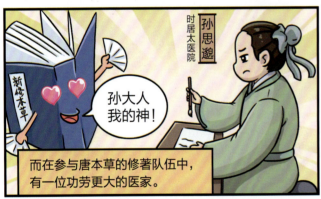
新修本草

孙大人我的神！

时居太医院

孙思邈

而在参与唐本草的修著队伍中，有一位功劳更大的医家。

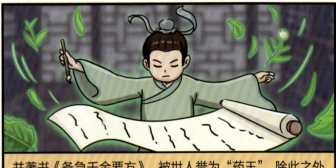
并著书《备急千金要方》，被世人誉为"药王"。除此之外，他还重医德，强调防重于治，并总结妇儿科成就。

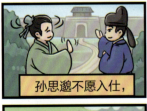
孙思邈不愿入仕，

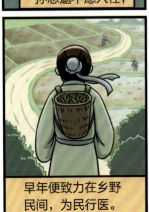
早年便致力在乡野民间，为民行医。

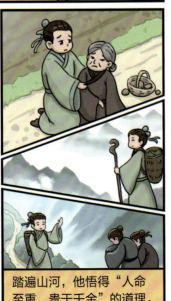
踏遍山河，他悟得"人命至重，贵于千金"的道理。

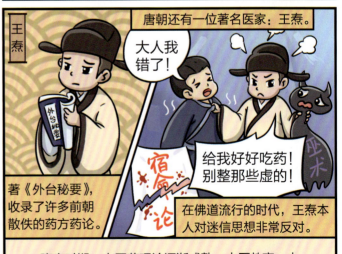
王焘

唐朝还有一位著名医家：王焘。

大人我错了！

外台秘要

宿命论

巫术

给我好好吃药！别整那些虚的！

著《外台秘要》，收录了许多前朝散佚的药方药论。

在佛道流行的时代，王焘本人对迷信思想非常反对。

隋唐时期，中医药理论逐渐成熟，中医教育、中外医药交流都取得了很大的进步。

巢元方，隋代医家，生卒年、籍贯均不详，曾任太医博士，后擢升太医令。公元610年，奉诏主持编撰《诸病源候论》，是中国第一部专论疾病病因和证候的专书。

孙思邈（581—682），被后人尊称为"药王"，京兆华原人，自幼多病，18岁励志学医，终身勤奋不辍。著有《备急千金要方》和《千金翼方》，认为"人命至重，有贵千金，一方济之，德逾于此"，故冠以"千金之名"。

诸病源候论

作者：巢元方

《诸病源候论》是中医学第一部病因病机证候专著。全书共50卷，67门，分述病源证候1739论。对疾病的诊断与辨证论治起到指导作用。

新修本草

作者：苏敬等

《新修本草》又称《唐本草》，由苏敬等集体编写。是我国第一部由政府组织撰写的药学专著。卷帙浩博，共54卷，分成"正经""药图""图经"三部分。载药844种。

千金方

作者：孙思邈

《备急千金要方》和《千金翼方》简称《千金方》。为中医学第一部医学百科全书。《备急千金要方》共30卷，232门，方论5300首。《千金翼方》共30卷，与《备急千金要方》相辅相成。两书中汇集医方6500余首。

外台秘要

作者：王焘

唐代另一部总结性医学著作，被《新唐书》赞为"世宝"，整理者王焘因此被誉为文献整理"大师"。全书共40卷，分1140门。

书名	成书年代	主要贡献及成就
《诸病源候论》	隋	广泛记载临床各种疾病；提出病因理论方面的新见解；详细且准确地描述疾病证候表现；反映了公元7世纪前临证医学的成就
《新修本草》	唐	内容丰富，叙述正确，国家颁布；一经问世广为流传；图文并茂，充分反映当时药物发展水平
《千金方》	唐	重视医德修养，详论医德规范；集唐以前医方之大成；以方类证研究《伤寒论》；重视妇女儿童疾病的诊治；强调综合治疗；对药物深入研究；倡导积极养生，强身长寿
《外台秘要》	唐	整理和保存了大量的古代医学文献；整理推广民间单验方；记载某些中药的特异疗效；对疾病认识和治疗有新发展

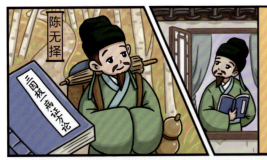

陈无择

在多年行医及拜读参考了《黄帝内经》和《金匮要略》之后，陈无择将受病之源分为三类。

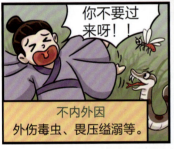

内因 七情内伤

逆子！

又落榜了。

夫君呀！

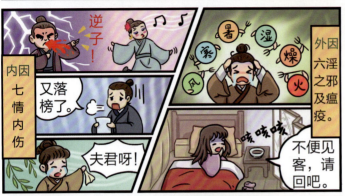

外因 六淫邪及瘟疫。

不便见客，请回吧。

你不要过来呀！！

不内外因 外伤毒虫、畏压缢溺等。

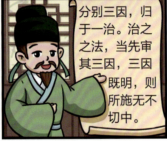

分别三因，归于一治。治之之法，当先审其三因，三因既明，则所施无不切中。

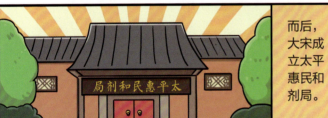

太平惠民和剂局

而后，大宋成立太平惠民和剂局。

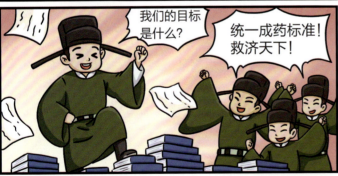

我们的目标是什么？

统一成药标准！救济天下！

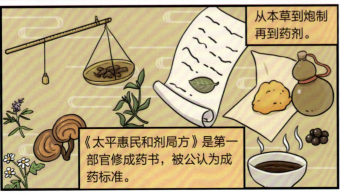

从本草到炮制再到药剂。

《太平惠民和剂局方》是第一部官修成药书，被公认为成药标准。

此前，还有一项巨大工程，

就是《太平圣惠方》。

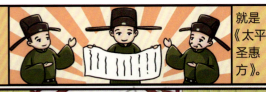

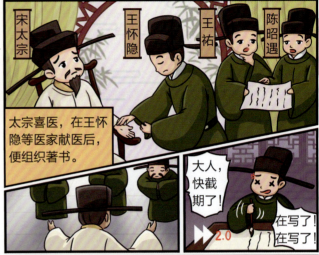

宋太宗

王怀隐

王祐

陈昭遇

太宗喜医，在王怀隐等医家献医后，便组织著书。

大人，快截期了！

在写了！在写了！

成书后，太宗记传，颁布天下，为第一部官修方书。

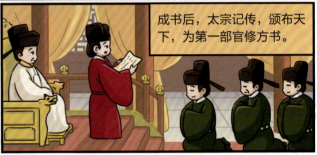

唐慎微

远在川蜀的唐慎微乃宋本草之集大成者。

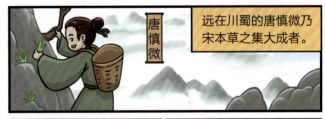

《开宝本草》以《新修本草》为基础。

《嘉祐本草》以《开宝本草》为基础。

《图经本草》图文结合，内容生动。

完成 证类本草

徽宗看了都说好。

甚好！

证类本草

《证类本草》成为《本草纲目》的重要蓝本。

陈无择（1121-1190），名言，以字行，原籍宋代青田鹤溪人。精于方脉，学术造诣深邃，除从事医学理论研究之外，又多著书立说。他的名著《三因方》为永嘉医派奠定了学术基础，成为医派的创始人。

唐慎微（1056—1136），字审元。成都华阳人，出身于世医家庭，对经方深有研究。为读书人治病从不收钱，只求名方秘录为酬，因此学者喜与其交友。每于经史诸书中得一方一药，必录而相咨，积累了丰富的药学资料。

三因极一病证方论

作者：陈无择

《三因极一病证方论》简称《三因方》，南宋陈无择著。该书共 18 卷，分为 180 门，收方 1500 余首。

太平圣惠方

作者：王怀隐等

《太平圣惠方》由宋代王怀隐等集体编著。本书为我国现存公元 10 世纪以前最大的官修方书。共 100 卷，1670 门，载方 16834 首。卷帙庞大，堪称"经方之渊薮"。

太平惠民和剂局方

作者：太医局

简称《和剂局方》，宋代太医局编著。是宋代太医局所属药局的一种成药处方配本，为世界最早的国家药局方之一。共 10 卷，分为 14 门，收 788 方，为合剂局制剂规范。

证类本草

作者：唐慎微

《证类本草》是《经史证类备急本草》的简称，北宋唐慎微著，本书系将《嘉祐本草》《本草图经》两书合一，予以扩充调整编成。共 32 卷，载药 1558 种。

书名	成书年代	主要贡献及成就
《三因极一病证方论》	南宋	书中首论脉诊、习医步骤及致病三因，次以三因为据载列临床各科病证的方药治疗。使病因学说更加系统化，为后世论说病因的规范
《太平圣惠方》	北宋	保存了两汉迄于隋唐间的众多名方；为宋以前医方集成之宏著，备受历代医家重视，广为征引
《太平惠民和剂局方》	北宋	详列每方的主治证和药物，对药物炮制、药剂修制也有详细说明
《证类本草》	北宋	为宋代完成的本草学又一次重要总结；辑众多医方，各注出处，为宋代本草集大成之作。《本草纲目》即以此书为蓝本

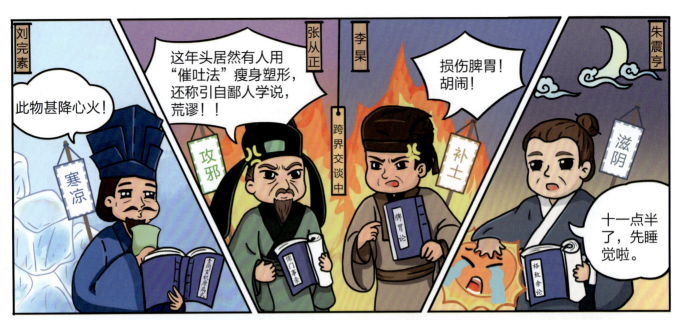

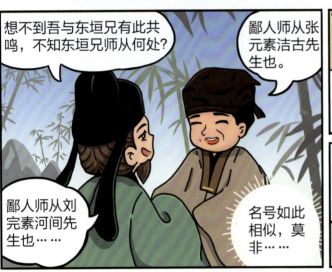

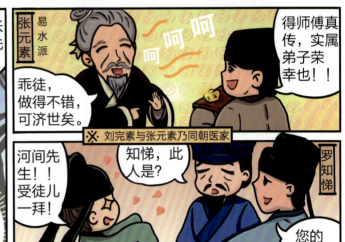

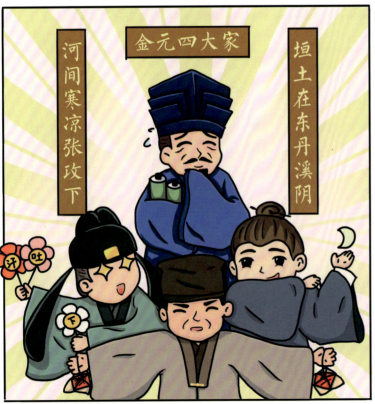

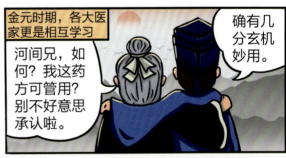

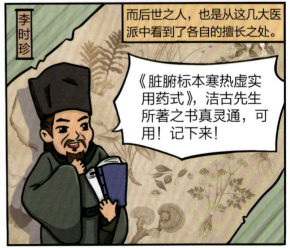

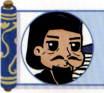
刘完素（1110—1200），金代河间人，人称为"河间先生"。奠定了火热病机的理论基础，擅长用寒凉药治疗疾病，为"寒凉派"的代表。 （河间寒凉）

张从正（1159—1228），金代睢州考城人。自号戴人，创立了"汗、吐、下"三法治疗疾病，为"攻邪派"的代表人物。 （张攻下）

（垣土在东） 李杲（1180—1251），世居真定的东垣地区，晚年号称东垣老人。创立了"脾胃学说"，为"补土派"的创始人。

（丹溪阴） 朱震亨（1228—1358），元代婺州义乌人，后人以丹溪称之。提出了"相火论"的学术观点，创立"阳常有余，阴常不足"学说。

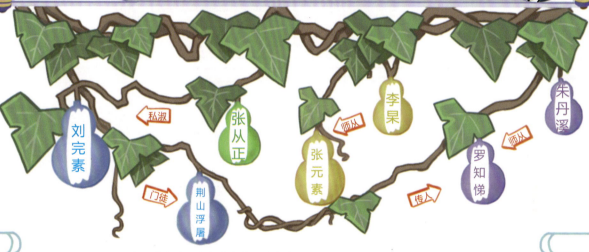

注：①张从正私淑刘完素；刘完素的门徒是荆山浮屠；荆山浮屠的传人是罗知悌；朱丹溪师从罗知悌。②李杲师从张元素。

书名	学术派别	主要学术观点	代表著作
刘完素（河间）	寒凉派	火热论，百病皆因火热 寒凉清热	《素问玄机原病式》《素问病机气宜保命集》
张从正（子和）	攻邪/下派	攻邪派，邪非人所有 汗、吐、下	《儒门事亲》
李杲（东垣）	补土派	脾胃论，内伤脾胃，百病由生 调补脾胃	《脾胃论》《内外伤辨惑论》
朱震亨（丹溪）	滋阴派	相火论，阳常有余，阴常不足 滋阴降火	《格致余论》

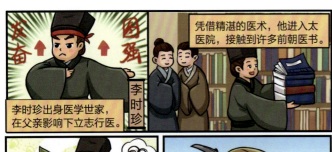

李时珍出身医学世家，在父亲影响下立志行医。

凭借精湛的医术，他进入太医院，接触到许多前朝医书。

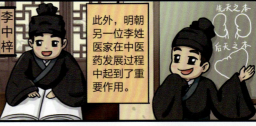

李中梓

此外，明朝另一位李姓医家在中医药发展过程中起到了重要作用。

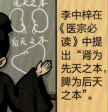

李中梓在《医宗必读》中提出"肾为先天之本，脾为后天之本"。

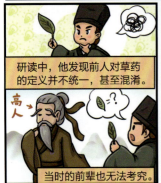

研读中，他发现前人对草药的定义并不统一，甚至混淆。

当时的前辈也无法考究。

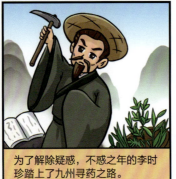

为了解除疑惑，不惑之年的李时珍踏上了九州寻药之路。

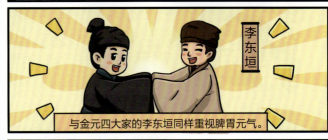

李东垣

与金元四大家的李东垣同样重视脾胃元气。

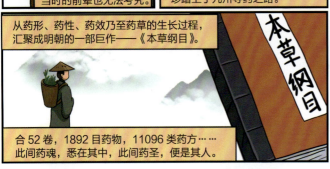

从药形、药性、药效乃至药草的生长过程，汇聚成明朝的一部巨作——《本草纲目》。

本草纲目

合 52 卷，1892 目药物，11096 类药方……此间药魂，悉在其中，此间药圣，便是其人。

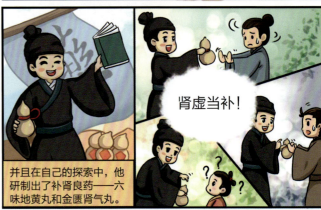

肾虚当补！

并且在自己的探索中，他研制出了补肾良药——六味地黄丸和金匮肾气丸。

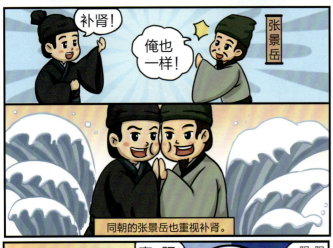

补肾！

俺也一样！

张景岳

同朝的张景岳也重视补肾。

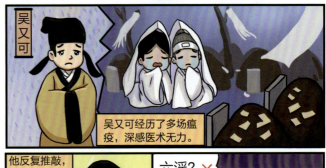

吴又可

吴又可经历了多场瘟疫，深感医术无力。

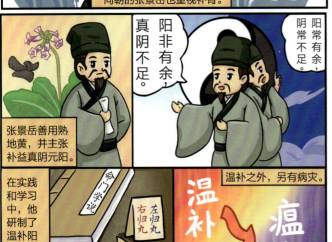

阳非有余，真阴不足。

阳常有余，阴常不足。

张景岳善用熟地黄，并主张补益真阴元阳。

在实践和学习中，他研制了温补阳气的左归丸和右归丸。

温补　**瘟疫**

温补之外，另有病灾。

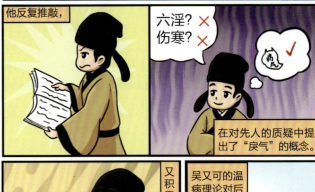

他反复推敲，

六淫？ ✕
伤寒？ ✕

在对先人的质疑中提出了"戾气"的概念。

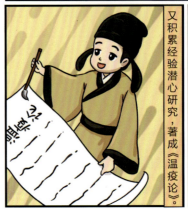

又积累经验潜心研究，著成《温疫论》。

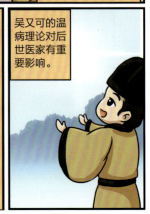

吴又可的温病理论对后世医家有重要影响。

李时珍（1518—1593），字东璧，号濒湖山人，湖北蕲州人。世医之家，14岁中秀才，后科考不第，致力于医药。历时27年，三易其稿，撰成《本草纲目》52卷。还著有《濒湖脉诀》《奇经八脉考》等。

李中梓（1588—1655），字士材，华亭人。在脏腑辨证方面特别重视脾和肾，著《医宗必读》，提出"肾为先天之本，脾为后天之本"，对后世影响很大。

张介宾（1563—1640），字会卿，号景岳，因善用熟地黄，人称"张熟地"，浙江绍兴府山阴人。提出"阳非有余，真阴不足"。主张补益真阴元阳，慎用寒凉和攻伐方药，常用温补方剂，被称为"温补学派"。

吴有性（1582—1652），字又可，江苏吴县人。中医学上第一位温病学家，著第一部温病学专著《温疫论》，提出"戾气学说"，瘟疫病的病因为"戾气"，"戾气"多从口鼻而入，为温病学说的创立起到了奠基作用。

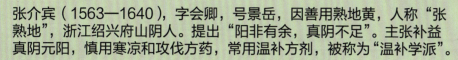

《本草纲目》是我国古代最伟大的药学著作。集古代本草学之大成，分类科学，内容丰富，在世界科技史上占有重要地位。书中内容有诸多超越传统的创见，是明清医学创新最重要的代表之一。

医家	代表著作	学术观点
李时珍	《本草纲目》	—
李中梓	《医宗必读》	"肾为先天之本，脾为后天之本"
张介宾	《景岳全书》	"阳非有余，真阴不足"
吴有性	《温疫论》	"戾气学说""戾气多从口鼻入"

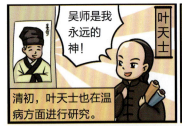
吴师是我永远的神！
叶天士
清初，叶天士也在温病方面进行研究。

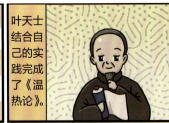
叶天士结合自己的实践完成了《温热论》。

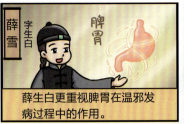
薛雪 字生白
脾胃
薛生白更重视脾胃在温邪发病过程中的作用。

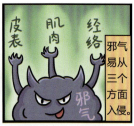
皮表 肌肉 经络
邪气
邪气易从三个方面入侵。

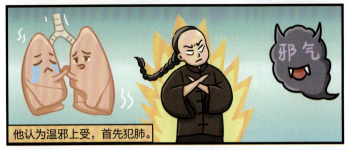
邪气
他认为温邪上受，首先犯肺。

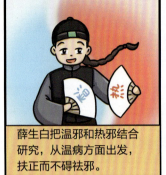
温 热
薛生白把温邪和热邪结合研究，从温病方面出发，扶正而不碍祛邪。

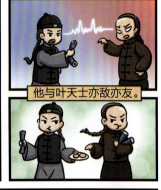
他与叶天士亦敌亦友。

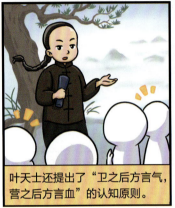
叶天士还提出了"卫之后方言气，营之后方言血"的认知原则。

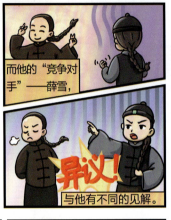
而他的"竞争对手"——薛雪，
异议！
与他有不同的见解。

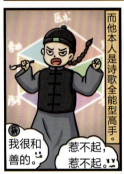
医术
而他本人是诗歌全能型高手。
我很和善的。
惹不起，惹不起。

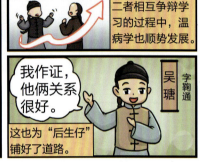
二者相互争辩学习的过程中，温病学也顺势发展。
我作证，他俩关系很好。
吴瑭 字鞠通
这也为"后生仔"铺好了道路。

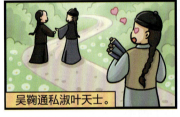
吴鞠通私淑叶天士。

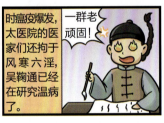
一群老顽固！
时瘟疫爆发，太医院的医家们还拘于风寒六淫，吴鞠通已经在研究温病了。

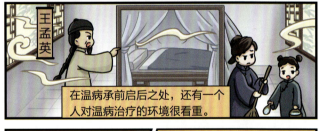
王孟英
在温病承前启后之处，还有一个人对温病治疗的环境很看重。

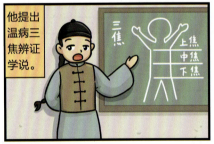
三焦 上焦 中焦 下焦
他提出温病三焦辨证学说。
整理成书。
温病条辨

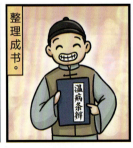
医案随室
他理论性地提出了预防医学的卫生理论，并作《医学随笔》。

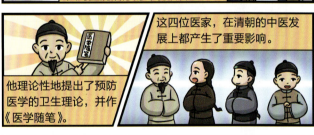
这四位医家，在清朝的中医发展上都产生了重要影响。

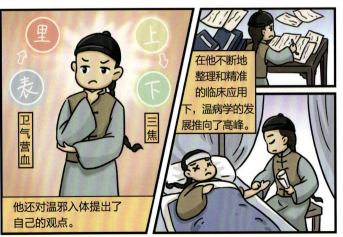
里 表 上 下 三焦 卫气营血
他还对温邪入体提出了自己的观点。
在他不断地整理和精准的临床应用下，温病学的发展推向了高峰。

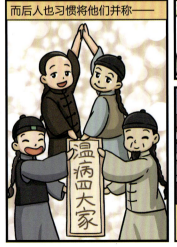
而后人也习惯将他们并称——
温病四大家

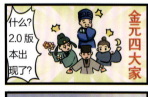
什么？2.0版本出现了？
金元四大家

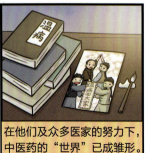
温病
在他们及众多医家的努力下，中医药的"世界"已成雏形。

叶桂（1666—1745），字天士，江苏吴县人。终身忙于诊治疾病，晚年由其学生顾景文据其面提口授，整理成《温热论》。建立卫气营血辨证体系，是温病辨证的纲领，补充传统六经辨证和八纲辨证的内容。

吴瑭（1758—1836），字鞠通，江苏淮阴人。撰《温病条辨》，成为晚清著名温病学家，将温病分为九种，提出温病的三焦辨证。把温病传变与脏腑病机联系，完善补充了叶桂的卫气营血辨证。

薛雪（1681—1770），字生白，江苏吴县人。他创新温病理论的湿热病因理论，撰《湿热条辨》，分35条辨析湿热病。此书是湿热病的专著，开温病学说中专门研究病证的先河。

王士雄（1808—1868），字孟英，浙江杭州人，潜心钻研温病学说，先后撰《霍乱论》（1838）、编述《温热经纬》（1852）。他将霍乱分为时疫霍乱和非时疫霍乱两类，把温病分成新感和伏邪两大类。

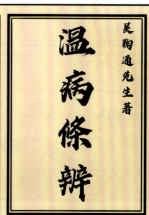

吴鞠通先生著

温病条辨

著于1798年，为温病通论著作。该书在清代众多温病学家成就的基础上，进一步建立了完全独立于伤寒的温病学说体系，创立了三焦的温病创新理论辨证纲领，为温病创新理论之一。

《温病条辨》仿《伤寒论》体例，分条列论，以求简要易诵而不明，又恐简而不明，且免费后人妄注，于是吴瑭在各条之下详加辨析议论，故以『条辨』命名。共6卷，正文前3卷为全书中心，依次分上、中、下三焦设立篇目。

膈以上为上焦，包括心与肺，中焦包括脾与胃，脐以下为下焦，包括肝、肾、大小肠、膀胱。三焦辨证的创立，使温病辨证在前人基础上又有了进一步的发展。

医家	代表著作	主要贡献及成就
叶桂	《温热论》	创立卫气营血辨证论治体系；阐明温病病因病机；发展温病诊断方法
吴瑭	《温病条辨》	著湿热类温病专论；丰富温病理论及证治
薛雪	《湿热条辨》	创立三焦辨证论治体系；规范四时温病证治
王士雄	《霍乱论》《温热经纬》	以经典为经，后世名著为纬，系统梳理温病学理论体系

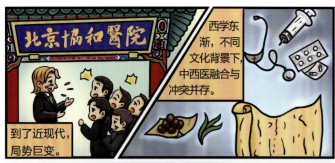

到了近现代，局势巨变。

西学东渐，不同文化背景下，中西医融合与冲突并存。

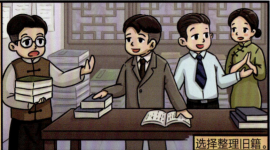

激进的革新派主张"废旧立新"，甚至让传统中医进行革新。但更多的有识之士看到了中医的重要性。

选择整理旧籍。

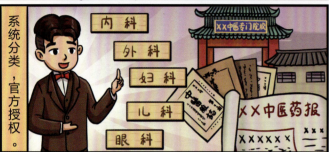

系统分类，官方授权。

内科
外科
妇科
儿科
眼科

XX中医药报

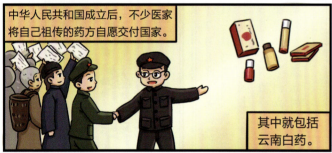

中华人民共和国成立后，不少医家将自己祖传的药方自愿交付国家。

其中就包括云南白药。

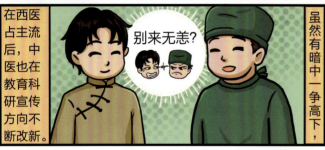

在西医占主流后，中医也在教育科研宣传方向不断改新，虽然有暗中一争高下，

别来无恙？

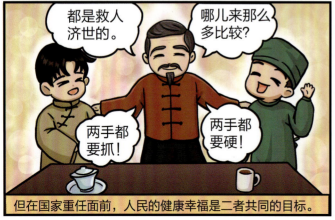

都是救人济世的。

哪儿来那么多比较？

两手都要抓！

两手都要硬！

但在国家重任面前，人民的健康幸福是二者共同的目标。

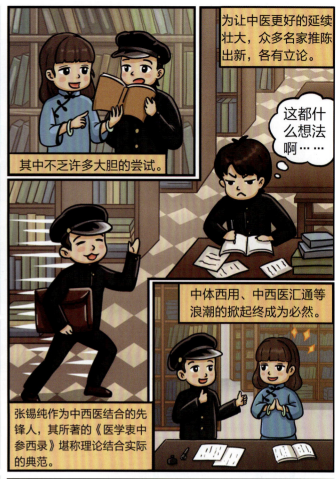

为让中医更好的延续壮大，众多名家推陈出新，各有立论。

其中不乏许多大胆的尝试。

这都什么想法啊……

中体西用、中西医汇通等浪潮的掀起终成为必然。

张锡纯作为中西医结合的先锋人，其所著的《医学衷中参西录》堪称理论结合实际的典范。

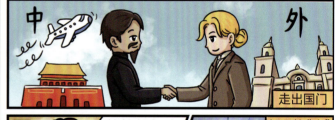

中

外

走出国门

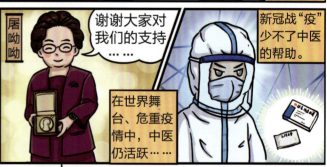

屠呦呦

谢谢大家对我们的支持……

在世界舞台、危重疫情中，中医仍活跃……

新冠战"疫"少不了中医的帮助。

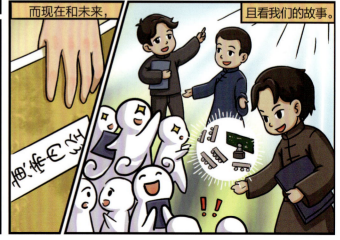

而现在和未来，

且看我们的故事。

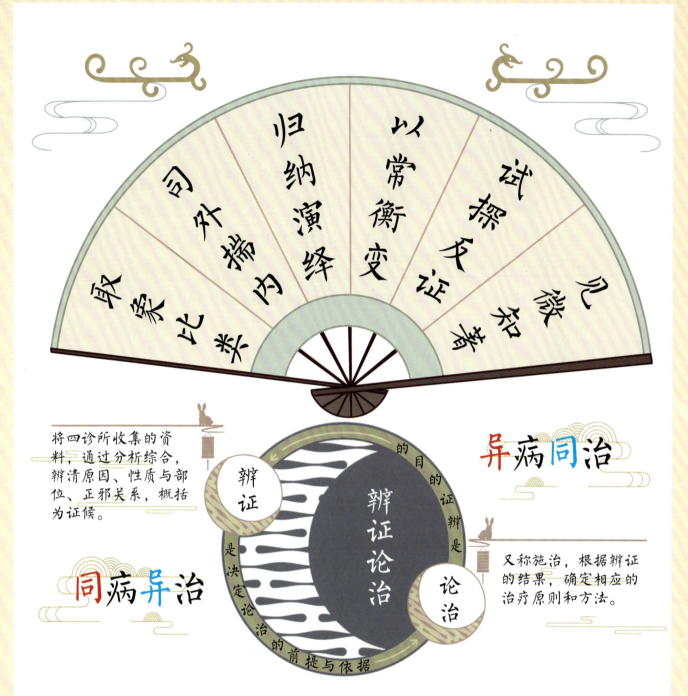

取象比类　同外揣内　归纳演绎　以常衡变　试探反证

将四诊所收集的资料，通过分析综合，辨清原因、性质与部位、正邪关系，概括为证候。

辨证　是决定论治的前提与依据

辨证论治　辨证是论治的目的

论治

异病同治

又称施治，根据辨证的结果，确定相应的治疗原则和方法。

同病异治

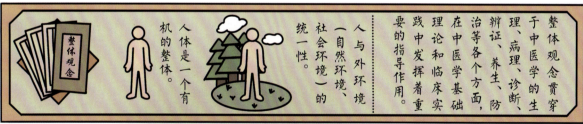

整体观念

人体是一个有机的整体。

人与外环境（自然环境、社会环境）的统一性。

整体观念贯穿于中医学的生理、病理、诊断、辨证、养生、防治等各个方面。在中医学基础理论和临床实践中发挥着重要的指导作用。

辨证论治

即疾病，是对机体在致病因素的作用下，邪正相争全过程病变特点的概括。如感冒、咳嗽、黄疸等。

即单个症状、体征。如发热、口渴、尿黄、舌苔黄、脉数等。

病

症

即证候，是对疾病一定阶段病变本质的概括。证候反映了个体在疾病过程中一定阶段的病因、病位、病性、邪正盛衰等本质，是辨证的结果和论治的依据。

证

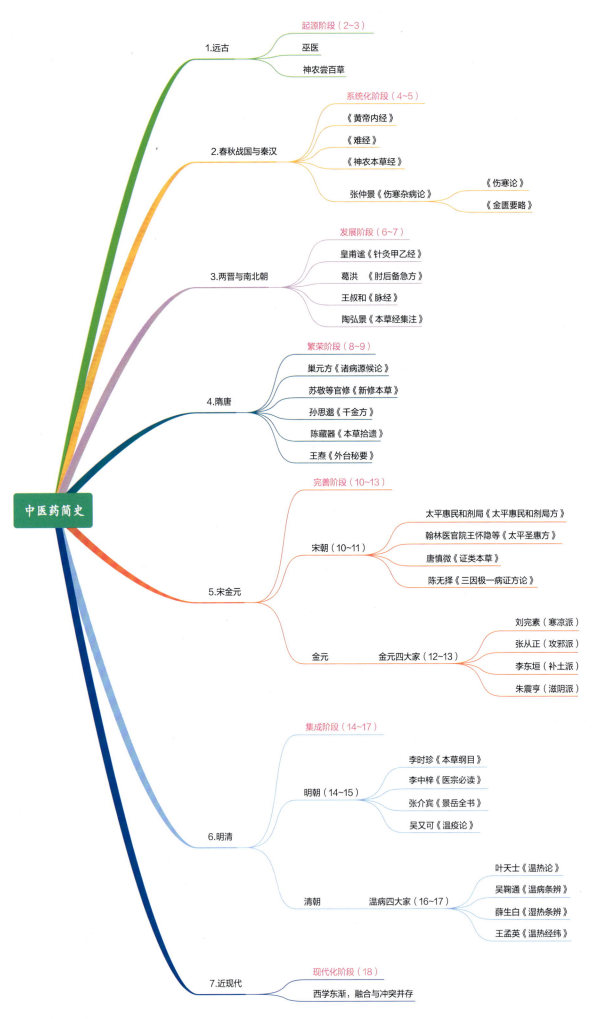

起源阶段（2~3）

1.远古
巫医
神农尝百草

系统化阶段（4~5）

2.春秋战国与秦汉
《黄帝内经》
《难经》
《神农本草经》
张仲景《伤寒杂病论》
《伤寒论》
《金匮要略》

发展阶段（6~7）

3.两晋与南北朝
皇甫谧《针灸甲乙经》
葛洪　《肘后备急方》
王叔和《脉经》
陶弘景《本草经集注》

繁荣阶段（8~9）

4.隋唐
巢元方《诸病源候论》
苏敬等官修《新修本草》
孙思邈《千金方》
陈藏器《本草拾遗》
王焘《外台秘要》

完善阶段（10~13）

中医药简史

5.宋金元
宋朝（10~11）
太平惠民和剂局《太平惠民和剂局方》
翰林医官院王怀隐等《太平圣惠方》
唐慎微《证类本草》
陈无择《三因极一病证方论》

金元
金元四大家（12~13）
刘完素（寒凉派）
张从正（攻邪派）
李东垣（补土派）
朱震亨（滋阴派）

集成阶段（14~17）

6.明清
明朝（14~15）
李时珍《本草纲目》
李中梓《医宗必读》
张介宾《景岳全书》
吴又可《温疫论》

清朝
温病四大家（16~17）
叶天士《温热论》
吴鞠通《温病条辨》
薛生白《湿热条辨》
王孟英《温热经纬》

现代化阶段（18）

7.近现代
西学东渐，融合与冲突并存

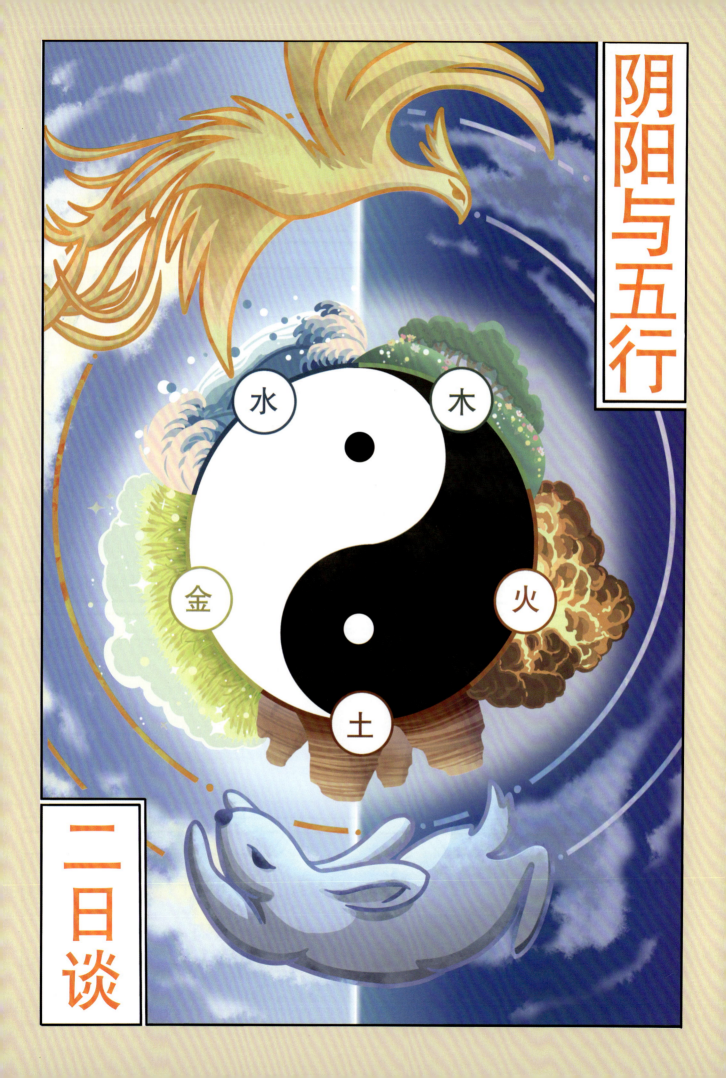

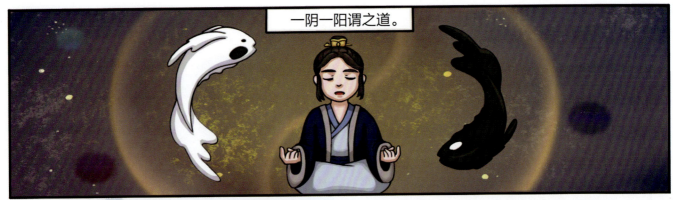
一阴一阳谓之道。

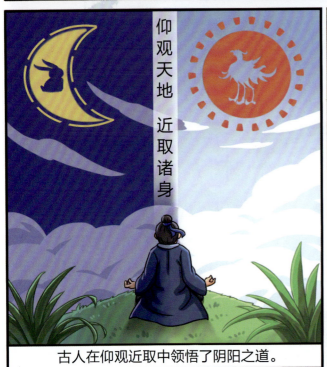
仰观天地 近取诸身

古人在仰观近取中领悟了阴阳之道。

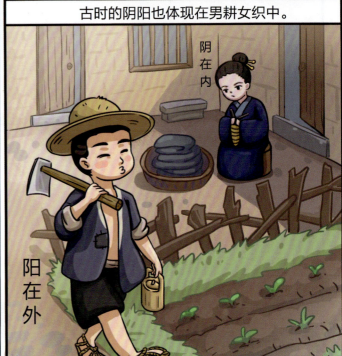
古时的阴阳也体现在男耕女织中。

阴在内

阳在外

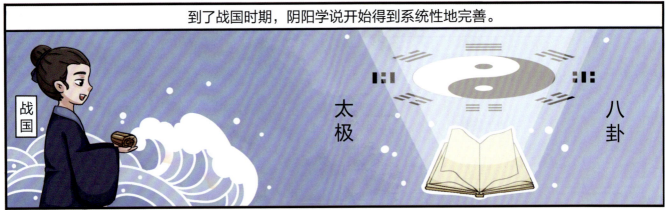
到了战国时期，阴阳学说开始得到系统性地完善。

战国

太极

八卦

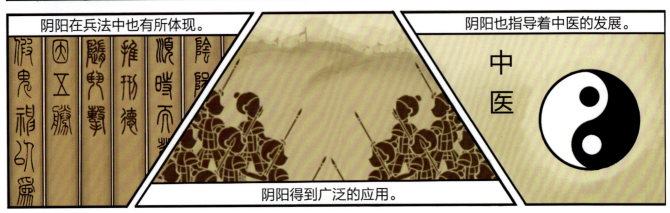
阴阳在兵法中也有所体现。

阴阳也指导着中医的发展。

中医

阴阳得到广泛的应用。

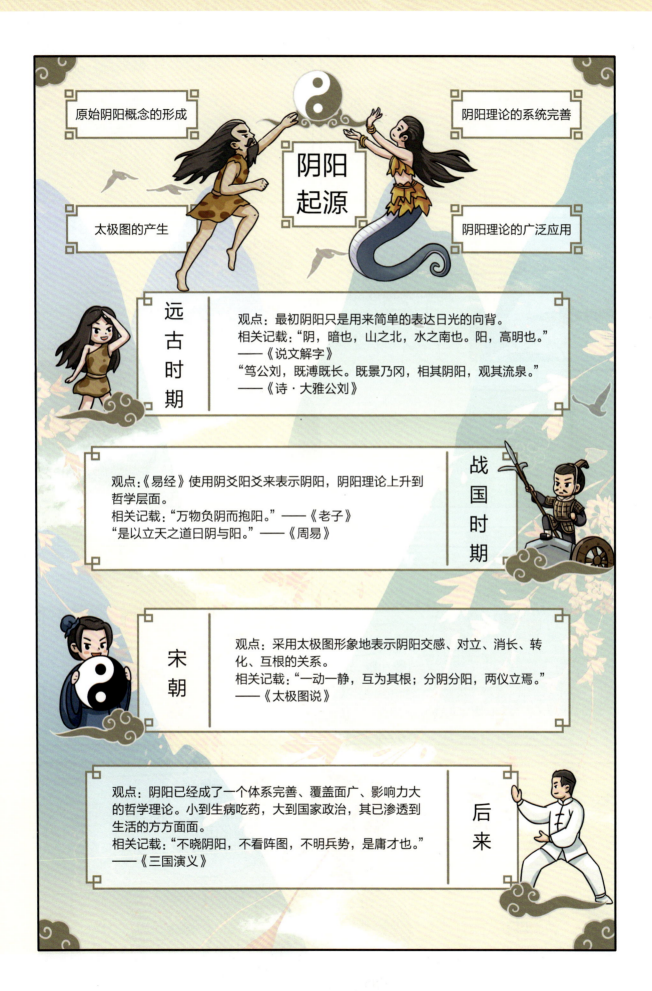

阴阳
起源

原始阴阳概念的形成

阴阳理论的系统完善

太极图的产生

阴阳理论的广泛应用

远古时期

观点：最初阴阳只是用来简单的表达日光的向背。
相关记载："阴，暗也，山之北，水之南也。阳，高明也。"
——《说文解字》
"笃公刘，既溥既长。既景乃冈，相其阴阳，观其流泉。"
——《诗·大雅公刘》

战国时期

观点：《易经》使用阴爻阳爻来表示阴阳，阴阳理论上升到哲学层面。
相关记载："万物负阴而抱阳。"——《老子》
"是以立天之道曰阴与阳。"——《周易》

宋朝

观点：采用太极图形象地表示阴阳交感、对立、消长、转化、互根的关系。
相关记载："一动一静，互为其根；分阴分阳，两仪立焉。"
——《太极图说》

后来

观点：阴阳已经成了一个体系完善、覆盖面广、影响力大的哲学理论。小到生病吃药，大到国家政治，其已渗透到生活的方方面面。
相关记载："不晓阴阳，不看阵图，不明兵势，是庸才也。"
——《三国演义》

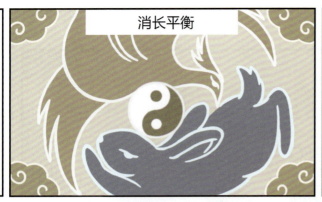

阴阳有五个特性

消长平衡

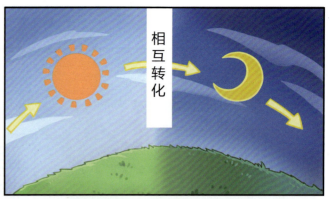

相互转化

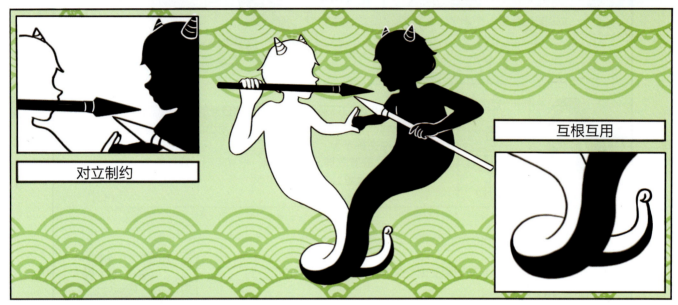

对立制约

互根互用

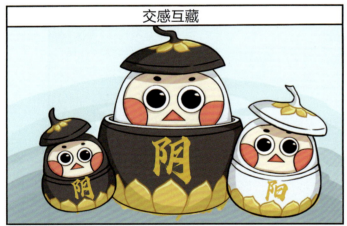

交感互藏

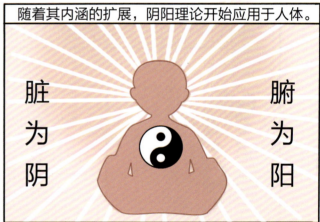

随着其内涵的扩展，阴阳理论开始应用于人体。

脏为阴

腑为阳

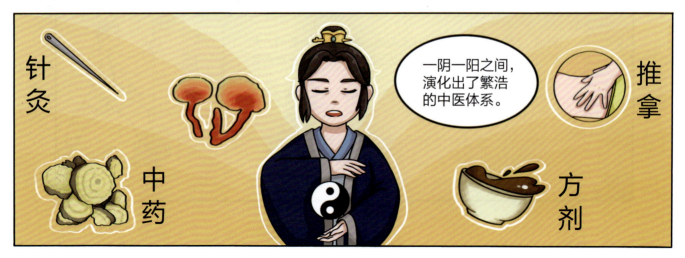

针灸

中药

一阴一阳之间，演化出了繁浩的中医体系。

推拿

方剂

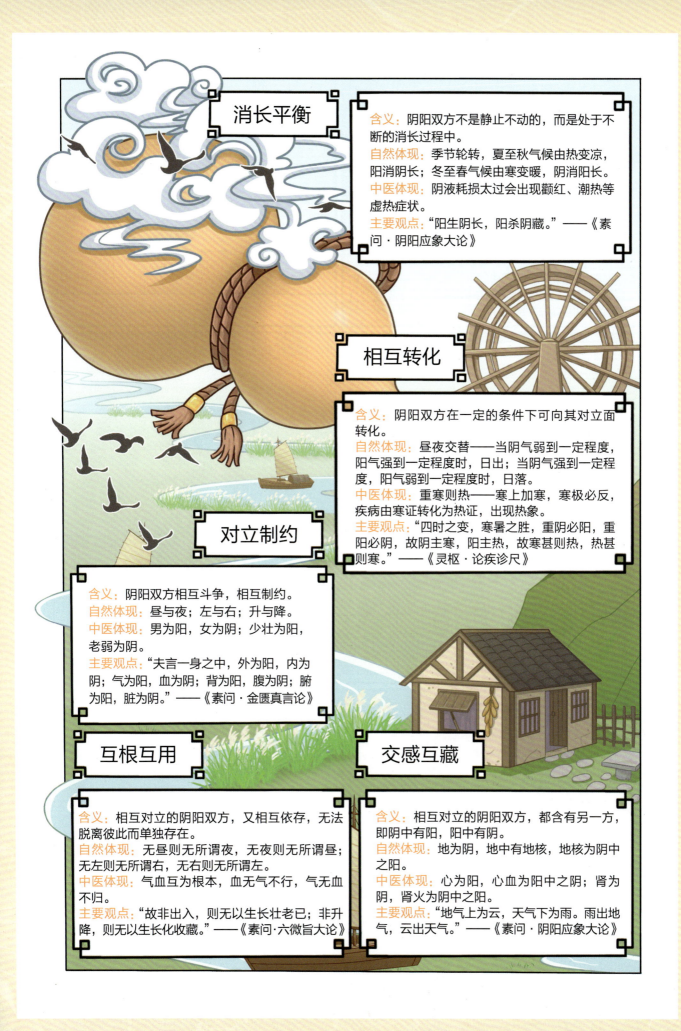

消长平衡

含义：阴阳双方不是静止不动的，而是处于不断的消长过程中。

自然体现：季节轮转，夏至秋气候由热变凉，阳消阴长；冬至春气候由寒变暖，阴消阳长。

中医体现：阴液耗损太过会出现颧红、潮热等虚热症状。

主要观点："阳生阴长，阳杀阴藏。"——《素问·阴阳应象大论》

相互转化

含义：阴阳双方在一定的条件下可向其对立面转化。

自然体现：昼夜交替——当阴气弱到一定程度，阳气强到一定程度时，日出；当阴气强到一定程度，阳气弱到一定程度时，日落。

中医体现：重寒则热——寒上加寒，寒极必反，疾病由寒证转化为热证，出现热象。

主要观点："四时之变，寒暑之胜，重寒必阳，重阳必阴，故阴主寒，阳主热，故寒甚则热，热甚则寒。"——《灵枢·论疾诊尺》

对立制约

含义：阴阳双方相互斗争，相互制约。

自然体现：昼与夜；左与右；升与降。

中医体现：男为阳，女为阴；少壮为阳，老弱为阴。

主要观点："夫言一身之中，外为阳，内为阴；气为阳，血为阴；背为阳，腹为阴；腑为阳，脏为阴。"——《素问·金匮真言论》

互根互用

含义：相互对立的阴阳双方，又相互依存，无法脱离彼此而单独存在。

自然体现：无昼则无所谓夜，无夜则无所谓昼；无左则无所谓右，无右则无所谓左。

中医体现：气血互为根本，血无气不行，气无血不归。

主要观点："故非出入，则无以生长壮老已；非升降，则无以生长化收藏。"——《素问·六微旨大论》

交感互藏

含义：相互对立的阴阳双方，都含有另一方，即阴中有阳，阳中有阴。

自然体现：地为阴，地中有地核，地核为阴中之阳。

中医体现：心为阳，心血为阳中之阴；肾为阴，肾火为阴中之阳。

主要观点："地气上为云，天气下为雨。雨出地气，云出天气。"——《素问·阴阳应象大论》

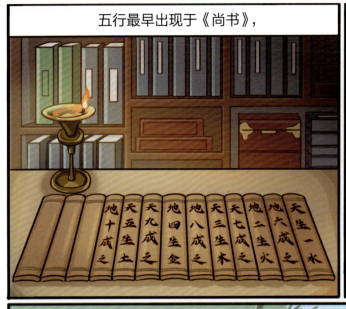

五行最早出现于《尚书》，

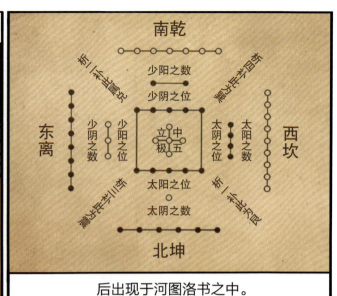

后出现于河图洛书之中。

春秋战国时期，五行学说内容进一步丰富，尤其是生克理论提出后，五行理论已经成为中医基础理论之一。

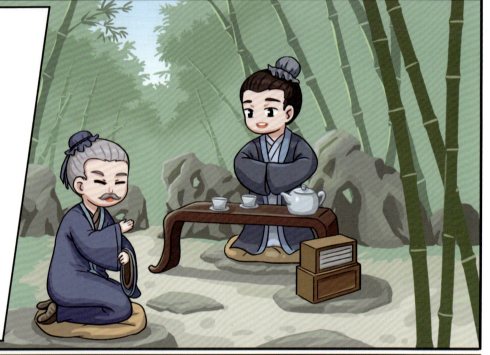

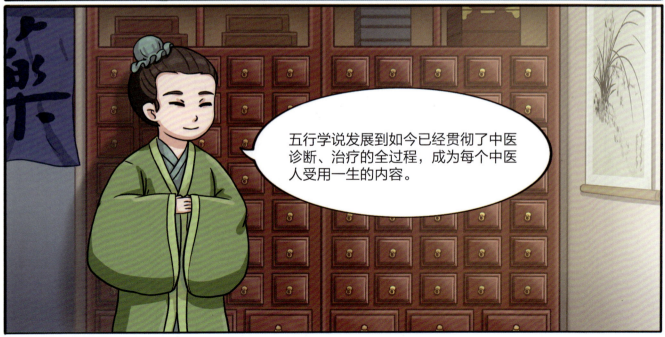

五行学说发展到如今已经贯彻了中医诊断、治疗的全过程，成为每个中医人受用一生的内容。

自然界				
宫	商	角	徵	羽
酸	苦	甘	辛	咸
生	长	化	收	藏
平旦	日中	日西	合夜	夜半
风	暑	湿	燥	寒
东	南	中	西	北
春	夏	长夏	秋	冬

五行				
木	火	土	金	水

人体				
肝	心	脾	肺	肾
胆	小肠	胃	大肠	膀胱
泪	汗	涎	涕	唾
目	舌	口	鼻	耳
筋	脉	肉	皮	骨
怒	喜	悲	思	恐
仁	义	礼	智	信

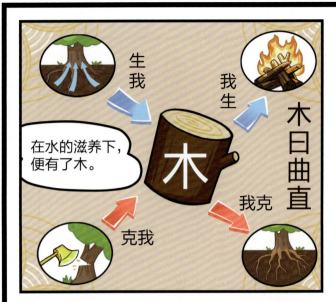

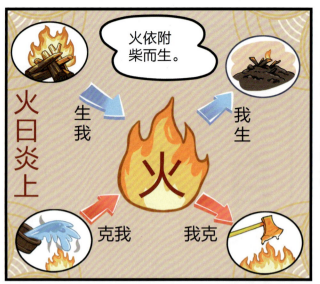

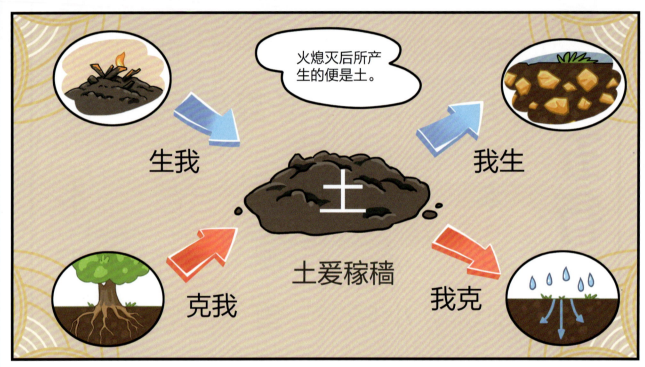

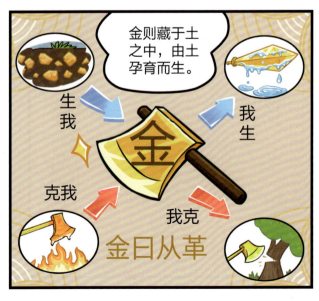

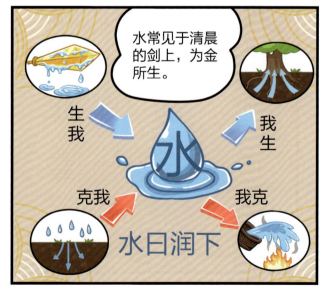

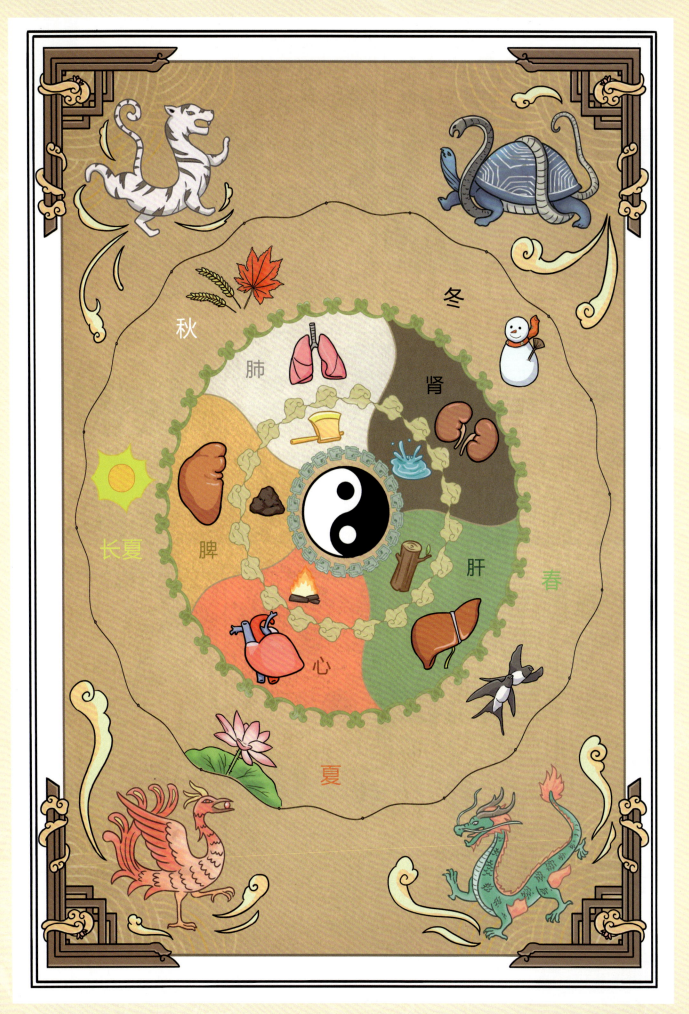

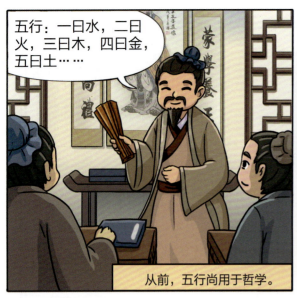

五行：一曰水，二曰火，三曰木，四曰金，五曰土……

从前，五行尚用于哲学。

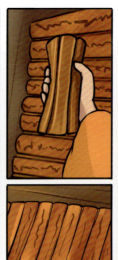

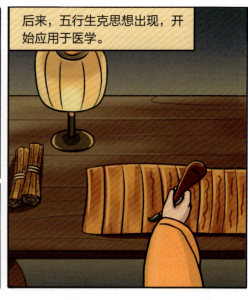

后来，五行生克思想出现，开始应用于医学。

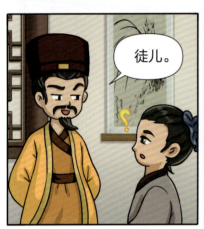

徒儿。

五行的生克关系，理解得如何？

师父，徒儿全理解了。

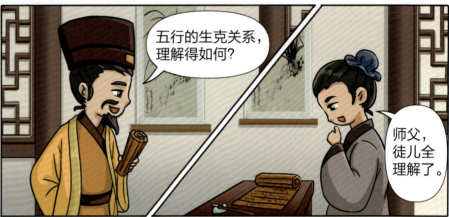

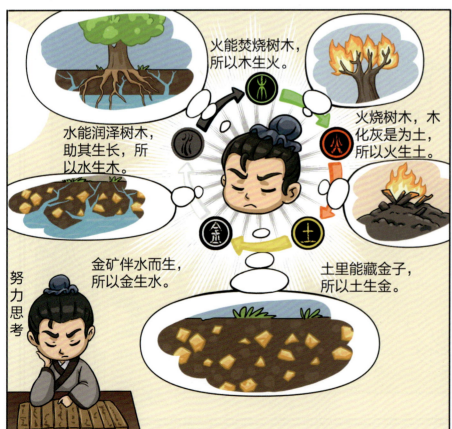

火能焚烧树木，所以木生火。

火烧树木，木化灰是为土，所以火生土。

水能润泽树木，助其生长，所以水生木。

金矿伴水而生，所以金生水。

土里能藏金子，所以土生金。

努力思考

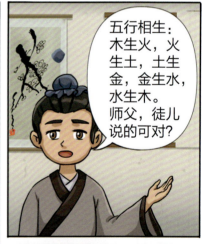

五行相生：木生火，火生土，土生金，金生水，水生木。师父，徒儿说的可对？

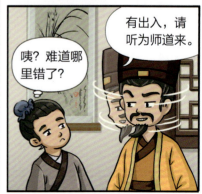

咦？难道哪里错了？

有出入，请听为师道来。

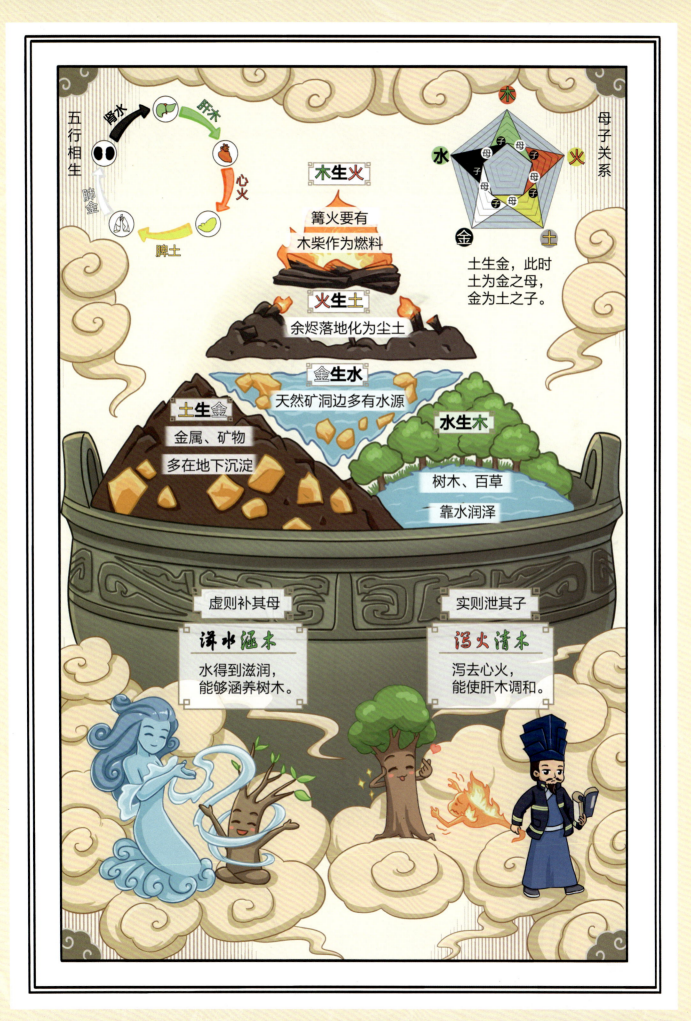

五行相生

肾水　肝木　心火　脾土　肺金

母子关系

木　火　土　金　水

土生金，此时土为金之母，金为土之子。

木生火

篝火要有木柴作为燃料

火生土

余烬落地化为尘土

金生水

天然矿洞边多有水源

土生金

金属、矿物多在地下沉淀

水生木

树木、百草靠水润泽

虚则补其母

滋水涵木

水得到滋润，能够涵养树木。

实则泄其子

泻火清木

泻去心火，能使肝木调和。

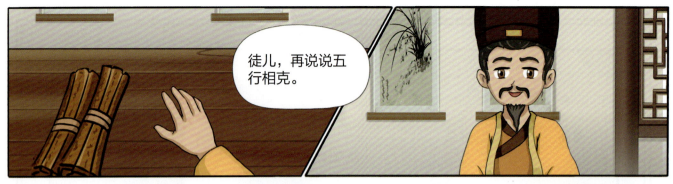

徒儿，再说说五行相克。

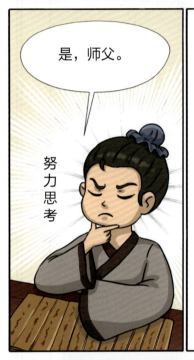

是，师父。

努力思考

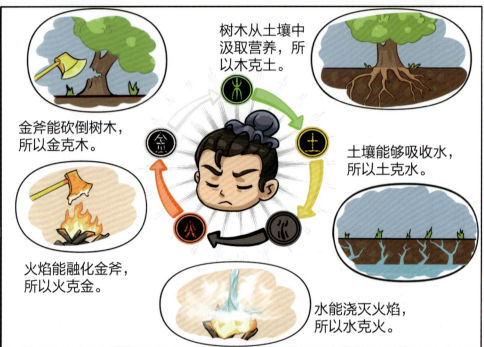

树木从土壤中汲取营养，所以木克土。

土壤能够吸收水，所以土克水。

金斧能砍倒树木，所以金克木。

火焰能融化金斧，所以火克金。

水能浇灭火焰，所以水克火。

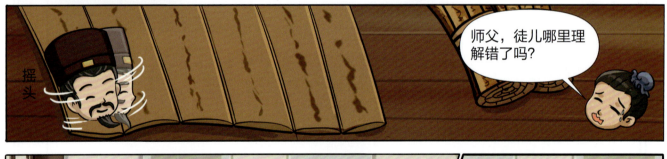

摇头

师父，徒儿哪里理解错了吗？

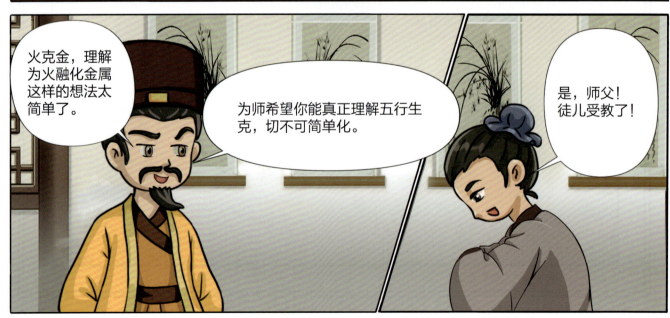

火克金，理解为火融化金属这样的想法太简单了。

为师希望你能真正理解五行生克，切不可简单化。

是，师父！徒儿受教了！

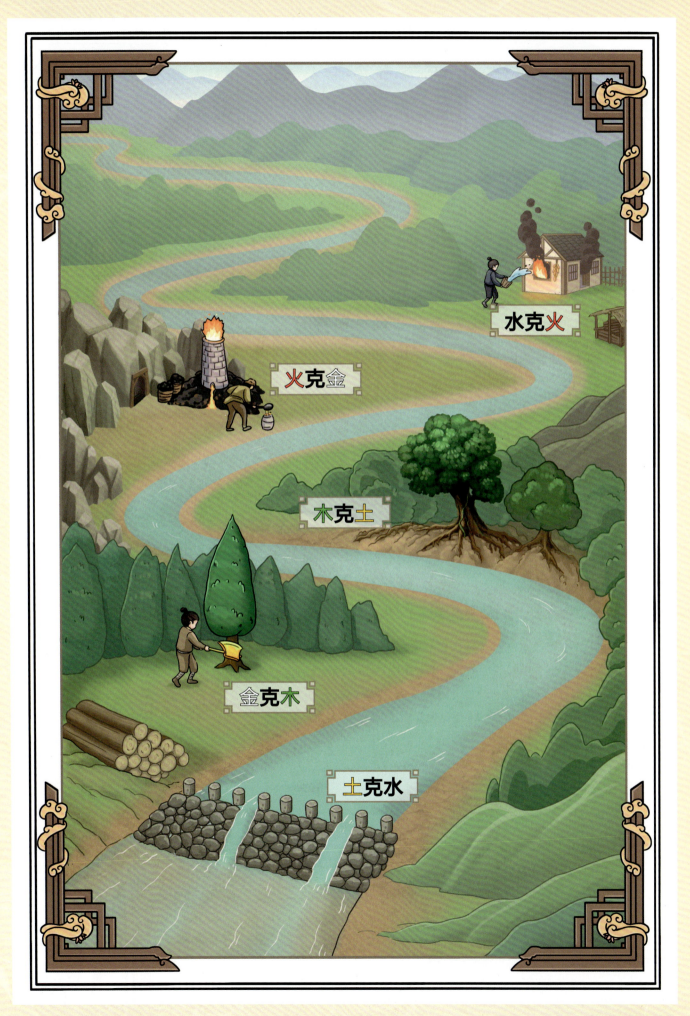

五行最后一课
之
乘侮关系

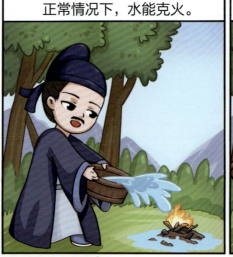

正常情况下，水能克火。

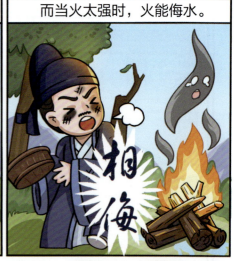

而当火太强时，火能侮水。

相侮

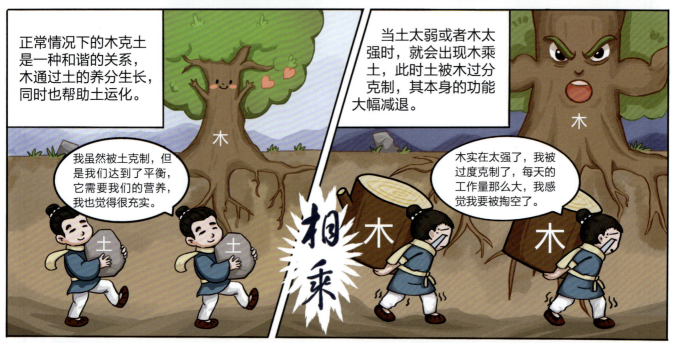

正常情况下的木克土是一种和谐的关系，木通过土的养分生长，同时也帮助土运化。

我虽然被土克制，但是我们达到了平衡，它需要我们的营养，我也觉得很充实。

当土太弱或者木太强时，就会出现木乘土，此时土被木过分克制，其本身的功能大幅减退。

木实在太强了，我被过度克制了，每天的工作量那么大，我感觉我要被掏空了。

相乘

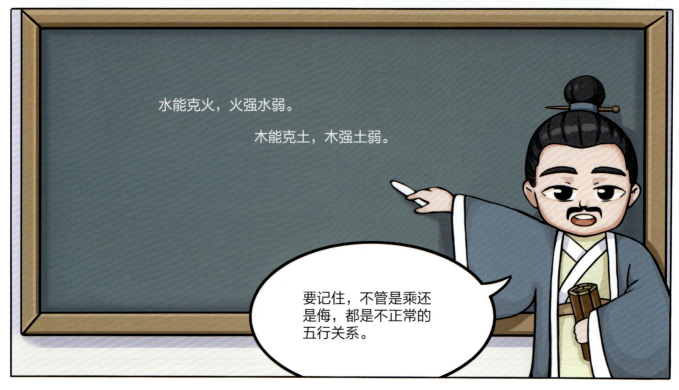

水能克火，火强水弱。

木能克土，木强土弱。

要记住，不管是乘还是侮，都是不正常的五行关系。

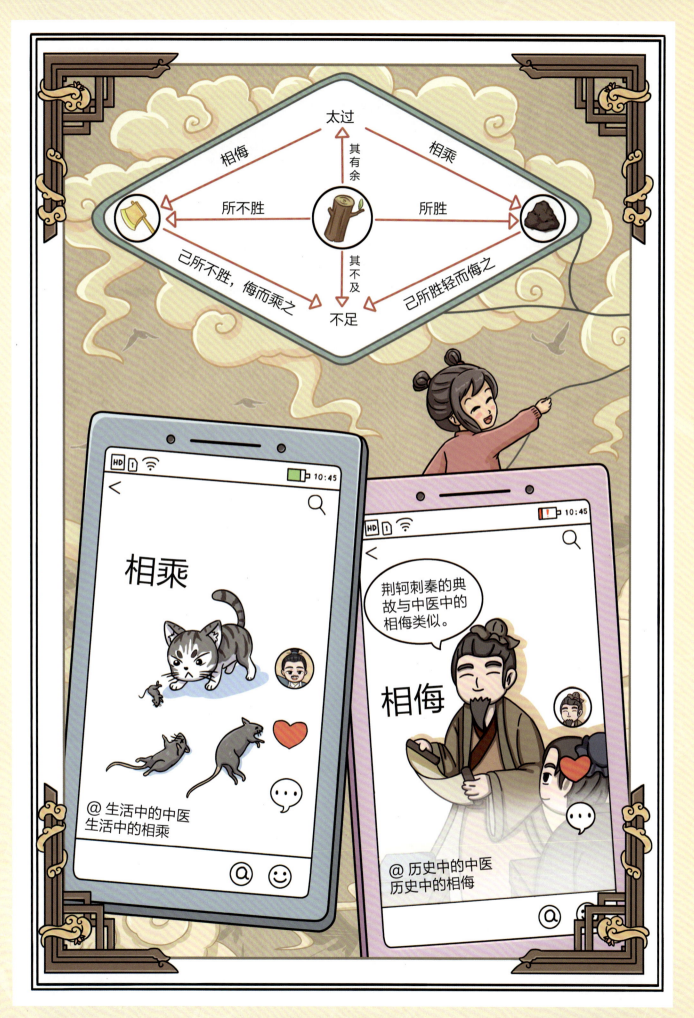

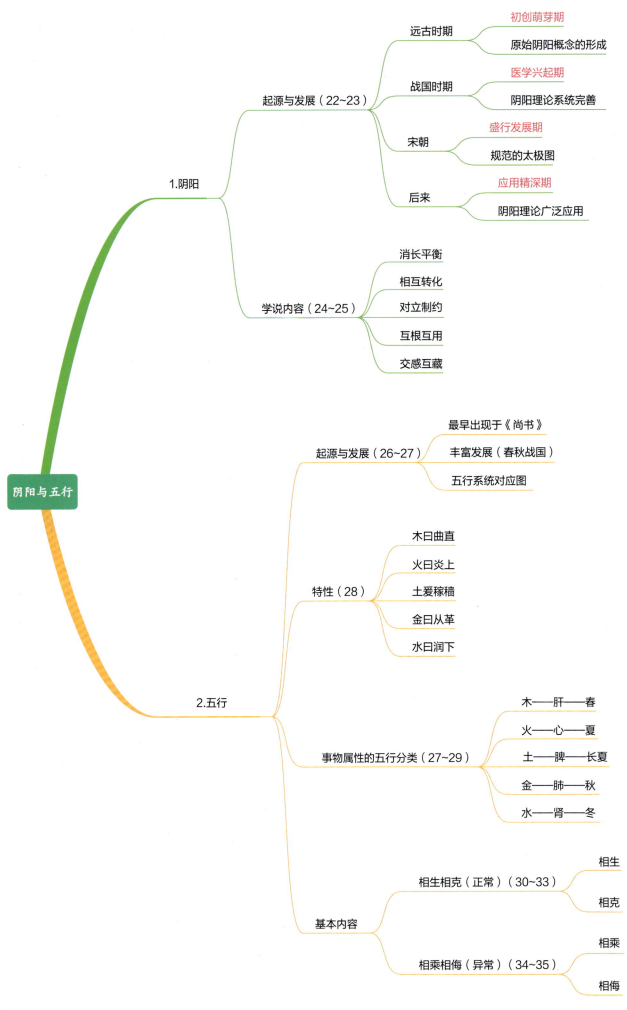

阴阳与五行

1.阴阳
- 起源与发展（22~23）
  - 远古时期
    - 初创萌芽期
    - 原始阴阳概念的形成
  - 战国时期
    - 医学兴起期
    - 阴阳理论系统完善
  - 宋朝
    - 盛行发展期
    - 规范的太极图
  - 后来
    - 应用精深期
    - 阴阳理论广泛应用
- 学说内容（24~25）
  - 消长平衡
  - 相互转化
  - 对立制约
  - 互根互用
  - 交感互藏

2.五行
- 起源与发展（26~27）
  - 最早出现于《尚书》
  - 丰富发展（春秋战国）
  - 五行系统对应图
- 特性（28）
  - 木曰曲直
  - 火曰炎上
  - 土爱稼穑
  - 金曰从革
  - 水曰润下
- 事物属性的五行分类（27~29）
  - 木——肝——春
  - 火——心——夏
  - 土——脾——长夏
  - 金——肺——秋
  - 水——肾——冬
- 基本内容
  - 相生相克（正常）（30~33）
    - 相生
    - 相克
  - 相乘相侮（异常）（34~35）
    - 相乘
    - 相侮

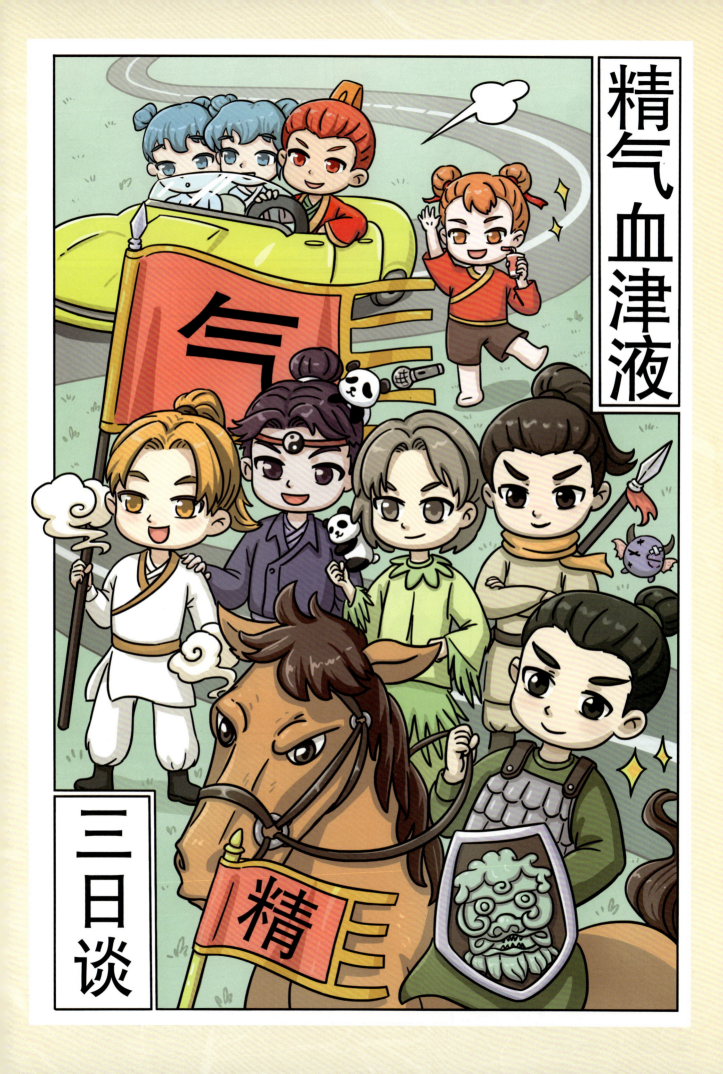

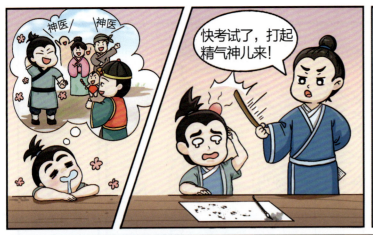

神医 神医

快考试了，打起精气神儿来！

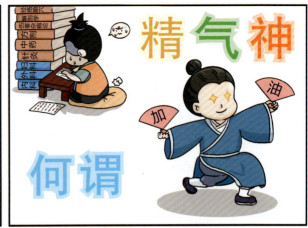

精 气 神

何谓

加 油

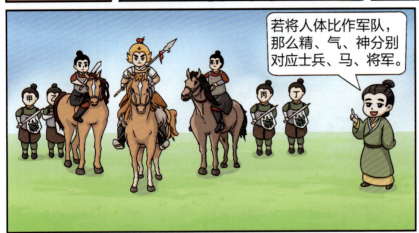

若将人体比作军队，那么精、气、神分别对应士兵、马、将军。

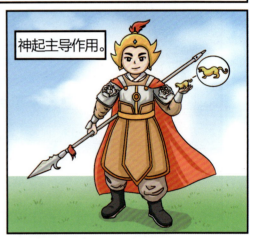

神起主导作用。

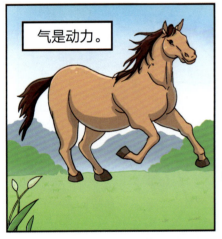

气是动力。

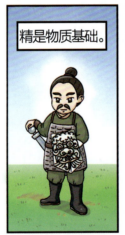

精是物质基础。

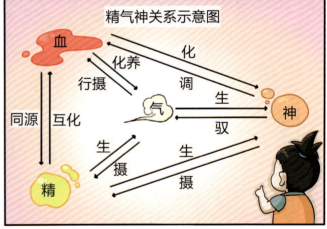

精气神关系示意图

血 — 化养 — 化 — 神
行摄 — 调
同源 互化 — 气 — 生 — 驭
生 摄 — 生 摄
精

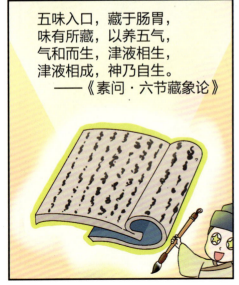

五味入口，藏于肠胃，
味有所藏，以养五气，
气和而生，津液相生，
津液相成，神乃自生。
——《素问·六节藏象论》

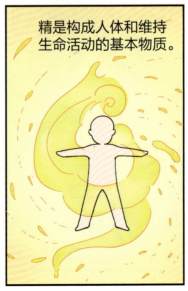

精是构成人体和维持生命活动的基本物质。

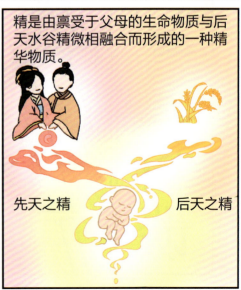

精是由禀受于父母的生命物质与后天水谷精微相融合而形成的一种精华物质。

先天之精　　　　后天之精

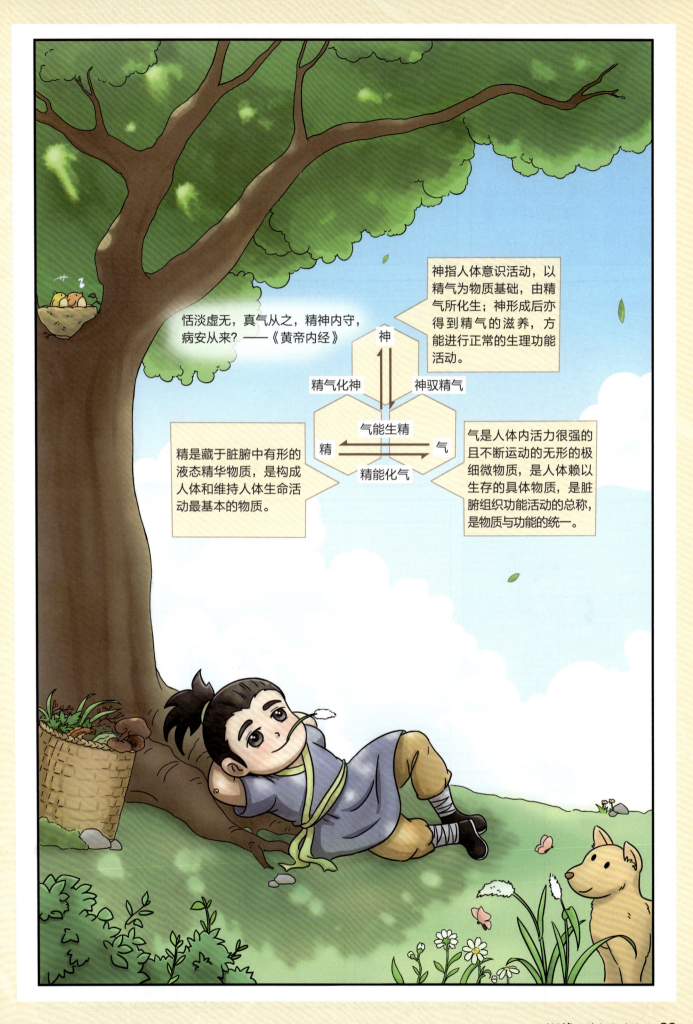

恬淡虚无，真气从之，精神内守，病安从来？——《黄帝内经》

神指人体意识活动，以精气为物质基础，由精气所化生；神形成后亦得到精气的滋养，方能进行正常的生理功能活动。

神

精气化神　　神驭精气

气能生精

精　　　　　气

精能化气

精是藏于脏腑中有形的液态精华物质，是构成人体和维持人体生命活动最基本的物质。

气是人体内活力很强的且不断运动的无形的极细微物质，是人体赖以生存的具体物质，是脏腑组织功能活动的总称，是物质与功能的统一。

先天之精禀受于父母，是构成胚胎的原始物质。

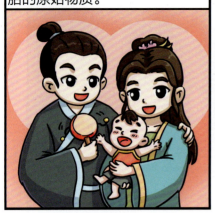

后天之精来源于水谷，是人出生后赖以维持生命活动的精微物质。

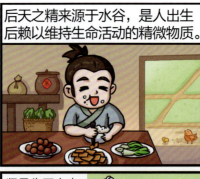

肾是先天之本。

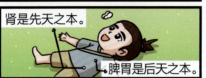

脾胃是后天之本。

父母之精不够充盛，早产等会造成先天不足。

损伤脾胃会导致后天不足。

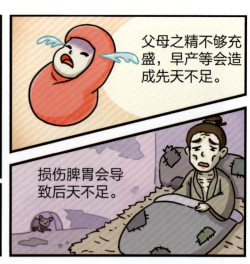

先天之精贮藏于肾。

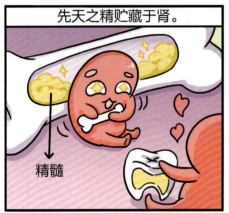

精髓

后天之精经脾气的转运输送至各脏腑组织，剩余部分贮藏于肾。

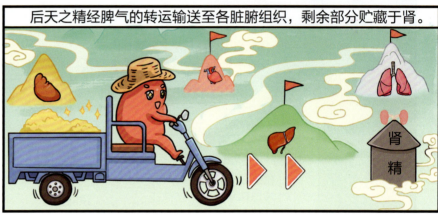

可适量食用补肾生精的食物。

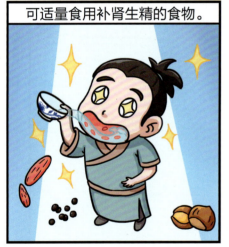

精的生理功能

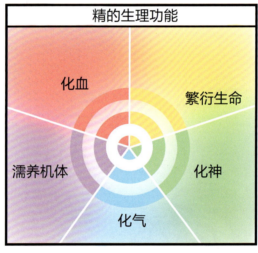

化血

繁衍生命

濡养机体

化神

化气

濡养机体

哎，老了啥也记不住。

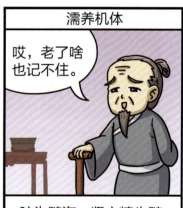

脑为髓海，肾主精生髓，肾精亏损则脑失其养。

化为生殖之精，有度排泄以繁衍生命。

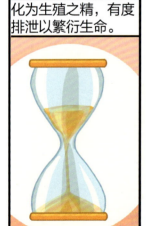

化血

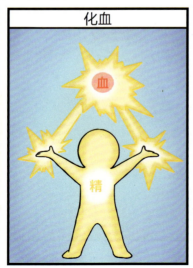

血

精

化气

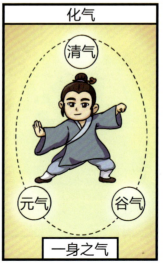

清气

元气

谷气

一身之气

化神

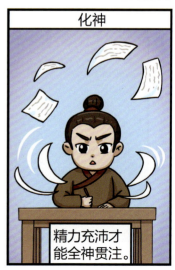

精力充沛才能全神贯注。

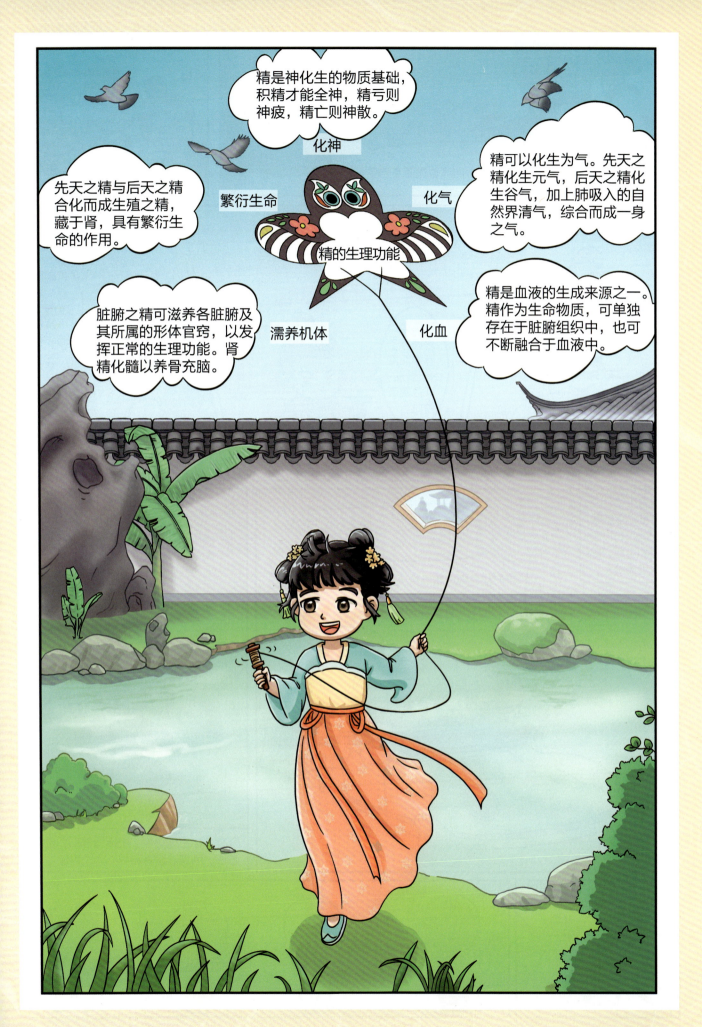

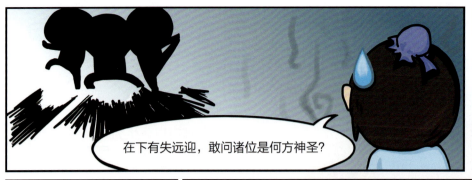

在下有失远迎，敢问诸位是何方神圣？

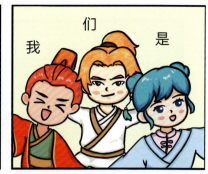

我们是

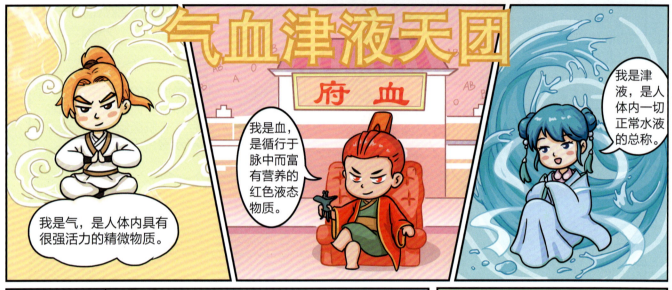

气血津液天团

我是气，是人体内具有很强活力的精微物质。

府血

我是血，是循行于脉中而富有营养的红色液态物质。

我是津液，是人体内一切正常水液的总称。

气具有推动作用。气能推动血的生成、运行，以及津液的生成、输布、排泄等。

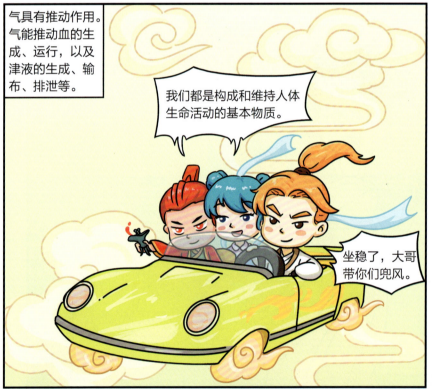

我们都是构成和维持人体生命活动的基本物质。

坐稳了，大哥带你们兜风。

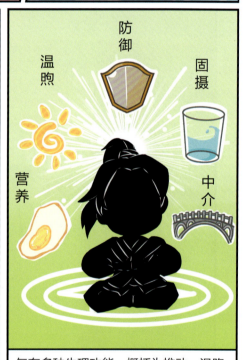

温煦　防御　固摄
营养　中介

气有多种生理功能，概括为推动、温煦、防御、固摄、营养和中介六个方面。

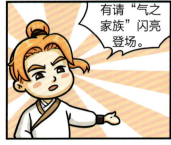

有请"气之家族"闪亮登场。

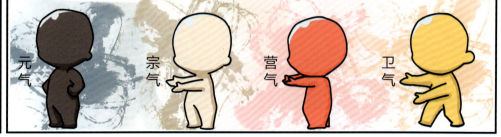

元气　宗气　营气　卫气

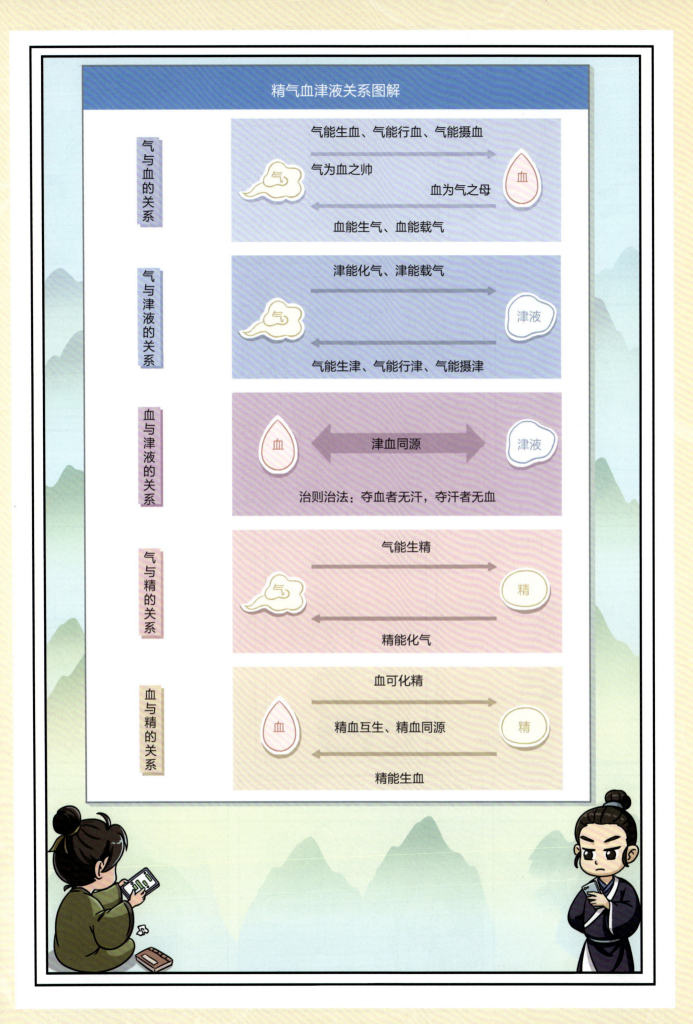

元气是人体中最重要的气，是生命活动原动力。

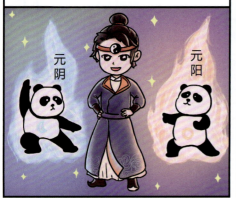

元阴

元阳

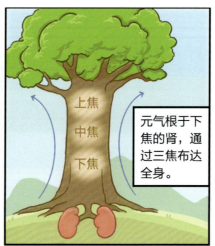

上焦
中焦
下焦

元气根于下焦的肾，通过三焦布达全身。

人参甘温质润，能补五脏元气。

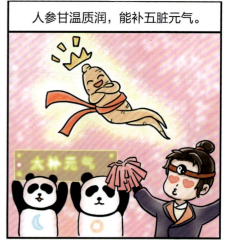

大补元气

宗气是积于胸中之气。

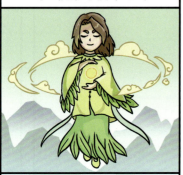

宗气在胸中集聚处，称为"气海""膻中"。

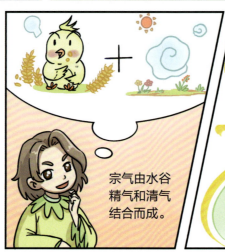

宗气由水谷精气和清气结合而成。

宗气的生理功能主要表现在三个方面。

行呼吸，与语言、声音强弱有关。

行气血，主要表现在心搏强弱、节律。

资助先天元气，参与视、听、音、动等功能活动。

角徵宫商羽

营气是运行于脉中，具有营养等作用的一种气。

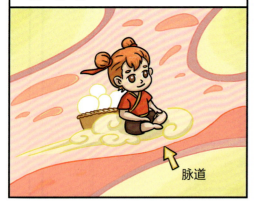

脉道

营气生成的物质基础主要是脾胃运化的水谷精微。

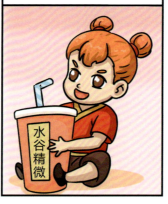

水谷精微

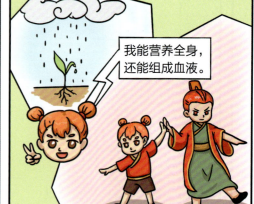

我能营养全身，还能组成血液。

卫气是运行于脉外，具有护卫等功能的一种气。

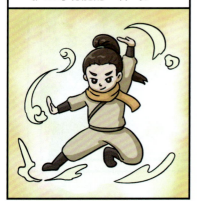

卫气具有防御作用。行于外，可防止外邪入侵；行于内，可防止邪气伤及内脏。

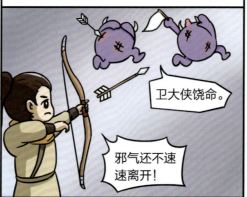

卫大侠饶命。

邪气还不速速离开！

卫气行于外可以调节汗孔的开阖，协助机体维持体温相对恒定。

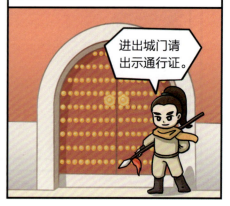

进出城门请出示通行证。

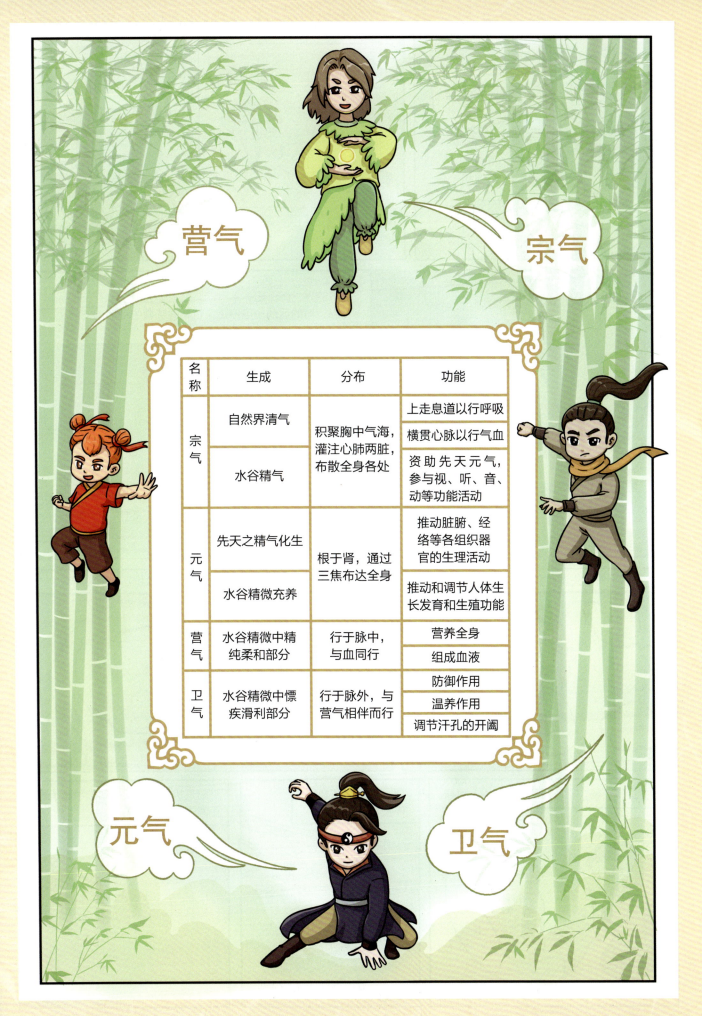

营气

宗气

元气

卫气

名称	生成	分布	功能
宗气	自然界清气	积聚胸中气海，灌注心肺两脏，布散全身各处	上走息道以行呼吸
			横贯心脉以行气血
	水谷精气		资助先天元气，参与视、听、音、动等功能活动
元气	先天之精气化生	根于肾，通过三焦布达全身	推动脏腑、经络等各组织器官的生理活动
	水谷精微充养		推动和调节人体生长发育和生殖功能
营气	水谷精微中精纯柔和部分	行于脉中，与血同行	营养全身
			组成血液
卫气	水谷精微中慓疾滑利部分	行于脉外，与营气相伴而行	防御作用
			温养作用
			调节汗孔的开阖

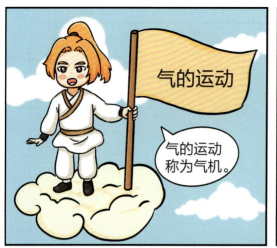

气的运动

气的运动称为气机。

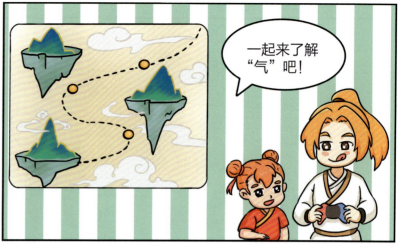

一起来了解"气"吧！

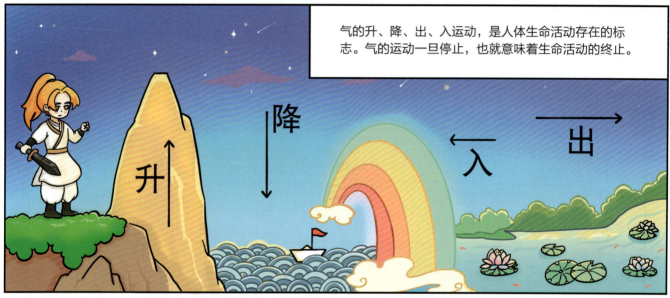

气的升、降、出、入运动，是人体生命活动存在的标志。气的运动一旦停止，也就意味着生命活动的终止。

降

升

入

出

气机失调有多种表现形式。

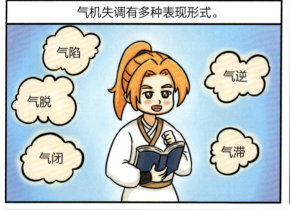

气陷

气脱

气闭

气逆

气滞

气滞多因情志不遂、痰饮、瘀血、食积、虫积等导致。

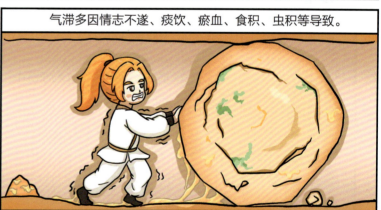

气机运行不畅，不通则痛，故胀闷、疼痛。

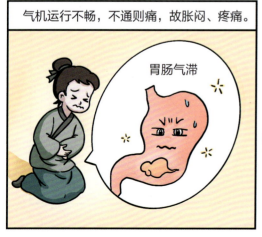

胃肠气滞

气滞常可导致血行不畅而形成瘀血。

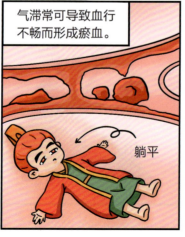

躺平

脏腑气机升降运动的动态平衡是维持正常生命活动的关键。

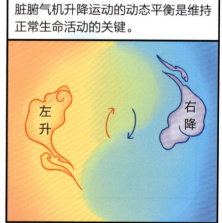

左升

右降

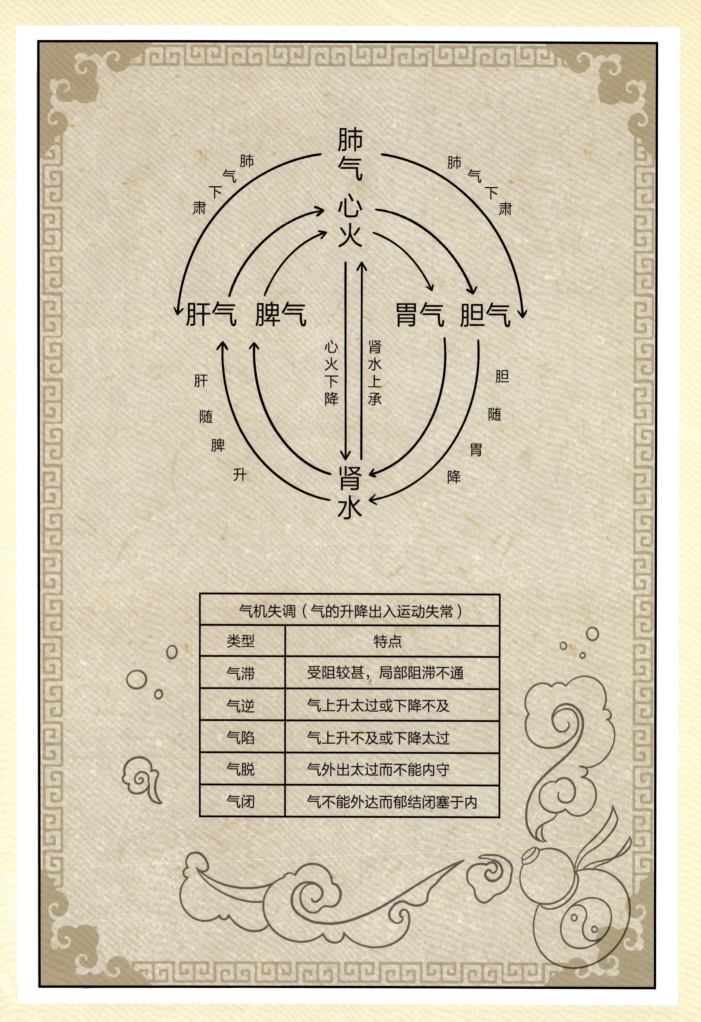

肺气

心火

肺气下肃　　　　肺气下肃

肝气　脾气　　胃气　胆气

肝随脾升　　心火下降　肾水上承　　胆随胃降

肾水

气机失调（气的升降出入运动失常）	
类型	特点
气滞	受阻较甚，局部阻滞不通
气逆	气上升太过或下降不及
气陷	气上升不及或下降太过
气脱	气外出太过而不能内守
气闭	气不能外达而郁结闭塞于内

一起来看看血公子的一天吧。

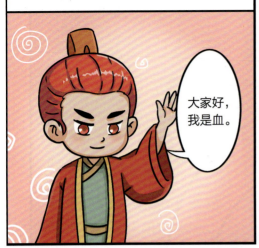

大家好，我是血。

血出生在一个美满的家庭，父母十分注重我的饮食营养。

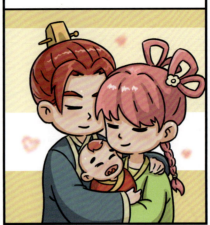

脾胃运化水谷所化生的营气和津液是血的来源。

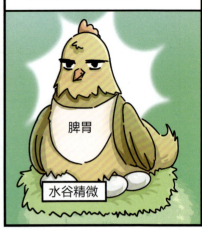

脾胃

水谷精微

在心肺的运作下，营气和津液变得更加美味。

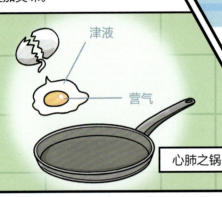

津液

营气

心肺之锅

肾精生髓，髓助血的化生。

肾精

髓

有了健康的饮食，血茁壮成长。

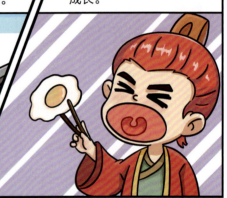

血的工作在脉道中进行。

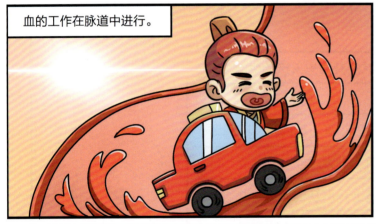

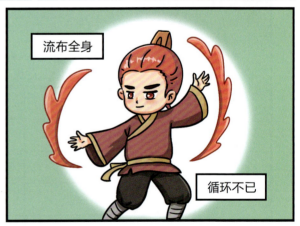

流布全身

循环不已

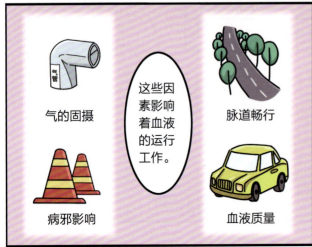

气的固摄

这些因素影响着血液的运行工作。

脉道畅行

病邪影响

血液质量

同时，各脏腑与血液关系密切，支持着血液的工作。

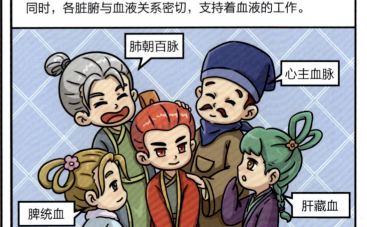

肺朝百脉

心主血脉

脾统血

肝藏血

个人简介

姓名	血公子	属性	血属阴	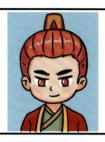
籍贯	气血津液族	家庭住址	人体	
爱好	跑步，旅行	工作单位	脉道	

家庭关系介绍

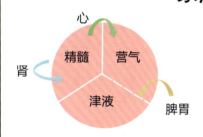

1. 营气和津液是化血的物质基础。

2. 心气助营气和津液化为血。

3. 肾藏精，精生髓，髓化为血。

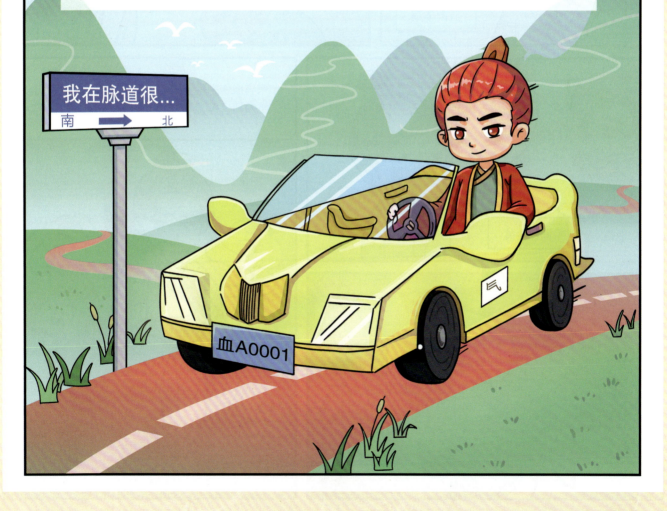

血公子作为人体公司的一员，工作认真。

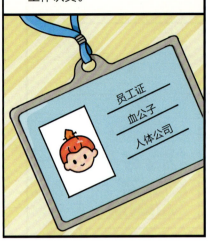

血具有运载作用，为人体运输营养。

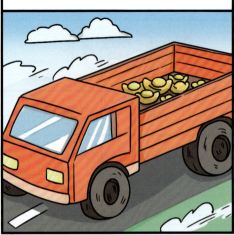

传输营养

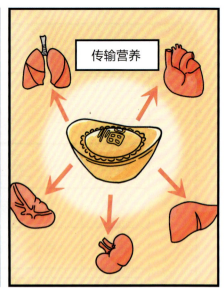

除此之外，血液还有濡养和化神作用。

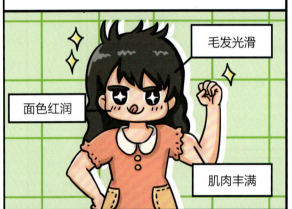

毛发光滑

面色红润

肌肉丰满

相反，血的功能失常会对人体产生影响。

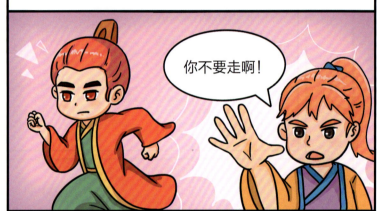

你不要走啊！

我不干了，拜拜。

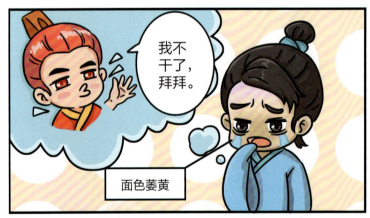

面色萎黄

气与血作为最佳搭档，相互帮助，关系密切。气为血之帅，血为气之母。

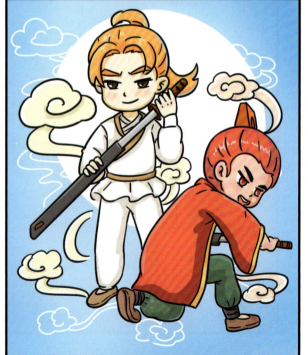

没有血公子，我睡不着觉。

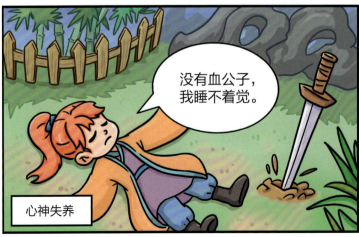

心神失养

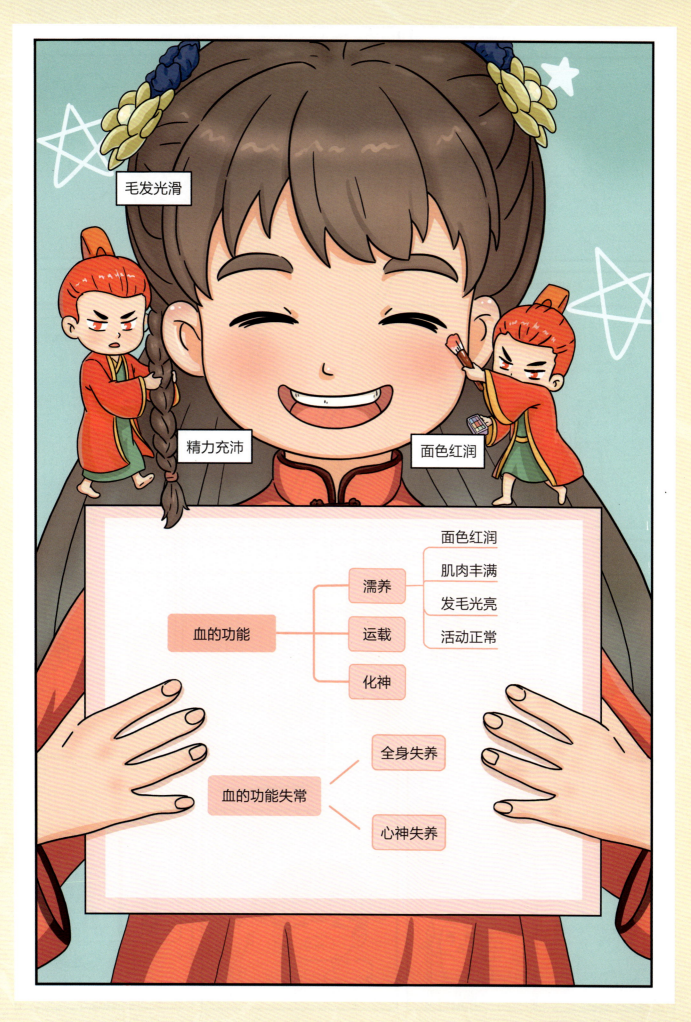

接下来登场的是津液。

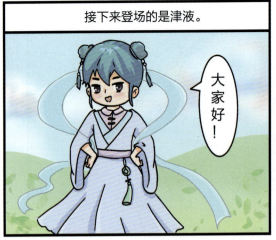

津液分为津与液，胃液、涕液、肠液等都属于津液。

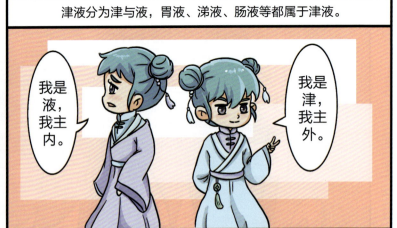

津质地较稀，多分布于皮肤孔窍。

液质地黏稠，多分布于骨节脏腑之间。

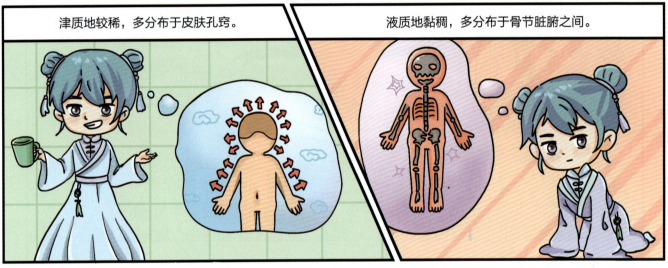

津与液都源于水谷精微。

胃受纳腐熟水谷，形成精微。

脾和大肠吸收津液。

小肠分清别浊，回收部分精微。

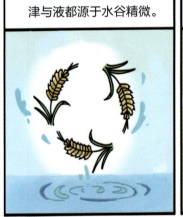

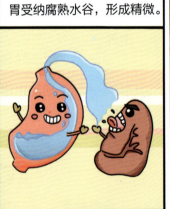

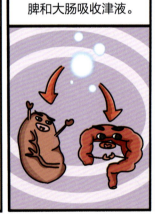

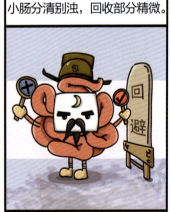

津液的排泄主要通过肺与肾。

一方面，作为汗液和气排出体外。

另一方面，以尿液形式排出体外。

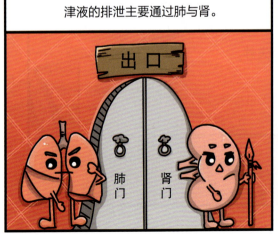

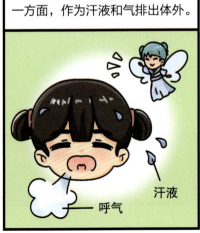

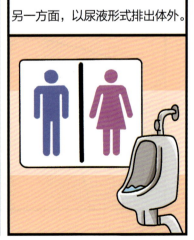

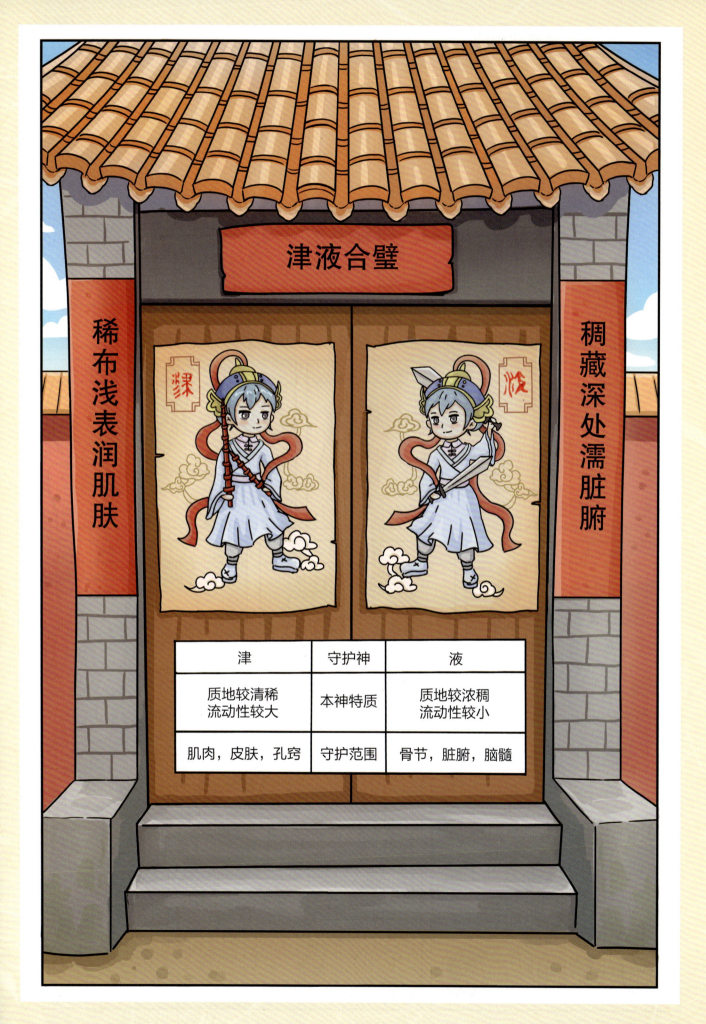

津液合璧

稀布浅表润肌肤

稠藏深处濡脏腑

津	守护神	液
质地较清稀 流动性较大	本神特质	质地较浓稠 流动性较小
肌肉，皮肤，孔窍	守护范围	骨节，脏腑，脑髓

津液的功能

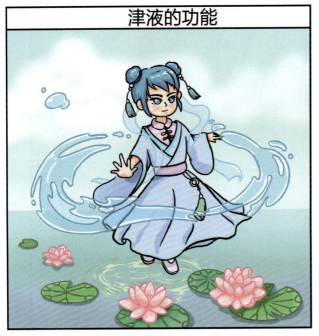

布散肌表

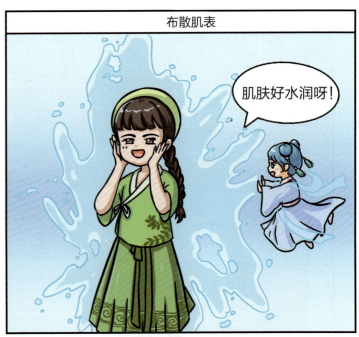

肌肤好水润呀！

流注孔窍

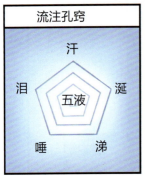

五液：汗 涎 涕 唾 泪

灌注脏腑

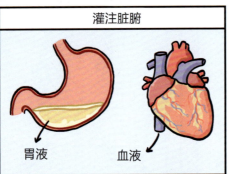

胃液　血液

渗入髓腔

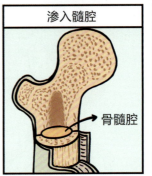

骨髓腔

流入关节

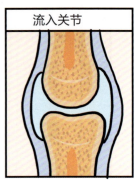

参与血液化生

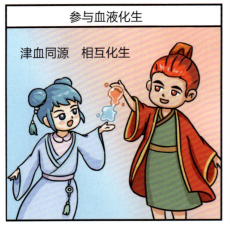

津血同源　相互化生

滋润濡养

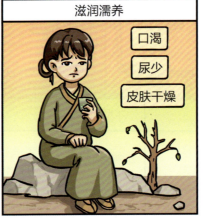

口渴
尿少
皮肤干燥

调节阴阳平衡

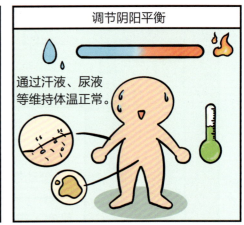

通过汗液、尿液等维持体温正常。

排泄代谢产物

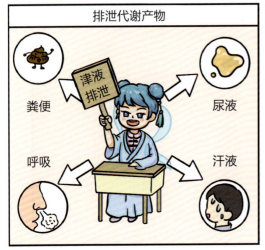

津液排泄

粪便　尿液　呼吸　汗液

运载全身之气

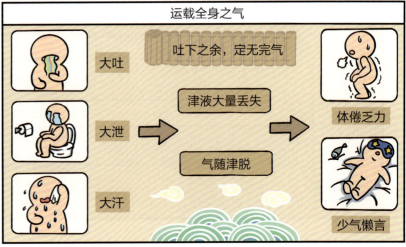

大吐　大泄　大汗

吐下之余，定无完气

津液大量丢失

气随津脱

体倦乏力

少气懒言

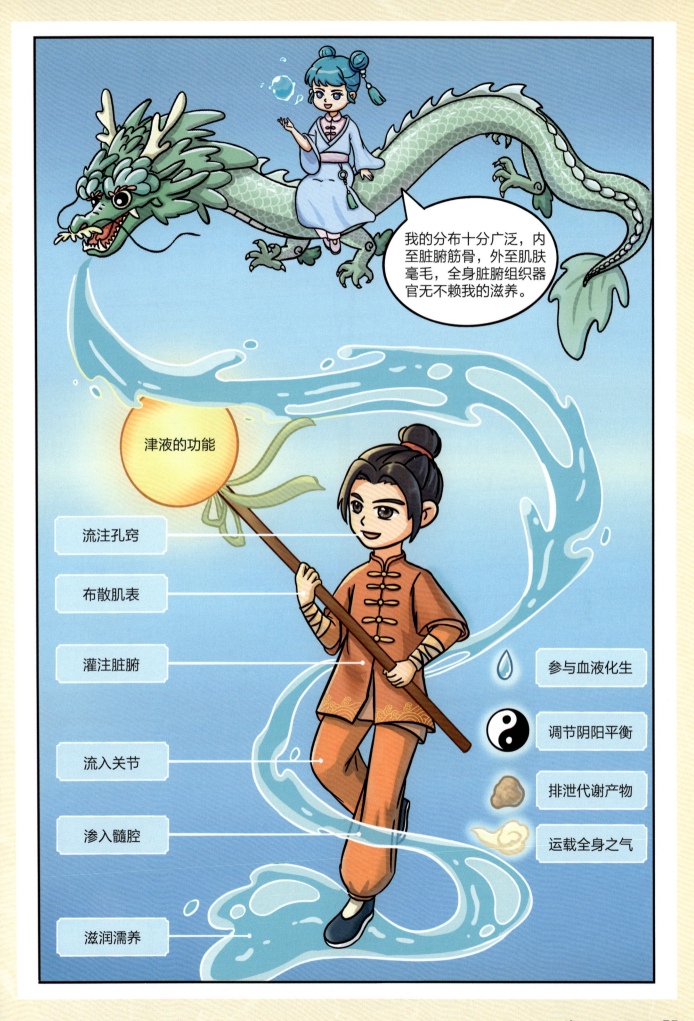

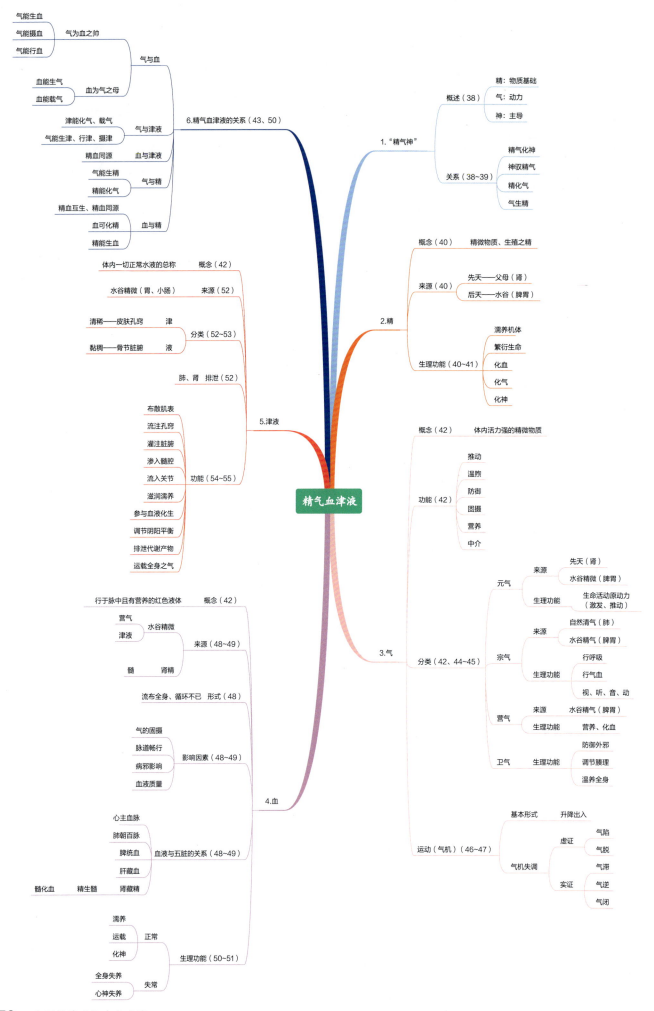

气能生血
气能摄血　气为血之帅
气能行血
　　　　　　　　气与血
血能生气
血能载气　血为气之母
　　　　　　　　　　　　　　6.精气血津液的关系（43、50）

津能化气、载气　气与津液
气能生津、行津、摄津
精血同源　血与津液
气能生精　气与精
精能化气
精血互生、精血同源
血可化精　血与精
精能生血

体内一切正常水液的总称　概念（42）

水谷精微（胃、小肠）　来源（52）

清稀——皮肤孔窍　津
　　　　　　　　　　　分类（52~53）
黏稠——骨节脏腑　液

肺、肾　排泄（52）

布散肌表
流注孔窍
灌注脏腑
渗入髓腔
流入关节　功能（54~55）
滋润濡养
参与血液化生
调节阴阳平衡
排泄代谢产物
运载全身之气

　　　5.津液

行于脉中且有营养的红色液体　概念（42）

营气
　　　水谷精微
津液
　　　　　　　来源（48~49）
髓　肾精

流布全身、循环不已　形式（48）

气的固摄
脉道畅行
病邪影响　影响因素（48~49）
血液质量

心主血脉
肺朝百脉
脾统血　血液与五脏的关系（48~49）
肝藏血
髓化血　精生髓　肾藏精

濡养
运载　正常
化神　生理功能（50~51）
全身失养
心神失养　失常

　　　4.血

精气血津液

1."精气神"

　　　　　　　精：物质基础
概述（38）　气：动力
　　　　　　　神：主导

精气化神
神驭精气
关系（38~39）精化气
气生精

2.精

概念（40）　精微物质、生殖之精

先天——父母（肾）
来源（40）
后天——水谷（脾胃）

濡养机体
繁衍生命
生理功能（40~41）化血
化气
化神

概念（42）　体内活力强的精微物质

推动
温煦
防御
功能（42）固摄
营养
中介

3.气

　　　　　　　　　先天（肾）
　　　来源　水谷精微（脾胃）
元气
　　　　生理功能　生命活动原动力（激发、推动）

　　　　　　　自然清气（肺）
　　　来源　水谷精气（脾胃）
宗气
　　　　　　　行呼吸
分类（42、44~45）生理功能　行气血
　　　　　　　视、听、音、动

　　　来源　水谷精气（脾胃）
营气
　　　生理功能　营养、化血

　　　　　　　防御外邪
卫气　生理功能　调节腠理
　　　　　　　温养全身

基本形式　升降出入
　　　　　　　虚证　气陷
运动（气机）（46~47）　　　　气脱
气机失调　气滞
实证　气逆
气闭

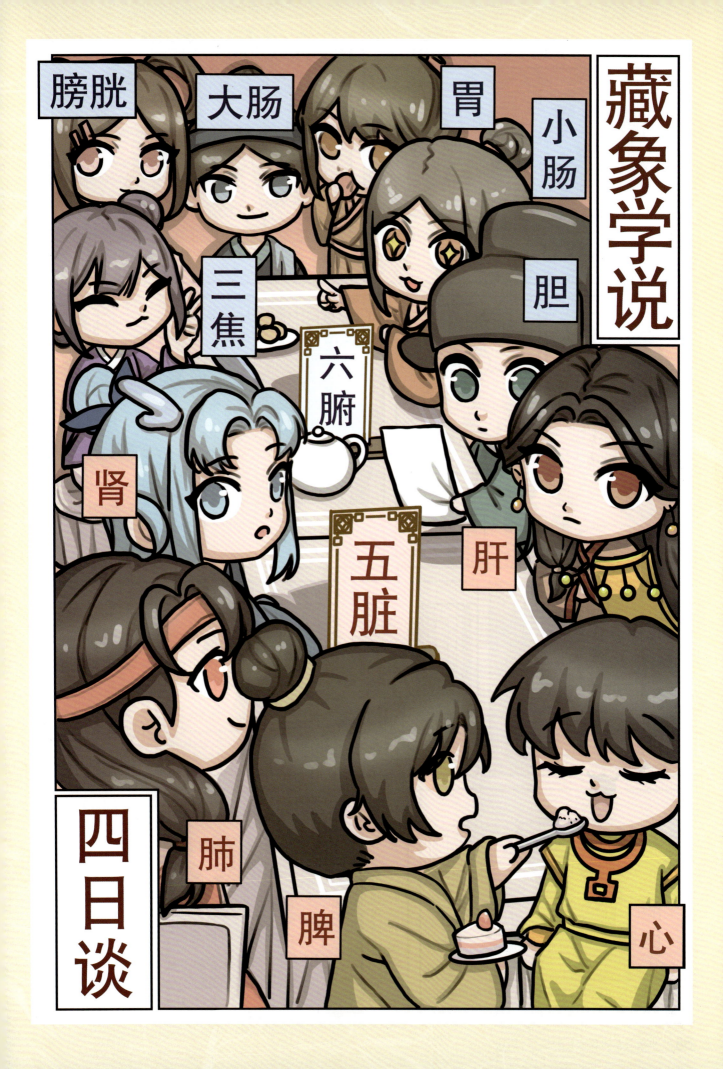

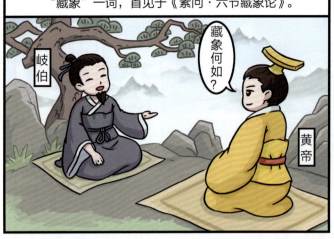

"藏象"一词，首见于《素问·六节藏象论》。

岐伯

藏象何如？

黄帝

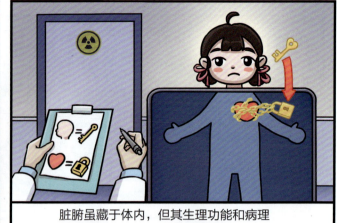

脏腑虽藏于体内，但其生理功能和病理变化都有征象在外，故称藏象。

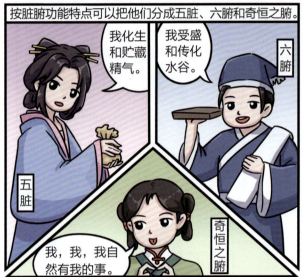

按脏腑功能特点可以把他们分成五脏、六腑和奇恒之腑。

我化生和贮藏精气。

我受盛和传化水谷。

六腑

五脏

我，我，我自然有我的事。

奇恒之腑

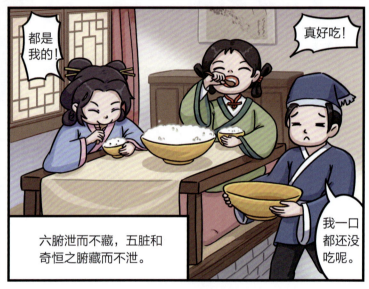

都是我的！

真好吃！

六腑泄而不藏，五脏和奇恒之腑藏而不泄。

我一口都还没吃呢。

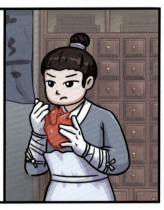

古代解剖知识为藏象学说的产生奠定了形态学基础。

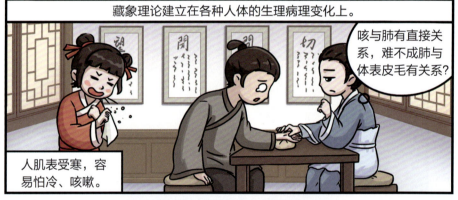

藏象理论建立在各种人体的生理病理变化上。

咳与肺有直接关系，难不成肺与体表皮毛有关系？

人肌表受寒，容易怕冷、咳嗽。

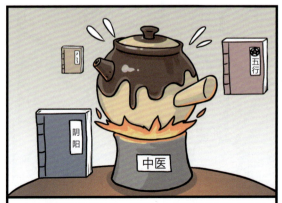

五行

阴阳

中医

在中医发展过程中，阴阳、五行等哲学思想渐渐渗入其中，对中医理论的形成有着重要作用。

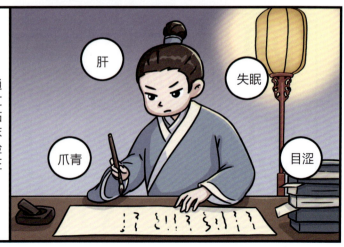

通过临床验证，最终升华为理论。

肝

失眠

爪青

目涩

出处：藏象首见于《素问·六节藏象论》。
释义：脏腑虽藏在体内，但其生理功能和病理变化都有征象
在外，故称藏象。

肺者，相傅之官，
治节出焉。

三焦者，决渎之官，
水道出焉。

心者，君主之官，
神明出焉。

胆者，中正之官，
决断出焉。

脾胃者，仓廪之官，
五味出焉。

小肠者，受盛之官，
化物出焉。

肝者，将军之官，
谋虑出焉。

大肠者，传道之官，
变化出焉。

肾者，作强之官，
伎巧出焉。

膀胱者，州都之官，
津液藏焉。

理论形成

1. 以解剖与人体生理病理变化为基础。

2. 以阴阳五行等哲学思想为养分。

3. 经临床经验积累最后升华为脏腑理论。

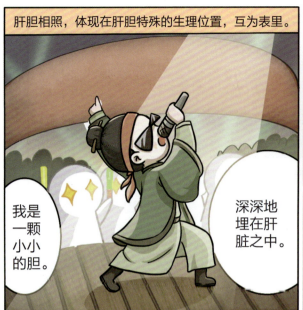

肝胆相照，体现在肝胆特殊的生理位置，互为表里。

我是一颗小小的胆。

深深地埋在肝脏之中。

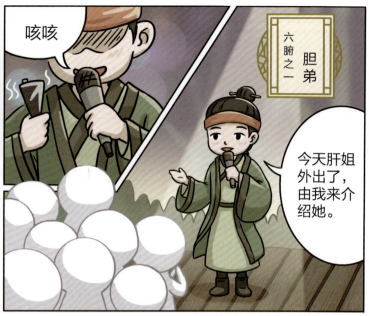

咳咳

六腑之一 胆弟

今天肝姐外出了，由我来介绍她。

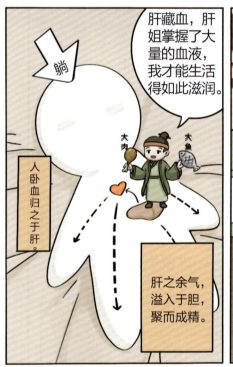

躺

肝藏血，肝姐掌握了大量的血液，我才能生活得如此滋润。

人卧血归之于肝。

大肉 大鱼

肝之余气，溢入于胆，聚而成精。

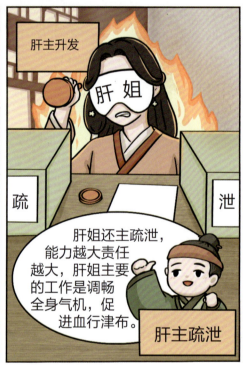

肝主升发

肝姐

疏　泄

肝姐还主疏泄，能力越大责任越大，肝姐主要的工作是调畅全身气机，促进血行津布。

肝主疏泄

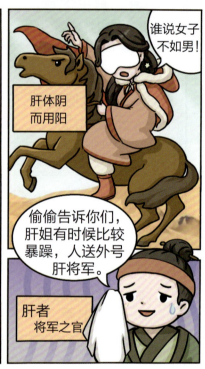

谁说女子不如男！

肝体阴而用阳

偷偷告诉你们，肝姐有时候比较暴躁，人送外号肝将军。

肝者将军之官

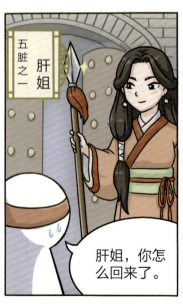

五脏之一 肝姐

肝姐，你怎么回来了。

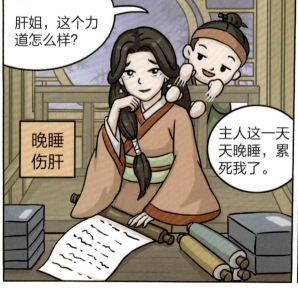

肝姐，这个力道怎么样？

晚睡伤肝

主人这一天天晚睡，累死我了。

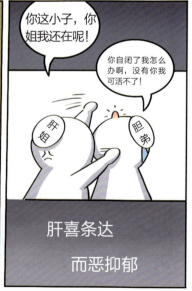

你这小子，你姐我还在呢！

你自闭了我怎么办啊，没有你我可活不了！

肝姐 胆弟

肝喜条达而恶抑郁

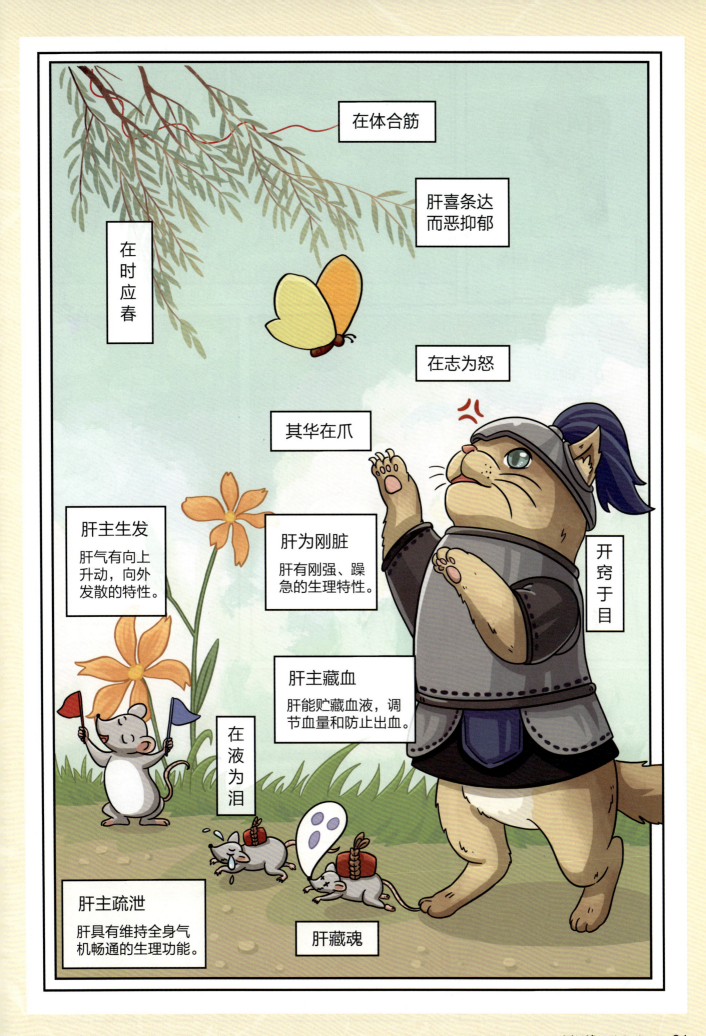

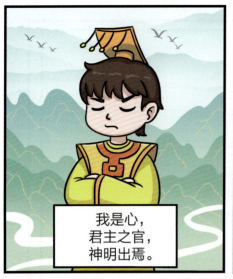

我是心，
君主之官，
神明出焉。

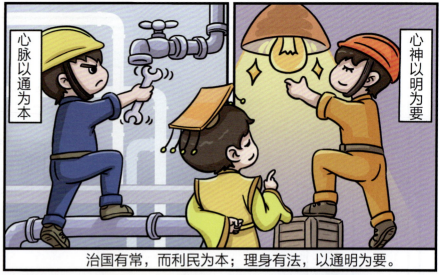

心脉以通为本

心神以明为要

治国有常，而利民为本；理身有法，以通明为要。

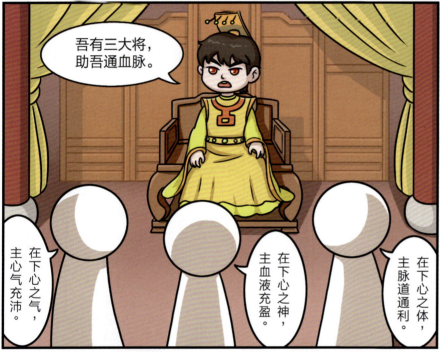

吾有三大将，
助吾通血脉。

在下心之气，主心气充沛。

在下心之神，主血液充盈。

在下心之体，主脉道通利。

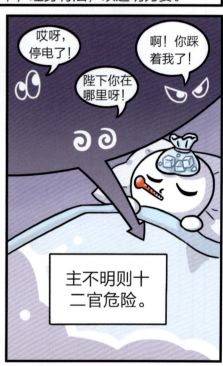

哎呀，
停电了！

啊！你踩
着我了！

陛下你在
哪里呀！

主不明则十
二官危险。

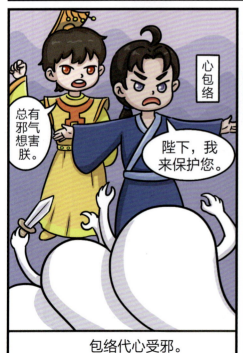

心包络

总有邪气想害朕。

陛下，我
来保护您。

包络代心受邪。

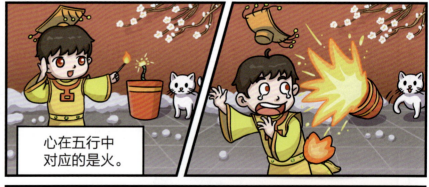

心在五行中
对应的是火。

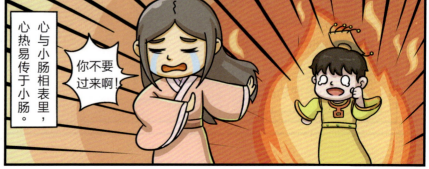

心与小肠相表里，
心热易传于小肠。

你不要
过来啊！

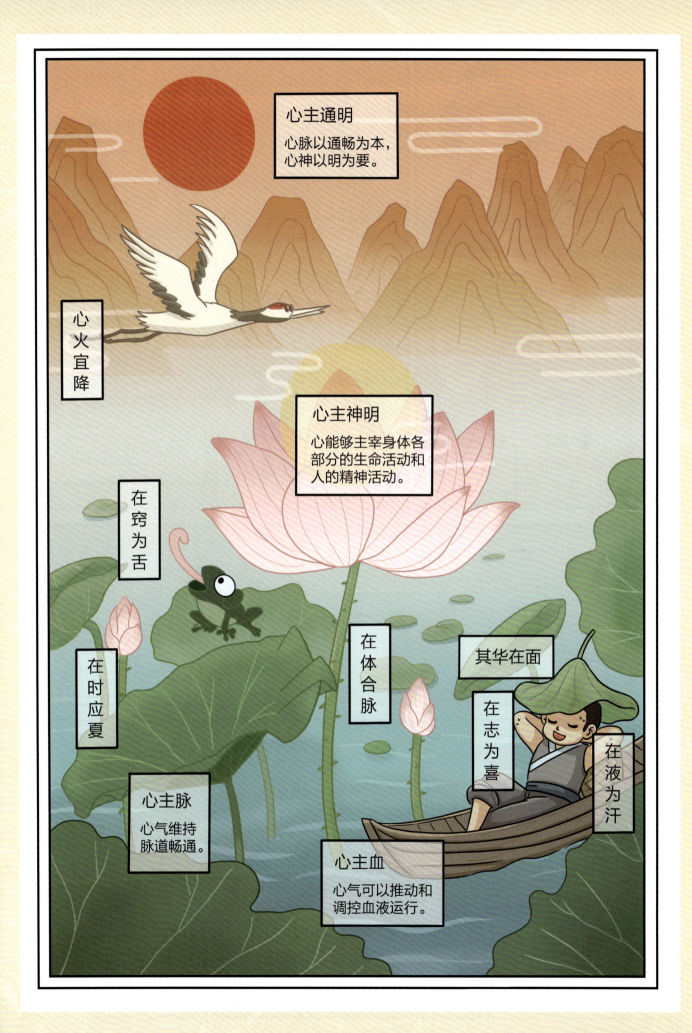

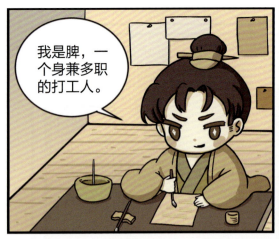

我是脾，一个身兼多职的打工人。

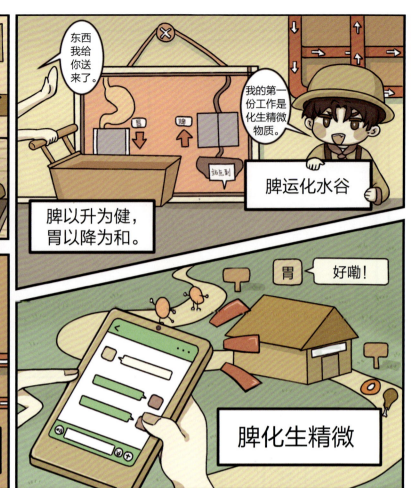

东西我给你送来了。

我的第一份工作是化生精微物质。

脾运化水谷

脾以升为健，胃以降为和。

胃 好嘞！

脾化生精微

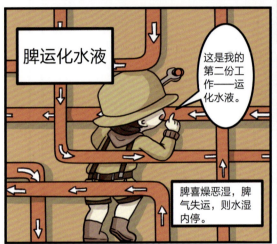

脾运化水液

这是我的第二份工作——运化水液。

脾喜燥恶湿，脾气失运，则水湿内停。

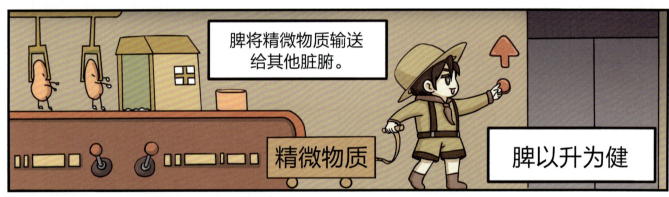

脾将精微物质输送给其他脏腑。

精微物质

脾以升为健

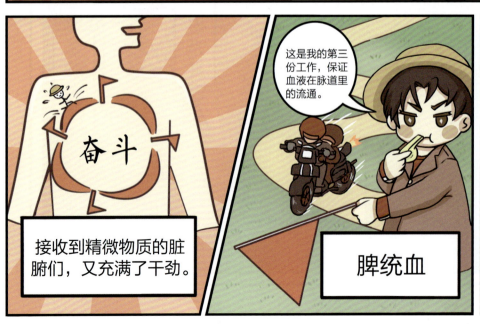

奋斗

接收到精微物质的脏腑们，又充满了干劲。

这是我的第三份工作，保证血液在脉道里的流通。

脾统血

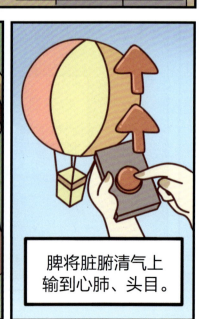

脾将脏腑清气上输到心肺、头目。

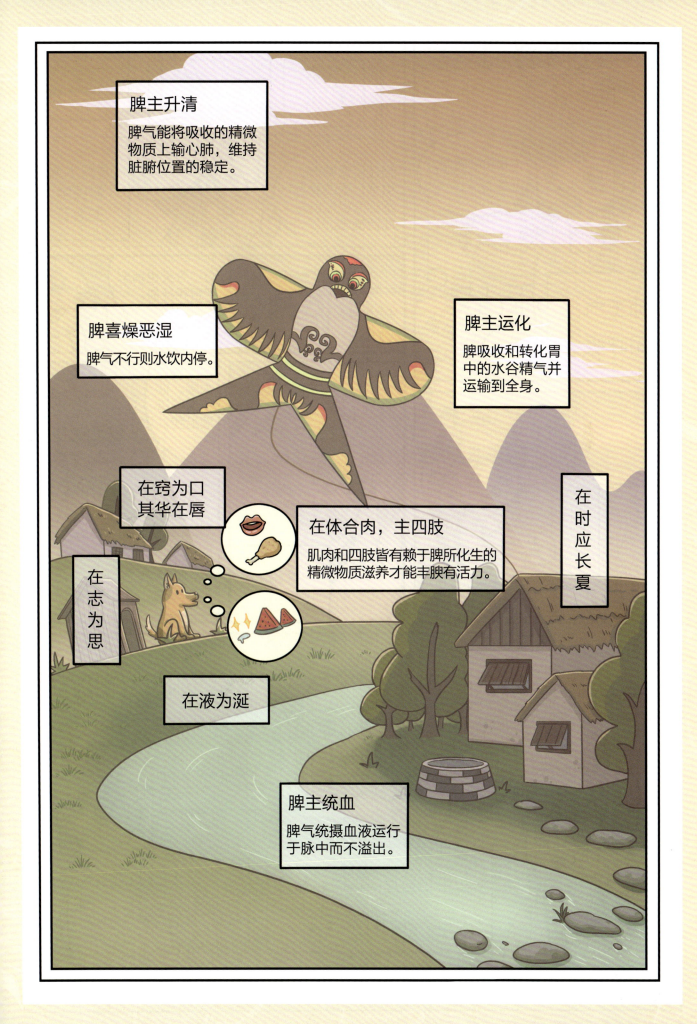

脾主升清
脾气能将吸收的精微物质上输心肺，维持脏腑位置的稳定。

脾喜燥恶湿
脾气不行则水饮内停。

脾主运化
脾吸收和转化胃中的水谷精气并运输到全身。

在窍为口
其华在唇

在体合肉，主四肢
肌肉和四肢皆有赖于脾所化生的精微物质滋养才能丰腴有活力。

在时应长夏

在志为思

在液为涎

脾主统血
脾气统摄血液运行于脉中而不溢出。

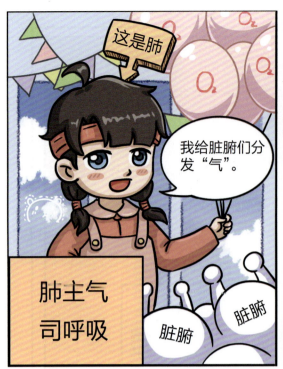

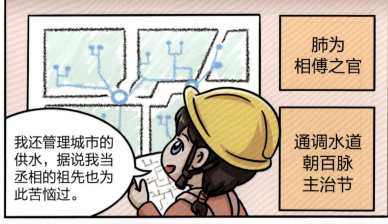

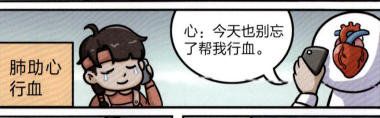

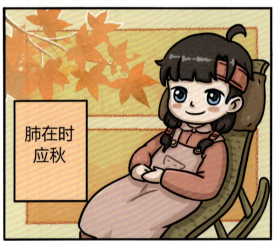

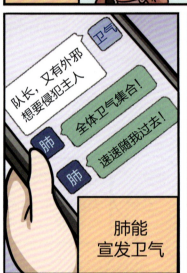

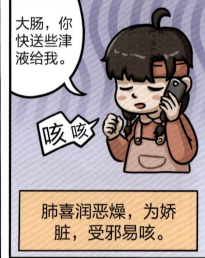

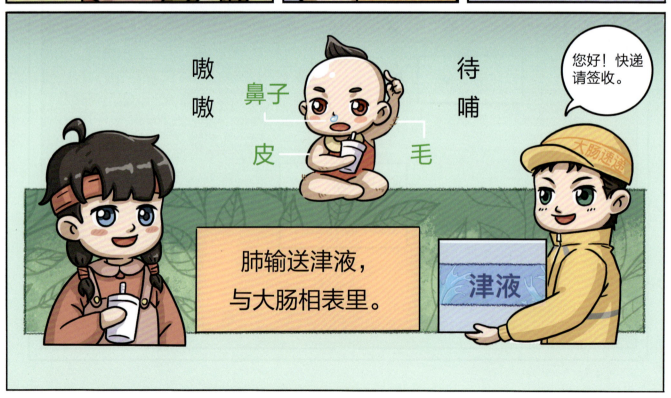

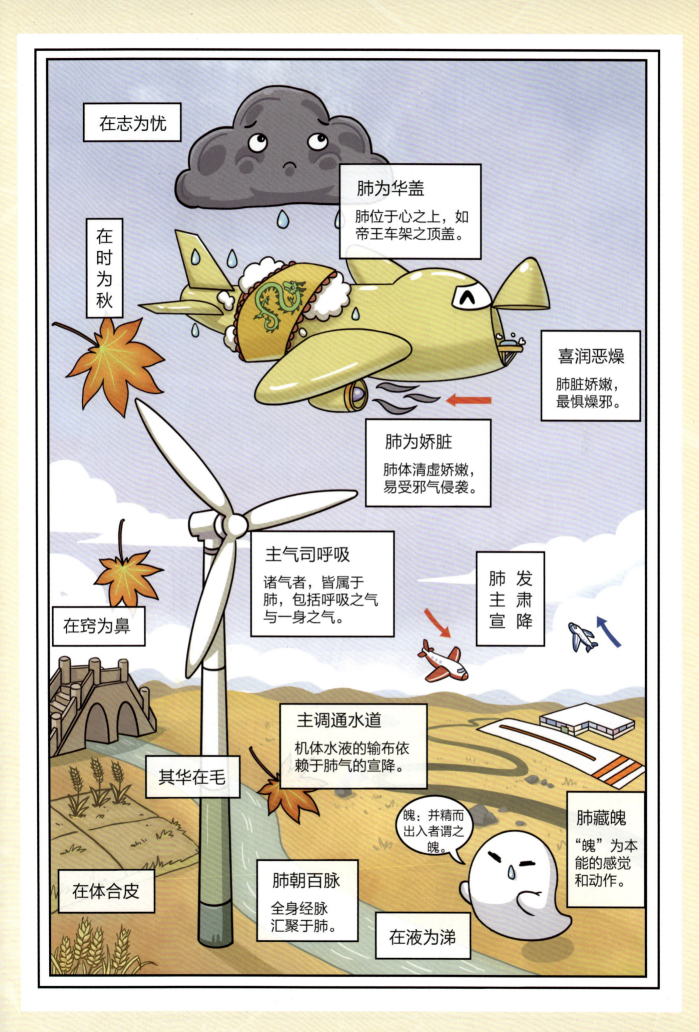

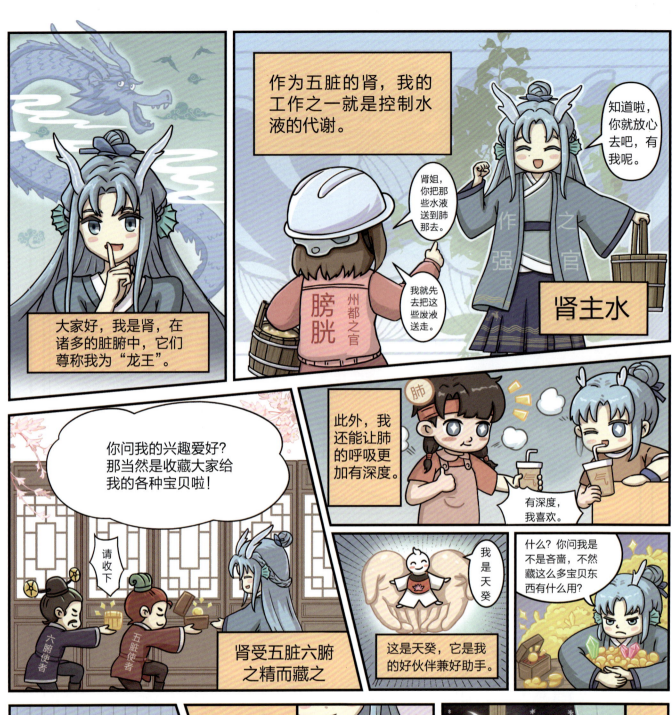

大家好，我是肾，在诸多的脏腑中，它们尊称我为"龙王"。

作为五脏的肾，我的工作之一就是控制水液的代谢。

肾姐，你把那些水液送到肺那去。

知道啦，你就放心去吧，有我呢。

我就先去把这些废液送走。

膀胱 州都之官

肾主水

你问我的兴趣爱好？那当然是收藏大家给我的各种宝贝啦！

请收下

六腑使者

五脏使者

肾受五脏六腑之精而藏之

此外，我还能让肺的呼吸更加有深度。

肺

气 气

有深度，我喜欢。

我是天癸

这是天癸，它是我的好伙伴兼好助手。

什么？你问我是不是吝啬，不然藏这么多宝贝东西有什么用？

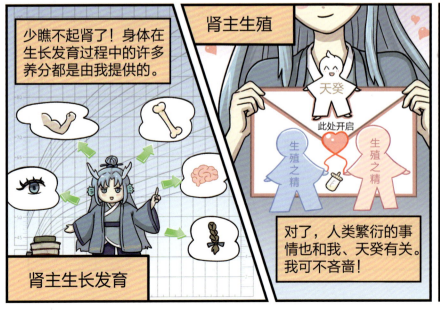

少瞧不起肾了！身体在生长发育过程中的许多养分都是由我提供的。

肾主生长发育

肾主生殖

天癸

此处开启

生殖之精 生殖之精

对了，人类繁衍的事情也和我、天癸有关。我可不吝啬！

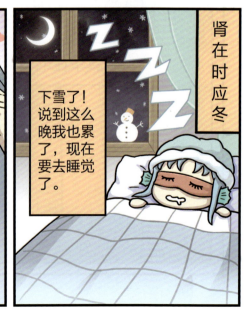

下雪了！说到这么晚我也累了，现在要去睡觉了。

肾在时应冬

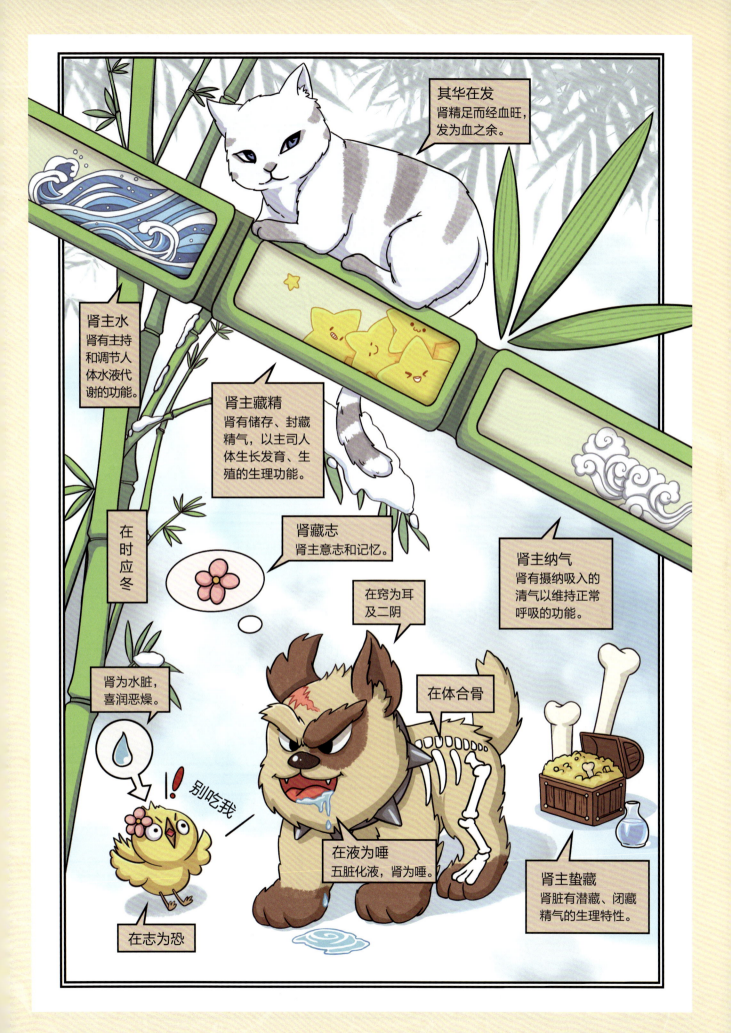

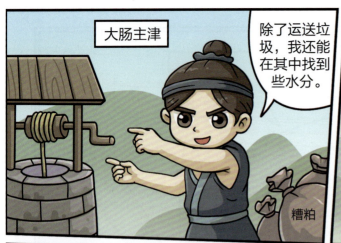

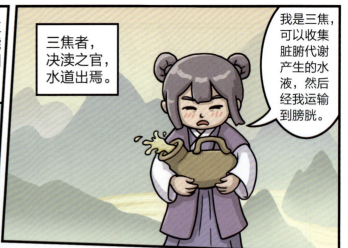

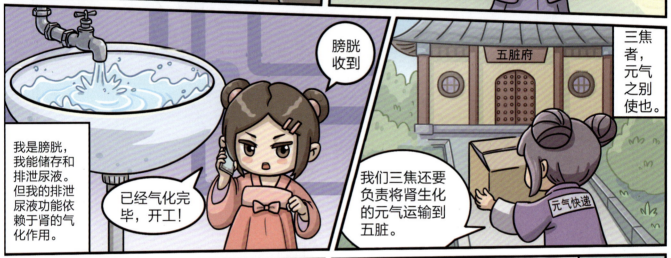

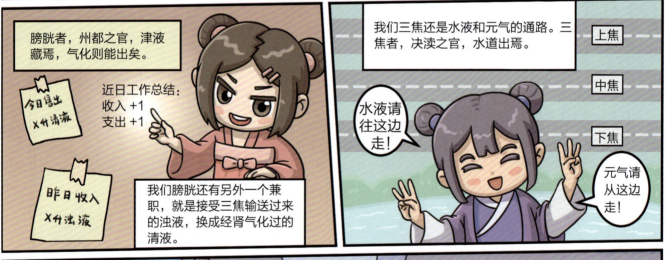

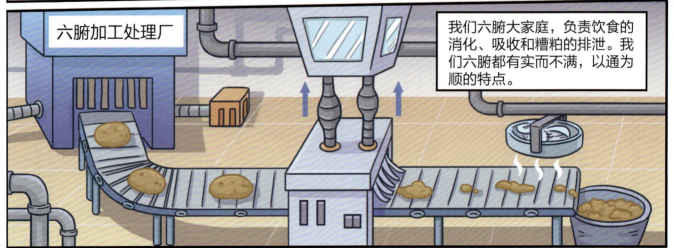

相亲相爱一家人（6）

 中正之官 胆

> 我是胆，主要生理功能除了与消化相关的储存排泄胆汁，还有与情志相关的主决断。

 仓廪之官 胃

> 我是胃，主要负责收纳腐熟水谷。

> 我的生理特点有喜润恶燥和主通降。

 受盛之官 小肠

> 我是小肠，能够受盛并转化胃腐熟后的水谷，吸收精微部分，传导糟粕部分。

 传道之官 大肠

> 我是大肠，负责传导小肠传导过来的糟粕，此外我也能吸收部分津液。

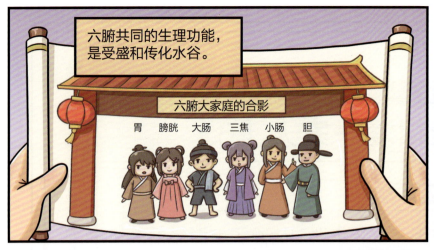

六腑共同的生理功能，是受盛和传化水谷。

六腑大家庭的合影

胃　膀胱　大肠　三焦　小肠　胆

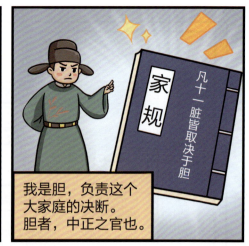

我是胆，负责这个大家庭的决断。胆者，中正之官也。

家规

凡十一脏皆取决于胆

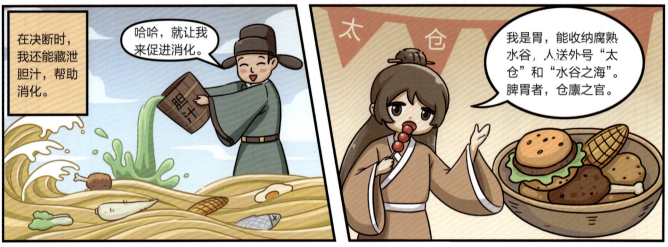

在决断时，我还能藏泄胆汁，帮助消化。

哈哈，就让我来促进消化。

胆汁

太仓

我是胃，能收纳腐熟水谷，人送外号"太仓"和"水谷之海"。脾胃者，仓廪之官。

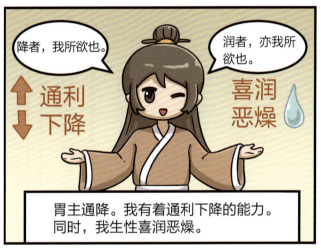

降者，我所欲也。

润者，亦我所欲也。

通利下降

喜润恶燥

胃主通降。我有着通利下降的能力。同时，我生性喜润恶燥。

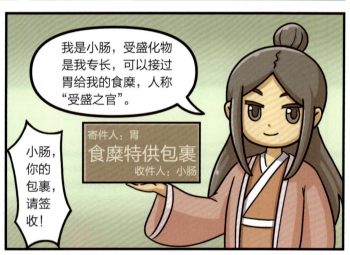

我是小肠，受盛化物是我专长，可以接过胃给我的食糜，人称"受盛之官"。

小肠，你的包裹，请签收！

寄件人：胃

食糜特供包裹

收件人：小肠

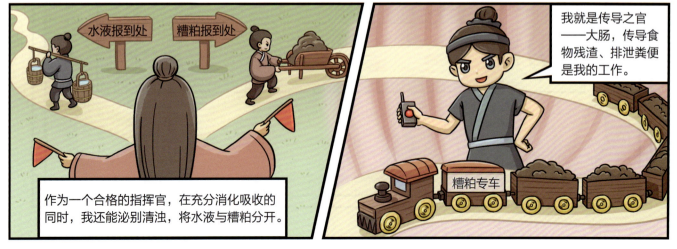

水液报到处

糟粕报到处

作为一个合格的指挥官，在充分消化吸收的同时，我还能泌别清浊，将水液与糟粕分开。

我就是传导之官——大肠，传导食物残渣、排泄粪便是我的工作。

糟粕专车

相亲相爱一家人（6）

州都之官 膀胱

我是膀胱，负责贮藏和排泄尿液。

决渎之官 三焦

我是三焦，主要负责联络通行津液和元气。

受盛之官 小肠

我和胃是水谷消化吸收的主力军，胆提供胆汁辅助我们，大肠则保障糟粕的顺利排出。

决渎之官 三焦

我和膀胱负责水液的循环、排泄，此外，我还负责联系各个脏腑，协调并激发它们的功能。

群公告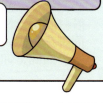

我们总的生理功能是传化物，生理特点是泻而不藏，实而不满。有言道"六腑以通为用，以降为顺"。

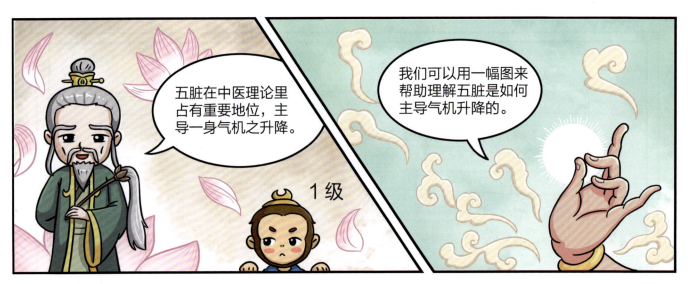

五脏在中医理论里占有重要地位，主导一身气机之升降。

1级

我们可以用一幅图来帮助理解五脏是如何主导气机升降的。

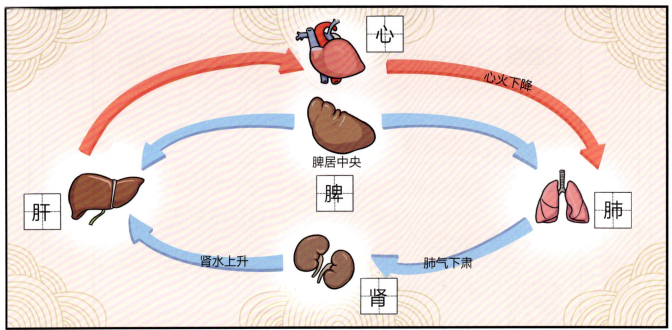

心

心火下降

脾居中央

脾

肝

肺

肾水上升

肺气下肃

肾

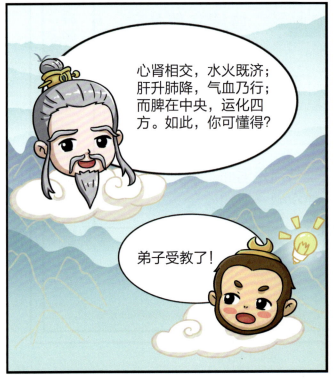

心肾相交，水火既济；肝升肺降，气血乃行；而脾在中央，运化四方。如此，你可懂得？

弟子受教了！

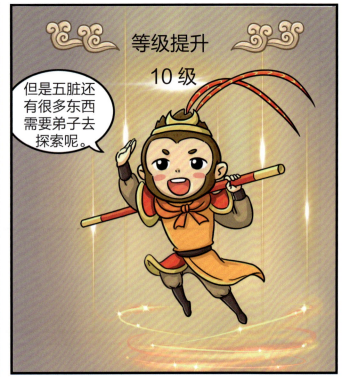

等级提升

10级

但是五脏还有很多东西需要弟子去探索呢。

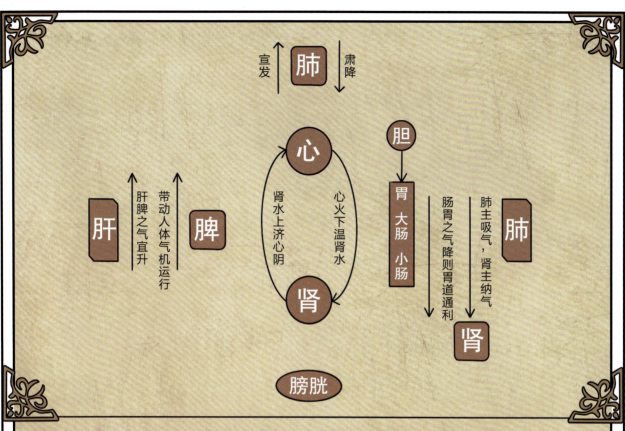

脏腑			生理特性	生理功能
五脏	藏而不泄 满而不实	心	心主通明，心火宜降	心主血脉，心主神明
		肝	肝主升发，肝喜条达而恶抑郁，肝为刚脏	肝主疏泄，肝主藏血
		脾	脾气宜升，脾喜燥恶湿	脾主运化，脾主统血
		肺	肺为华盖，肺为娇脏，肺主宣发肃降，肺喜润恶燥	肺主气司呼吸，肺主通调水道，肺朝百脉
		肾	肾主蛰藏，肾水宜升，肾恶燥	肾主藏精，肾主水，肾主纳气
六腑	泄而不藏 实而不满	胆	以通为用，以降为顺	贮藏和排泄胆汁，胆主决断
		胃		胃主受纳腐熟水谷
		小肠		小肠主受盛化物，小肠主泌别清浊，小肠主液
		大肠		大肠主传导糟粕，大肠主津
		三焦		三焦主运行津液，通行元气
		膀胱		膀胱主贮存、排泄尿液
奇恒之腑	藏而不泄	脑	主宰生命活动，主宰精神活动，主感觉运动	
		髓	充养脑髓，滋养骨骼，化生血液	
		女子胞	主持月经，孕育胎儿	
		脉	—	
		胆		
		骨		

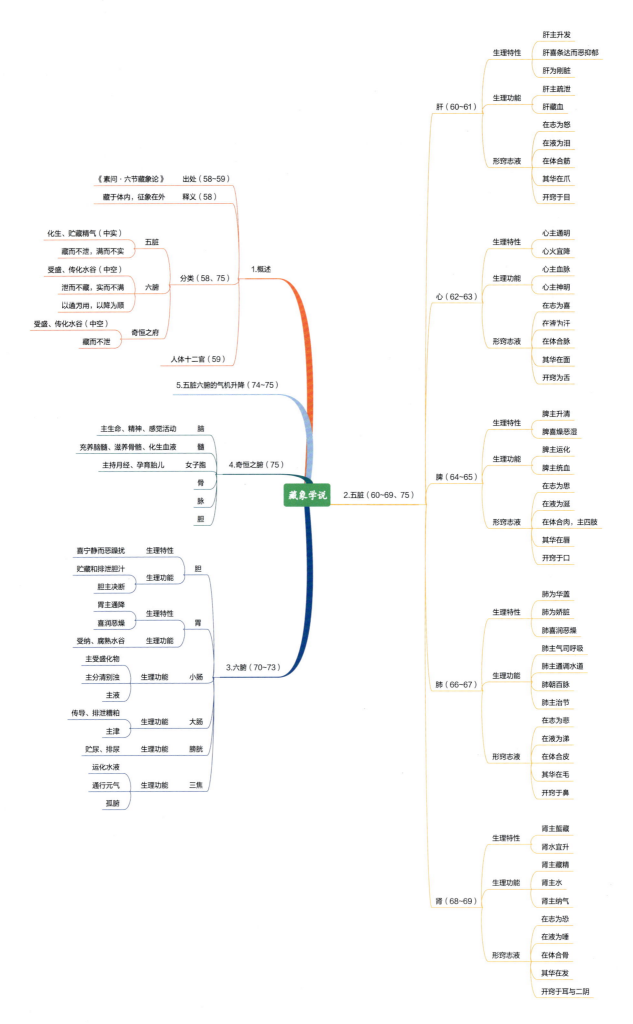

藏象学说

1. 概述
- 出处（58~59）　《素问·六节藏象论》
- 释义（58）　藏于体内，征象在外
- 分类（58、75）
  - 五脏
    - 化生、贮藏精气（中实）
    - 藏而不泄，满而不实
  - 六腑
    - 受盛、传化水谷（中空）
    - 泄而不藏，实而不满
    - 以通为用，以降为顺
  - 奇恒之府
    - 受盛、传化水谷（中空）
    - 藏而不泄
- 人体十二官（59）

2. 五脏（60~69、75）
- 肝（60~61）
  - 生理特性
    - 肝主升发
    - 肝喜条达而恶抑郁
    - 肝为刚脏
  - 生理功能
    - 肝主疏泄
    - 肝藏血
  - 形窍志液
    - 在志为怒
    - 在液为泪
    - 在体合筋
    - 其华在爪
    - 开窍于目
- 心（62~63）
  - 生理特性
    - 心主通明
    - 心火宜降
  - 生理功能
    - 心主血脉
    - 心主神明
  - 形窍志液
    - 在志为喜
    - 在液为汗
    - 在体合脉
    - 其华在面
    - 开窍为舌
- 脾（64~65）
  - 生理特性
    - 脾主升清
    - 脾喜燥恶湿
  - 生理功能
    - 脾主运化
    - 脾主统血
  - 形窍志液
    - 在志为思
    - 在液为涎
    - 在体合肉，主四肢
    - 其华在唇
    - 开窍于口
- 肺（66~67）
  - 生理特性
    - 肺为华盖
    - 肺为娇脏
    - 肺喜润恶燥
  - 生理功能
    - 肺主气司呼吸
    - 肺主通调水道
    - 肺朝百脉
    - 肺主治节
  - 形窍志液
    - 在志为悲
    - 在液为涕
    - 在体合皮
    - 其华在毛
    - 开窍于鼻
- 肾（68~69）
  - 生理特性
    - 肾主蛰藏
    - 肾水宜升
  - 生理功能
    - 肾主藏精
    - 肾主水
    - 肾主纳气
  - 形窍志液
    - 在志为恐
    - 在液为唾
    - 在体合骨
    - 其华在发
    - 开窍于耳与二阴

3. 六腑（70~73）
- 胆
  - 生理特性　喜宁静而恶躁扰
  - 生理功能
    - 贮藏和排泄胆汁
    - 胆主决断
- 胃
  - 生理特性
    - 胃主通降
    - 喜润恶燥
  - 生理功能　受纳、腐熟水谷
- 小肠
  - 生理功能
    - 主受盛化物
    - 主分清别浊
    - 主液
- 大肠
  - 生理功能
    - 传导、排泄糟粕
    - 主津
- 膀胱
  - 生理功能　贮尿、排尿
- 三焦
  - 生理功能
    - 运化水液
    - 通行元气
    - 孤腑

4. 奇恒之腑（75）
- 脑　主生命、精神、感觉活动
- 髓　充养脑髓、滋养骨骼、化生血液
- 女子胞　主持月经、孕育胎儿
- 骨
- 脉
- 胆

5. 五脏六腑的气机升降（74~75）

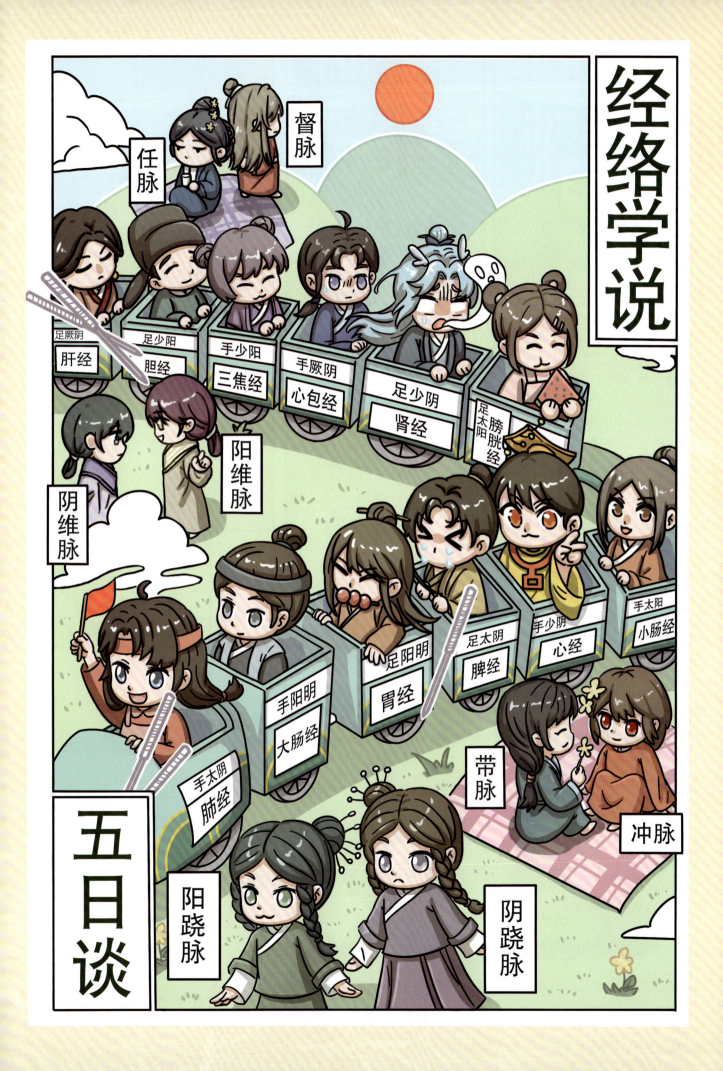

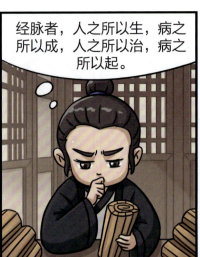

经脉者，人之所以生，病之所以成，人之所以治，病之所以起。

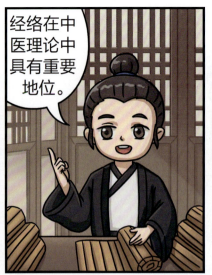

经络在中医理论中具有重要地位。

经络还是针灸治疗的理论基础。

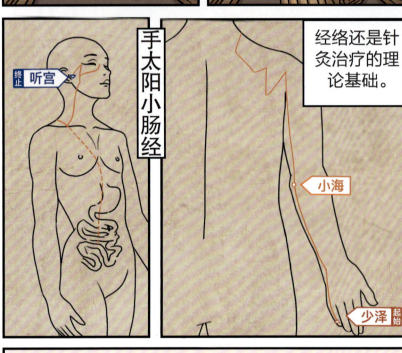

手太阳小肠经

终止 听宫

小海

少泽 起始

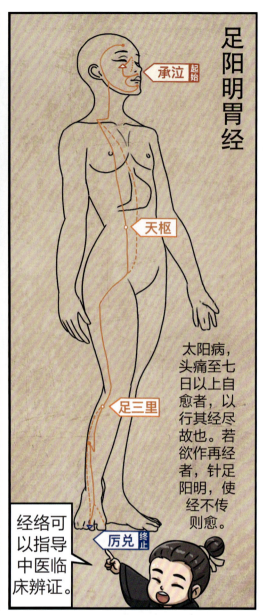

足阳明胃经

承泣 起始

天枢

足三里

厉兑 终止

太阳病，头痛至七日以上自愈者，以行其经尽故也。若欲作再经者，针足阳明，使经不传则愈。

经络可以指导中医临床辨证。

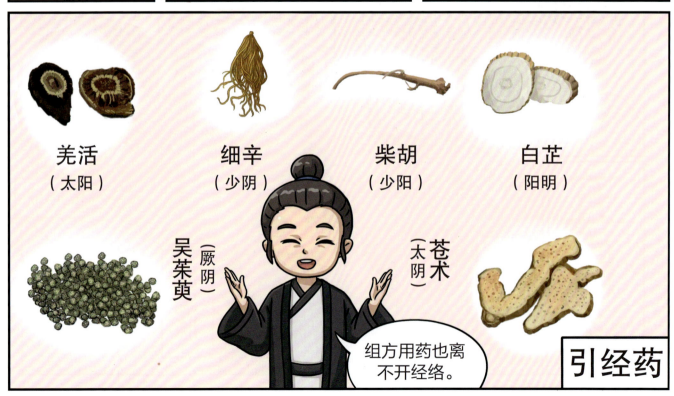

羌活（太阳）

细辛（少阴）

柴胡（少阳）

白芷（阳明）

吴茱萸（厥阴）

苍术（太阴）

组方用药也离不开经络。

引经药

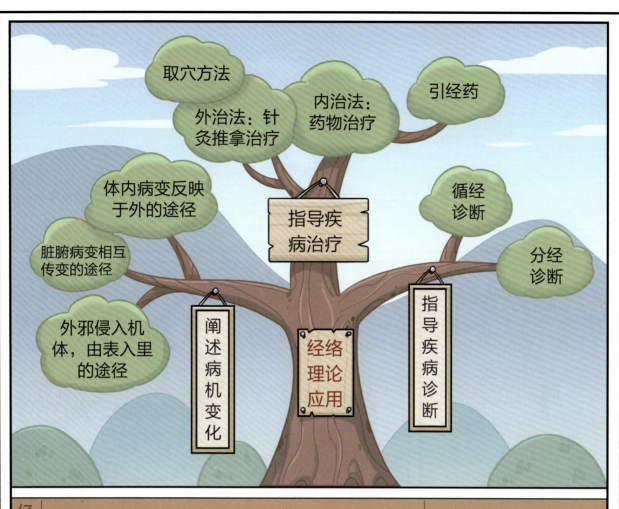

经络	循行		常用穴位
足阳明胃经	胃足阳明之脉，起于鼻，交頞中，旁纳太阳之脉，下循鼻外，入上齿中，还出夹口环唇，下交承浆，却循颐后下廉，出大迎，循颊车，上耳前，过客主人，循发际，至额颅；其支者，从大迎前下人迎，循喉咙，入缺盆，下膈，属胃，络脾。其直者，从缺盆下乳内廉，下夹脐，入气街中。其支者，起于胃口，下循腹里，下至气街中而合，以下髀关，抵伏兔，下膝膑中，下循胫外廉，下足跗，入中指内间。其支者，下膝三寸而别，下入中趾外间。其支者，别跗上，入大趾间，出其端（起于承泣，终于厉兑）	承泣	目赤肿痛、口眼歪斜
		天枢	腹痛肠鸣、泄泻便秘、月经不调、痛经
		足三里	呕吐呃逆、腹痛泄泻、热病、乳痈、虚劳羸瘦、膝足肿痛
		厉兑	鼻衄齿痛、咽喉肿痛
手太阳小肠经	小肠手太阳之脉，起于小指之端，循手外侧，上腕，出踝中，直上循臂骨下廉，出肘内侧两骨之间，上循臑外后廉，出肩解，绕肩胛，交肩上，入缺盆，络心，循咽，下膈，抵胃，属小肠；其支者，从缺盆循颈上颊，至目锐眦，却入耳中；其支者，别颊，上𬬻抵鼻，至目内眦，斜络于颧（起于少泽，终于听宫）	少泽	乳痈目翳、咽喉肿痛、热病、颈项强痛
		后溪	耳聋鼻衄、癫狂、疟疾、头痛、颈项强痛
		听宫	耳鸣、耳聋、癫狂痫

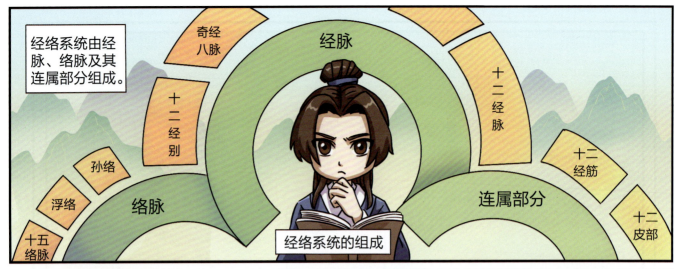

经络系统由经脉、络脉及其连属部分组成。

奇经八脉
十二经别
孙络
浮络
十五络脉
络脉

经脉

十二经脉
十二经筋
十二皮部
连属部分

经络系统的组成

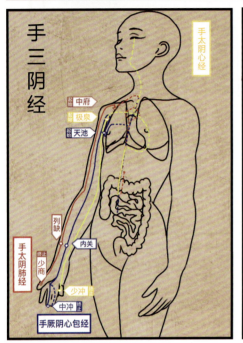

手三阴经

手太阴心经

中府
极泉
天池

列缺
内关

手太阴肺经

少商
少冲
中冲

手厥阴心包经

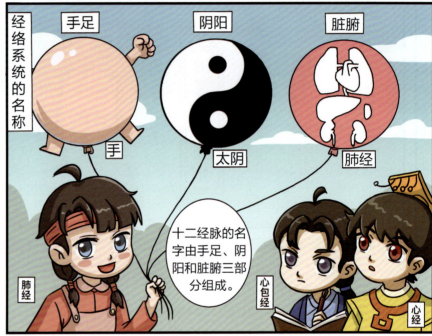

经络系统的名称

手足

阴阳

脏腑

手

太阴

肺经

十二经脉的名字由手足、阴阳和脏腑三部分组成。

肺经

心包经

心经

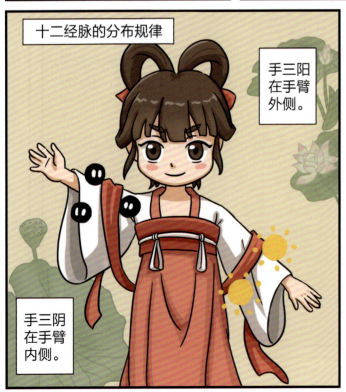

十二经脉的分布规律

手三阳在手臂外侧。

手三阴在手臂内侧。

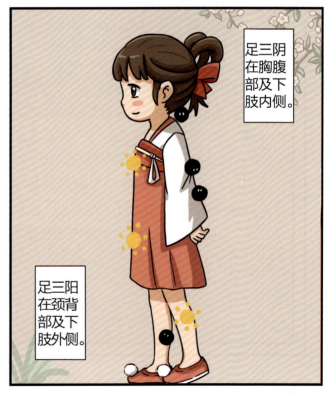

足三阴在胸腹部及下肢内侧。

足三阳在颈背部及下肢外侧。

经络系统的组成

十二正经	手三阴经（手太阴肺经、手厥阴心包经、手少阴心经）
	手三阳经（手阳明大肠经、手少阳三焦经、手太阳小肠经）
	足三阳经（足阳明胃经、足少阳胆经、足太阳膀胱经）
	足三阴经（足太阴脾经、足厥阴肝经、足少阴肾经）
奇经八脉	督脉、任脉、冲脉、带脉、阴维脉、阳维脉、阴跷脉、阳跷脉
附属部分	十二经别、十二经筋、十二皮部
络脉	十五络脉、浮络、孙络等

十二经脉的分布规律

部位	头部			躯干							四肢					
	前面	侧面	后面	前面			侧面			后面		内侧面			外侧面		
	面部额部	颞部	顶部枕部面颊	第一侧线	第二侧线	第三侧线	腋下	胁肋侧腹	胁肋侧腹	胁肋侧腹	腰背部	前线	中线	后线	前线	中线	后线
经脉分布	阳明经	少阳经	太阳经	足少阴	足阳明	足太阴	手三阴	足少阳	足厥阴	手三阳	足太阳	太阴经	厥阴经	少阴经	阳明经	少阳经	太阳经

经络	循行	常用穴位	
手太阴肺经	肺手太阴之脉，起于中焦，下络大肠，还循胃口，上膈属肺，从肺系横出腋下，下循臑内，行少阴、心主之前，下肘中，循臂内上骨下廉，入寸口，上鱼，循鱼际，出大指之端；其支者，从腕后直出次指内廉，出其端（起于中府，终于少商）	中府	咳嗽气喘、胸中热、胸痛、肩背痛
		列缺	咳嗽气喘、齿痛头痛、半身不遂
		太渊	咳嗽气喘、无脉证、手腕疼痛
		少商	咽喉肿痛、鼻衄、高热神昏、手指挛痛
手厥阴心包经	心主手厥阴心包络之脉，起于胸中，出属心包络，下膈，历络三焦；其支者，循胸出胁，下腋三寸，上抵腋下，循臑内，行太阴、少阴之间，入肘中，下臂，行两筋之间，入掌中，循中指，出其端；其支者，别掌中，循小指次指，出其端（起于天池，终于中冲）	天池	咳嗽痰多、气喘胸闷、腋下肿、瘰疬
		内关	心悸、心痛、胃痛呕吐、癫狂痫、肘臂挛痛
		大陵	心悸、心痛、胃痛呕吐、癫狂痫、疮肿、胸胁痛
		中冲	中风昏迷、心痛心烦、热病中暑
手少阴心经	心手少阴之脉，起于心中，出属心系，下膈，络小肠；其支者，从心系，上夹咽，系目系；其直者，复从心系却上肺，下出腋下，下循臑内后廉，行太阴、心主之后，下肘内，循臂内后廉，抵掌后锐骨之端，入掌内后廉，循小指之内，出其端（起于极泉，终于少冲）	极泉	心痛、干呕、瘰疬、胁痛、肩臂痛
		少海	心痛、呕吐、瘰疬、诸痛
		少府	心悸烦满、胸痛、肘臂痛、掌中热、手指拘挛
		少冲	心悸心痛、心烦神昏、胁痛

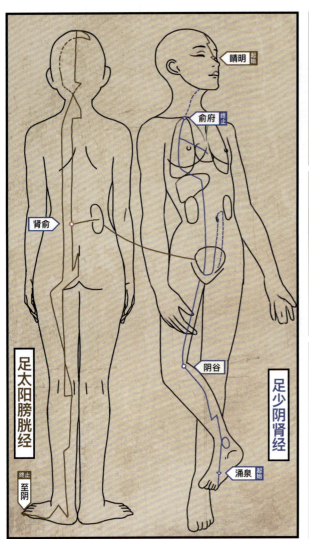

睛明 起始

俞府 终止

肾俞

阴谷

涌泉 起始

足太阳膀胱经

足少阴肾经

终止 至阴

表里关系

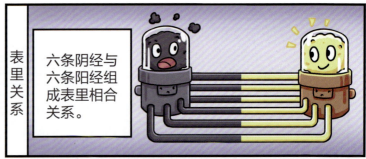

六条阴经与六条阳经组成表里相合关系。

表里经的循行特点

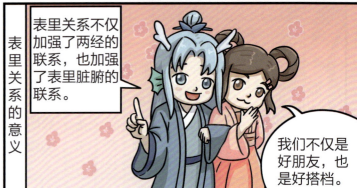

相表里的经络在四肢末端交接。

脚碰脚手拉手，我们都是好朋友。

表里关系的意义

表里关系不仅加强了两经的联系，也加强了表里脏腑的联系。

我们不仅是好朋友，也是好搭档。

经络流注次序趣味口诀

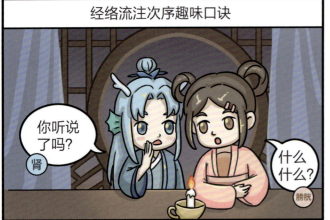

你听说了吗？（肾）

什么什么？（膀胱）

非常胃痛的好心肠胖婶 肺（大）肠胃脾心（小）肠膀胱肾

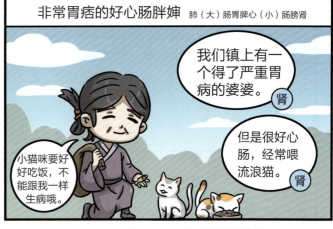

我们镇上有一个得了严重胃病的婆婆。（肾）

但是很好心肠，经常喂流浪猫。（肾）

小猫咪要好好吃饭，不能跟我一样生病哦。

包饺子（心）包（三）焦

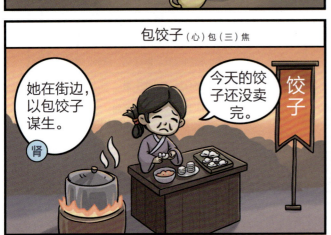

她在街边，以包饺子谋生。（肾）

今天的饺子还没卖完。

饺子

单干 胆肝

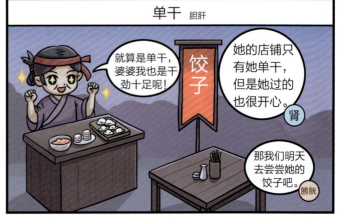

她的店铺只有她单干，但是她过的也很开心。（肾）

就算是单干，婆婆我也是干劲十足呢！

饺子

那我们明天去尝尝她的饺子吧。（膀胱）

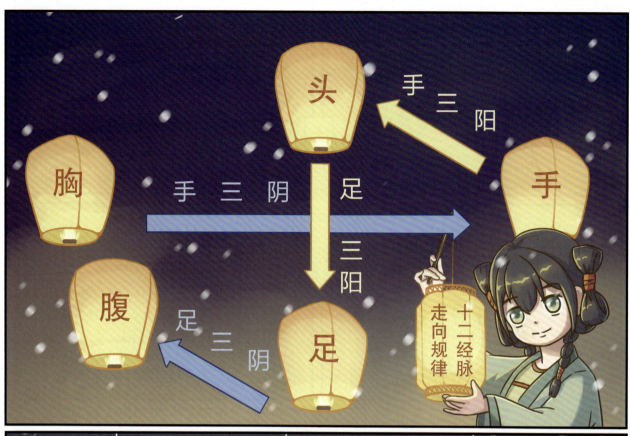

经脉	相表里的阴经与阳经	同名的手足阳经	同名的手足阴经
交接部位	四肢末端	头面部	胸部

经络	阳明经	少阳经、少阴经、太阴经	太阳经、厥阴经
气血多少	多气多血	多气少血	多血少气

经脉	太阳	阳明	少阳	太阴	少阴	厥阴
头痛引经药	羌活、藁本	白芷、葛根	柴胡	苍术	独活、细辛	吴茱萸、川芎

经络	循行	常用穴位	
手少阳三焦经	三焦手少阳之脉，起于小指次指之端，上出两指之间，循手表腕，出臂外两骨之间，上贯肘，循臑外，上肩，而交出足少阳之后，入缺盆，布膻中，散落心包，下膈，遍属三焦；其支者，从膻中上出缺盆，上项，系耳后，直上出耳上角，以屈下颊至颅；其支者，从耳后入耳中，出走耳前，过客主人前，交颊，至目锐眦（起于关冲，终于丝竹空）	关冲	耳鸣耳聋、目翳、舌强、咽肿唇干、热病
		翳风	耳鸣耳聋、口眼歪斜、颊肿、口噤
		角孙	目翳、齿痛、颊肿、头痛、项强
		耳门	耳鸣、耳聋、齿痛、颊肿痛
		丝竹空	目赤肿痛、目上视、头痛、眩晕、癫痫
足少阳胆经	胆足少阳之脉，起于目锐眦，上抵头角，下耳后，循颈，行手少阳之前，至肩上，却交出手少阳之后，入缺盆。其支者，从耳后入耳中，出走耳前，至目锐眦后；其支者，别锐眦，下大迎，合于手少阳，抵于颅，下加颊车，下颈，合缺盆，以下胸中，贯膈，络肝，属胆，循胁里，出气街，绕毛际，横入髀厌中；其直者，从缺盆下腋，循胸，过季胁，下合髀厌中，以下循髀阳，出膝外廉，下外辅骨之前，直下抵绝骨之端，下出外踝之前，循足跗上，入小趾次趾之间；其支者，别跗上，入大指之间，循大指歧骨内，出其端，还贯爪甲，出三毛（起于瞳子髎，终于窍阴）	瞳子髎	目赤肿痛、青盲、目翳、白内障、头痛
		听会	耳鸣耳聋、齿痛、口眼歪斜、下颌关节脱位
		率谷	偏正头痛、眩晕、耳鸣、耳聋、呕吐、惊风
		风池	耳鸣、耳聋、目赤肿痛、鼻衄、鼻塞、头痛、眩晕、中风、癫狂痫、发热、颈项强痛
		肩井	头痛、眩晕、乳痈、瘰疬、颈项强痛、肩背疼痛、上肢不遂
		环跳	腰痛、胯痛、下肢痿痹、半身不遂
		风市	遍身瘙痒、腰腿痛、半身不遂、下肢痿痹
		足窍阴	诸痛、目赤肿痛、耳鸣、耳聋

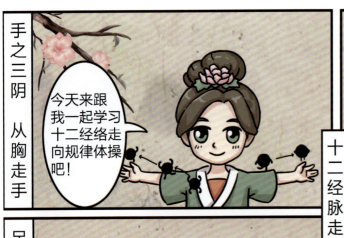

手之三阴　从胸走手

今天来跟我一起学习十二经络走向规律体操吧！

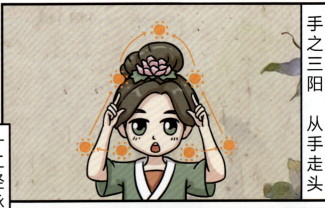

手之三阳　从手走头

十二经脉走向规律

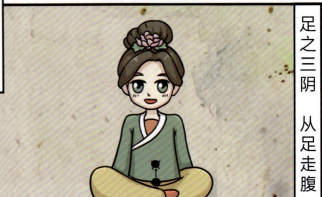

足之三阴　从足走腹

足之三阳　从头走足

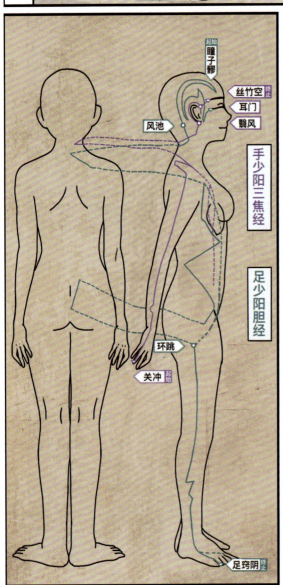

起始　瞳子髎

丝竹空　终止

耳门

翳风

风池

环跳

关冲　起始

手少阳三焦经

足少阳胆经

足窍阴　终止

同名的手足阳经在头面部交接

我们是手足阳经，在头面部交接，头是"诸阳之会"。

足少阳胆经　手少阳三焦经

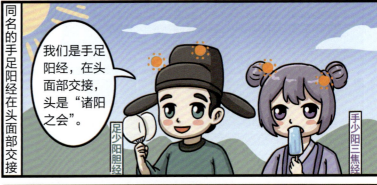

相表里的阴经与阳经在四肢末端交接

我喜欢和你手足相接，这让我感觉我们是一个阴阳完整的个体。

谢谢你，每次都陪我上舞蹈课。

手厥阴心包经

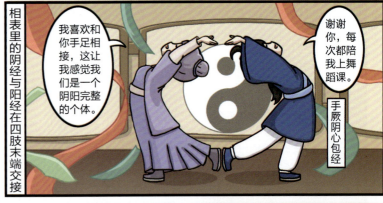

同名的手足阴经在胸部交接

我的兴趣爱好是和阳经上舞蹈课，我的主业是寻宝藏，听其他阴经们说宝藏藏在胸部，我们都在那里汇合。

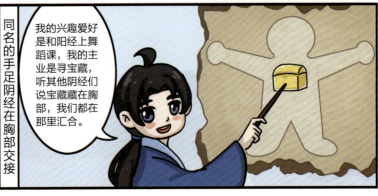

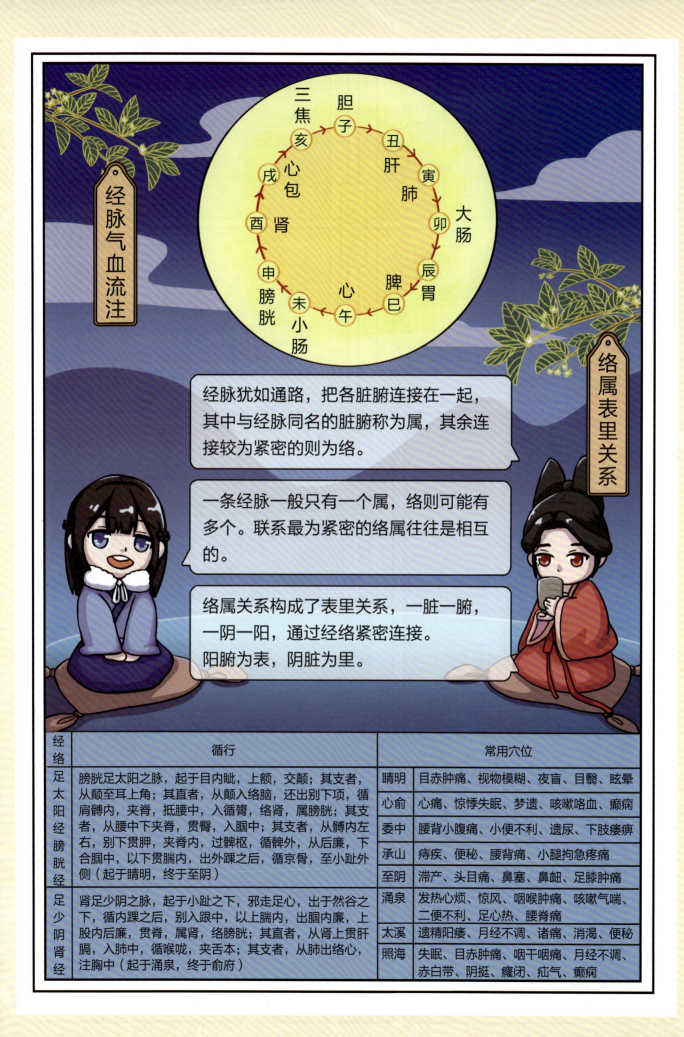

经脉气血流注

络属表里关系

三焦 亥
胆 子
丑 肝
寅 肺
卯 大肠
辰 胃
巳 脾
午 心
未 小肠
申 膀胱
酉 肾
戌 心包

经脉犹如通路，把各脏腑连接在一起，其中与经脉同名的脏腑称为属，其余连接较为紧密的则为络。

一条经脉一般只有一个属，络则可能有多个。联系最为紧密的络属往往是相互的。

络属关系构成了表里关系，一脏一腑，一阴一阳，通过经络紧密连接。阳腑为表，阴脏为里。

经络	循行	常用穴位	
足太阳经膀胱经	膀胱足太阳之脉，起于目内眦，上额，交颠；其支者，从颠至耳上角；其直者，从颠入络脑，还别下项，循肩髆内，夹脊，抵腰中，入循膂，络肾，属膀胱；其支者，从腰中下夹脊，贯臀，入腘中；其支者，从髆内左右，别下贯胛，夹脊内，过髀枢，循髀外，从后廉，下合腘中，以下贯腨内，出外踝之后，循京骨，至小趾外侧（起于睛明，终于至阴）	睛明	目赤肿痛、视物模糊、夜盲、目翳、眩晕
		心俞	心痛、惊悸失眠、梦遗、咳嗽咯血、癫痫
		委中	腰背小腹痛、小便不利、遗尿、下肢痿痹
		承山	痔疾、便秘、腰背痛、小腿拘急疼痛
		至阴	滞产、头目痛、鼻塞、鼻衄、足膝肿痛
足少阴肾经	肾足少阴之脉，起于小趾之下，邪走足心，出于然谷之下，循内踝之后，别入跟中，以上腨内，出腘内廉，上股内后廉，贯脊，属肾，络膀胱；其直者，从肾上贯肝膈，入肺中，循喉咙，夹舌本；其支者，从肺出络心，注胸中（起于涌泉，终于俞府）	涌泉	发热心烦、惊风、咽喉肿痛、咳嗽气喘、二便不利、足心热、腰脊痛
		太溪	遗精阳痿、月经不调、诸痛、消渴、便秘
		照海	失眠、目赤肿痛、咽干咽痛、月经不调、赤白带、阴挺、癃闭、疝气、癫痫

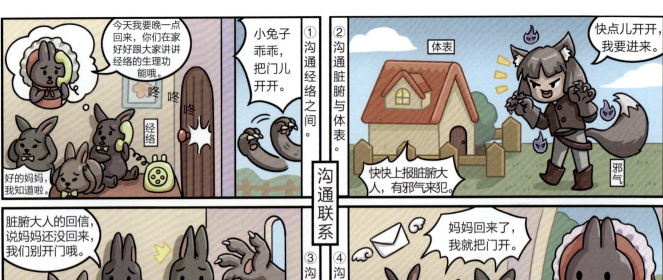

沟通联系

① 沟通经络之间。

② 沟通脏腑与体表。

③ 沟通脏腑。

④ 沟通脏腑与官窍。

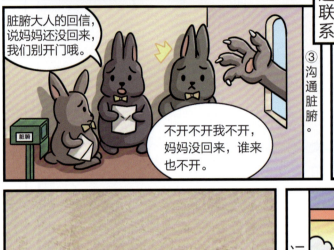

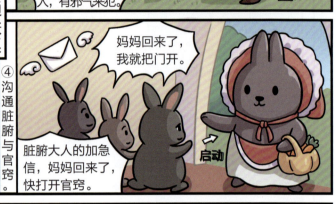

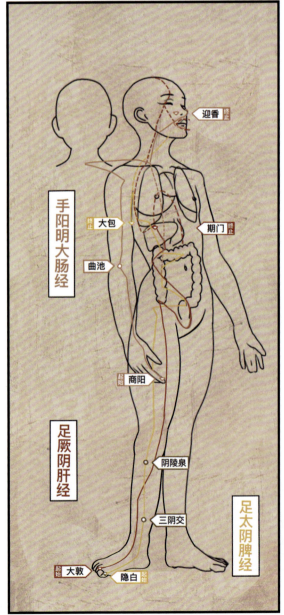

手阳明大肠经

足厥阴肝经

足太阴脾经

运行气血

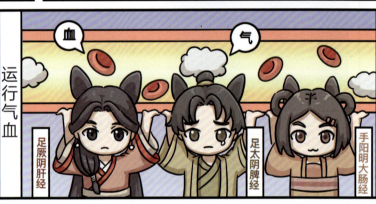

传导感应

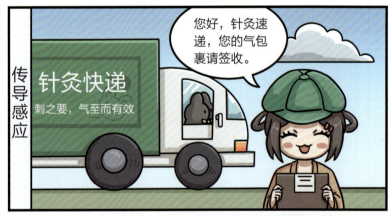

调节功能平衡

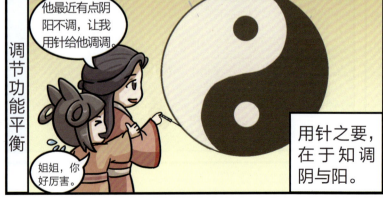

用针之要，在于知调阴与阳。

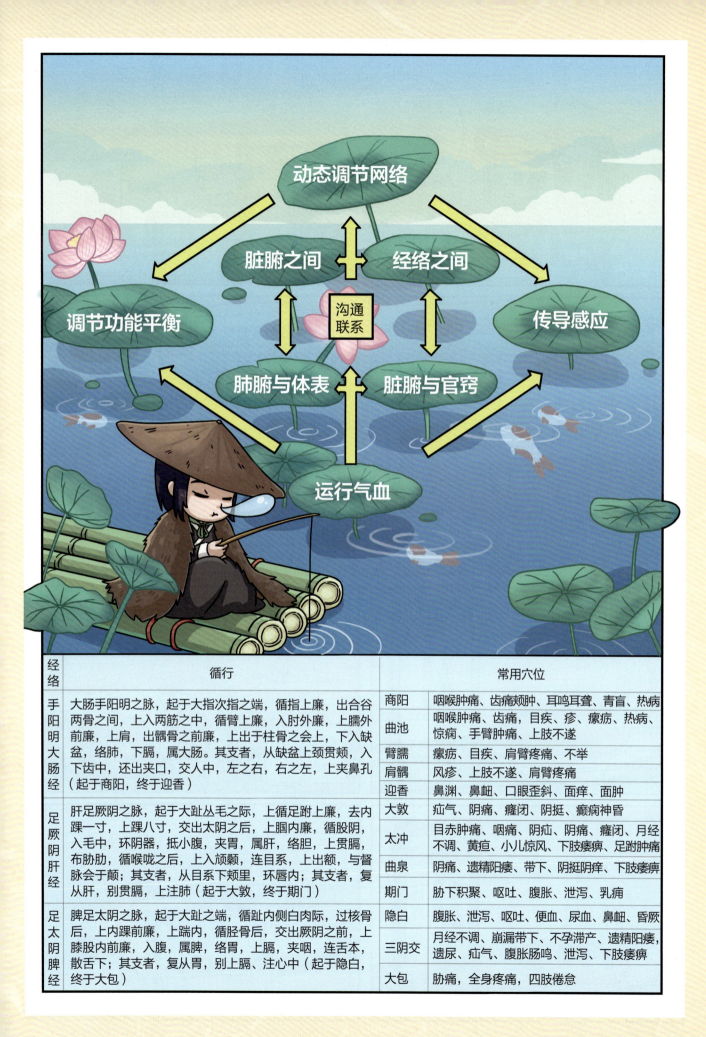

经络	循行	常用穴位	
手阳明大肠经	大肠手阳明之脉，起于大指次指之端，循指上廉，出合谷两骨之间，上入两筋之中，循臂上廉，入肘外廉，上臑外前廉，上肩，出髃骨之前廉，上出于柱骨之会上，下入缺盆，络肺，下膈，属大肠。其支者，从缺盆上颈贯颊，入下齿中，还出夹口，交人中，左之右，右之左，上夹鼻孔（起于商阳，终于迎香）	商阳	咽喉肿痛、齿痛颊肿、耳鸣耳聋、青盲、热病
		曲池	咽喉肿痛、齿痛、目疾、疹、瘰疬、热病、惊痫、手臂肿痛、上肢不遂
		臂臑	瘰疬、目疾、肩臂疼痛、不举
		肩髃	风疹、上肢不遂、肩臂疼痛
		迎香	鼻渊、鼻衄、口眼歪斜、面痒、面肿
足厥阴肝经	肝足厥阴之脉，起于大趾丛毛之际，上循足跗上廉，去内踝一寸，上踝八寸，交出太阴之后，上腘内廉，循股阴，入毛中，环阴器，抵小腹，夹胃，属肝，络胆，上贯膈，布胁肋，循喉咙之后，上入颃颡，连目系，上出额，与督脉会于颠；其支者，从目系下颊里，环唇内；其支者，复从肝，别贯膈，上注肺（起于大敦，终于期门）	大敦	疝气、阴痛、癃闭、阴挺、癫痫神昏
		太冲	目赤肿痛、咽痛、阴疝、阴痛、癃闭、月经不调、黄疸、小儿惊风、下肢痿痹、足跗肿痛
		曲泉	阴痛、遗精阳痿、带下、阴挺阴痒、下肢痿痹
		期门	胁下积聚、呕吐、腹胀、泄泻、乳痈
足太阴脾经	脾足太阴之脉，起于大趾之端，循趾内侧白肉际，过核骨后，上内踝前廉，上踹内，循胫骨后，交出厥阴之前，上膝股内前廉，入腹，属脾，络胃，上膈，夹咽，连舌本，散舌下；其支者，复从胃，别上膈，注心中（起于隐白，终于大包）	隐白	腹胀、泄泻、呕吐、便血、尿血、鼻衄、昏厥
		三阴交	月经不调、崩漏带下、不孕滞产、遗精阳痿、遗尿、疝气、腹胀肠鸣、泄泻、下肢痿痹
		大包	胁痛，全身疼痛，四肢倦怠

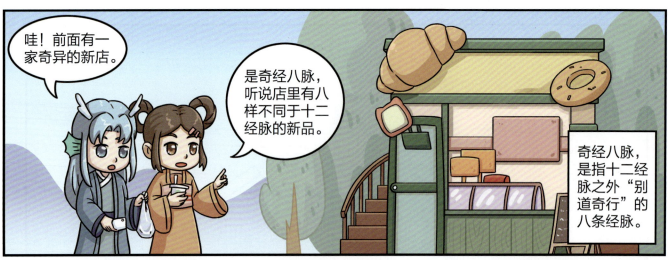

哇！前面有一家奇异的新店。

是奇经八脉，听说店里有八样不同于十二经脉的新品。

奇经八脉，是指十二经脉之外"别道奇行"的八条经脉。

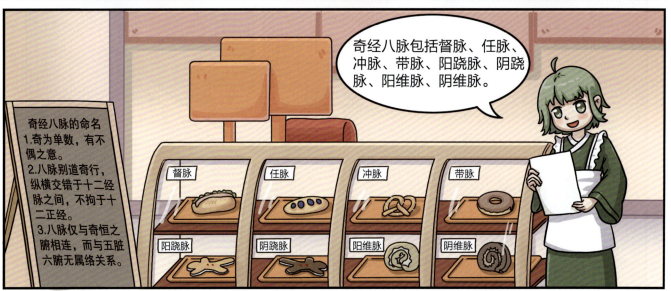

奇经八脉包括督脉、任脉、冲脉、带脉、阳跷脉、阴跷脉、阳维脉、阴维脉。

奇经八脉的命名
1.奇为单数，有不偶之意。
2.八脉别道奇行，纵横交错于十二经脉之间，不拘于十二正经。
3.八脉仅与奇恒之腑相连，而与五脏六腑无属络关系。

督脉　任脉　冲脉　带脉

阳跷脉　阴跷脉　阳维脉　阴维脉

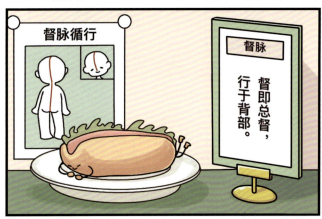

督脉循行

督脉

督即总督，行于背部。

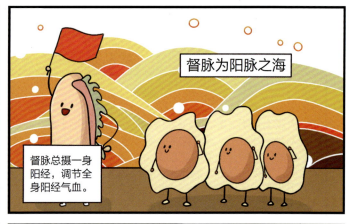

督脉为阳脉之海

督脉总摄一身阳经，调节全身阳经气血。

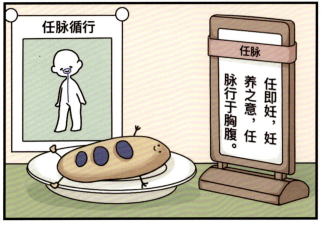

任脉循行

任脉

任即妊，妊养之意，任脉行于胸腹。

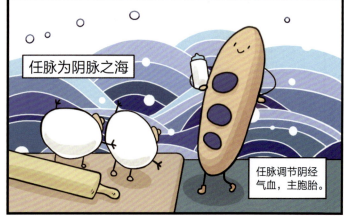

任脉为阴脉之海

任脉调节阴经气血，主胞胎。

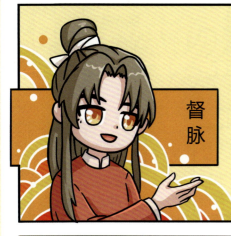

释义：总督、统领。

主病：督之为病，脊强而厥。

1. 督即总督，行于背部，总摄一身阳经，调节全身阳经气血，为阳脉之海。
2. 督脉起于胞中，络肾、通髓、达脑，主司生殖与神志。
3. 督脉主男性生殖功能。

督脉

释义：担任、妊养。

主病：任之为病，其内苦结，男子为七疝，女子为瘕聚。

1. 任脉行于胸腹，调节阴经气血，为阴脉之海。
2. 任即妊，妊养之意，主胞胎。
3. 任脉主女子月经、生殖功能。

任脉

区别 \ 经脉	正经	奇经
数量	十二经	八脉
结构	有表里关系、络属脏腑	无表里关系、络属脏腑
功能	如沟渠流行经气，沟通内外、脏腑	如湖泊，调节经脉，接受正经满溢出来的经气

经脉	循行	常用穴位	
督脉	督脉者，起于少腹以下骨中央，女子入系廷孔，其孔，溺孔之端也，其络循阴器，合篡间，绕篡后，别绕臀，至少阴与巨阳中络者，合少阴，上股内后廉，贯脊属肾；与太阳起于目内眦，上额交颠，上入络脑，还出别下项，循肩膊内，夹脊抵腰中，入循膂，络肾，其男子循茎下至篡，与女子等；其少腹直上者，贯脐中央，上贯心入喉，上颐环唇，上系两目之下中央（起于长强，终于龈交）	长强	泄泻便秘、脱肛、癫狂、惊风、腰痛
		命门	腰痛、少腹痛、脊强、赤白带下、阳痿、下肢痿痹
		大椎	热病、疟疾、咳嗽、骨蒸、脊痛、颈痛
		百会	头目痛、眩晕耳鸣、鼻塞、中风、癫狂痫、惊风、痴呆、脱肛、阴挺
		水沟	昏迷、中风、癫痫、口噤、鼻塞鼻衄、消渴、水肿、腰脊强痛
		龈交	牙龈肿痛、鼻塞、小儿面部疮癣、癫狂
任脉	起于胞中，出于会阴，上循毛际，循腹里，上关元，至咽喉，上颐循面入目（起于会阴，终于承浆）	会阴	阴中诸病、痔疾
		关元	癃闭、阳痿遗精、崩漏带下、阴挺、不孕、疝气、腹痛腹泻、虚劳羸瘦
		神阙	脐周痛、肠鸣泄泻、水肿、中风脱证
		中脘	胃痛腹胀、腹中积聚、便秘泄泻、食欲不振、呕吐黄疸
		承浆	口眼歪斜、齿龈肿痛、暴喑、癫狂病

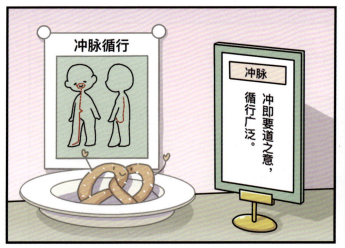

冲脉循行

冲脉

冲即要道之意，循行广泛。

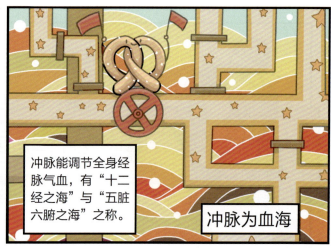

冲脉能调节全身经脉气血，有"十二经之海"与"五脏六腑之海"之称。

冲脉为血海

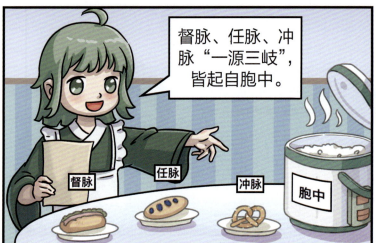

督脉、任脉、冲脉"一源三岐"，皆起自胞中。

督脉　任脉　冲脉　胞中

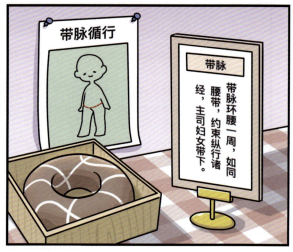

带脉循行

带脉

带脉环腰一周，如同腰带，约束纵行诸经，主司妇女带下。

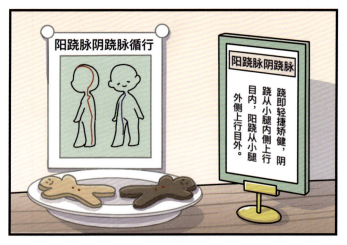

阳跷脉阴跷脉循行

阳跷脉阴跷脉

跷即轻捷矫健，阴跷从小腿内侧上行目内，阳跷从小腿外侧上行目外。

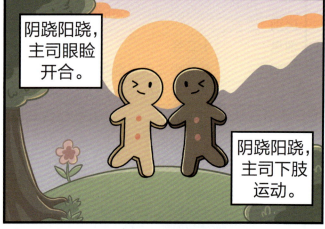

阴跷阳跷，主司眼睑开合。

阴跷阳跷，主司下肢运动。

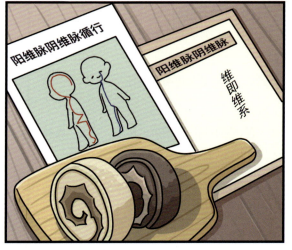

阳维脉阴维脉循行

阳维脉阴维脉

维即维系

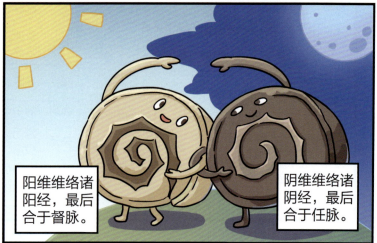

阳维维络诸阳经，最后合于督脉。

阴维维络诸阴经，最后合于任脉。

释义：要冲、要道。

主病：冲之为病，逆气而里急。

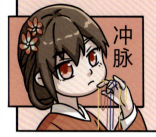

冲脉

1. 冲即要道之意，循行广泛，能调节全身经脉气血，有十二经之海与五脏六腑之海之称。
2. 冲脉为血海，主调节月经与孕育胎儿。

释义：腰带、束带。

主病：带之为病，腹苦满，腰溶溶若坐水中。

带脉

1. 带脉环腰一周，如同腰带，约束纵行诸经。
2. 带脉是全身唯一横行的经脉，可以调节经过腰的纵行的经脉。
3. 带脉主司妇女带下。

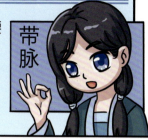

释义：轻捷、矫健。　　主病：阴跷为病，阳缓而阴急；阳跷为病，阴缓而阳急。

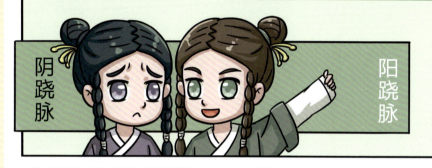

阴跷脉

阳跷脉

跷即轻捷矫健，阴跷从小腿内侧上行目内，阳跷从小腿外侧上行目外，所以阴跷阳跷主司下肢运动与眼睑开合。

释义：维系、维络。　　主病：阳维为病苦寒热，阴维为病苦心痛。

1. 维即维系，阴维维络诸阴经，最后合于任脉。
2. 阳维维络诸阳经，最后合于督脉。

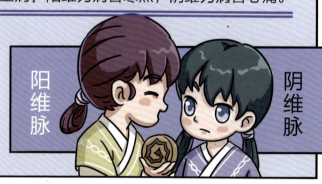

阳维脉

阴维脉

奇经八脉		功能	
督脉	诸阳之纲也	调节阳经气血，为阳脉之海	三者一源三岐，皆起于胞中，联系诸经，能调节全身经脉气血，主司男女妊养生殖
		络肾通髓达脑，主司生殖与神志	
任脉	诸阴之领也	调节阴经气血，为阴脉之海	
		任主胞胎	
冲脉	诸经之海也	调节十二经脉气血，为十二经之海	
		调节月经及孕育，为血海	
带脉	诸经之约也	约束纵行诸经	带跷维五脉纵横全身，约束、维络全身经脉，亦司所经之处诸疾
		主司妇女带下	
阴阳跷脉	主左右之阳也	主司下肢运动	
		主司眼睑开合	
阴阳维脉	主一身之表里也	维络阴阳诸脉	

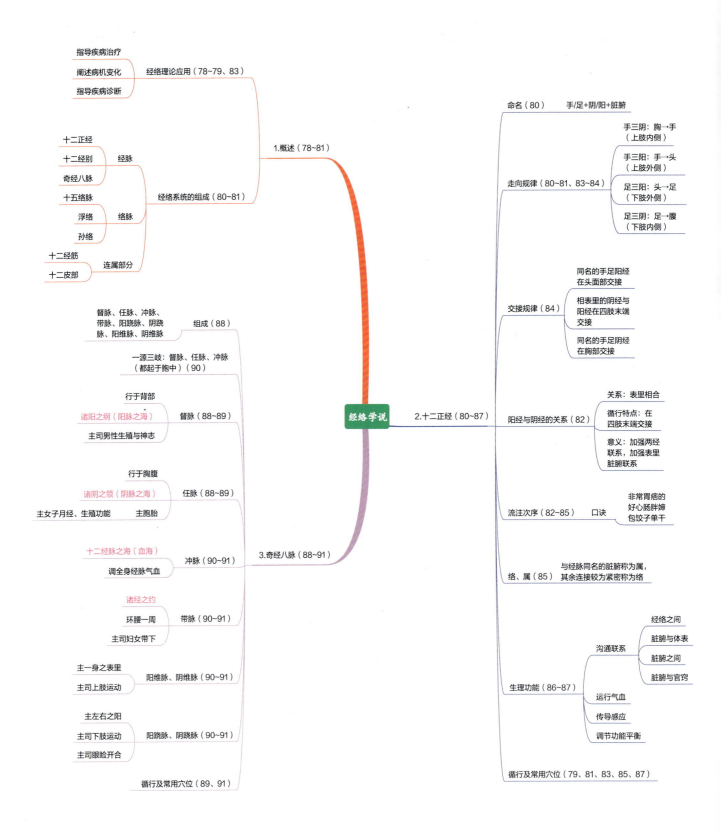

指导疾病治疗

阐述病机变化　经络理论应用（78~79、83）

指导疾病诊断

十二正经

十二经别　经脉

奇经八脉

十五络脉　络脉

浮络

孙络

十二经筋　连属部分

十二皮部

经络系统的组成（80~81）

1.概述（78~81）

命名（80）　手/足+阴/阳+脏腑

手三阴：胸→手（上肢内侧）

手三阳：手→头（上肢外侧）

足三阳：头→足（下肢外侧）

足三阴：足→腹（下肢内侧）

走向规律（80~81、83~84）

同名的手足阳经在头面部交接

相表里的阴经与阳经在四肢末端交接

同名的手足阴经在胸部交接

交接规律（84）

经络学说

2.十二正经（80~87）

关系：表里相合

循行特点：在四肢末端交接

意义：加强两经联系，加强表里脏腑联系

阳经与阴经的关系（82）

非常胃痞的好心肠胖婶包饺子单干

流注次序（82~85）　口诀

与经脉同名的脏腑称为属，其余连接较为紧密称为络

络、属（85）

经络之间

脏腑与体表

脏腑之间

脏腑与官窍

沟通联系

运行气血

传导感应

调节功能平衡

生理功能（86~87）

循行及常用穴位（79、81、83、85、87）

督脉、任脉、冲脉、带脉、阳跷脉、阴跷脉、阳维脉、阴维脉　组成（88）

一源三岐：督脉、任脉、冲脉（都起于胞中）（90）

行于背部

诸阳之纲（阳脉之海）　督脉（88~89）

主司男性生殖与神志

行于胸腹

诸阴之领（阴脉之海）　任脉（88~89）

主女子月经、生殖功能　主胞胎

十二经脉之海（血海）　冲脉（90~91）

调全身经脉气血

诸经之约

环腰一周　带脉（90~91）

主司妇女带下

主一身之表里

主司上肢运动　阳维脉、阴维脉（90~91）

主左右之阳

主司下肢运动　阳跷脉、阴跷脉（90~91）

主司眼睑开合

循行及常用穴位（89、91）

3.奇经八脉（88~91）

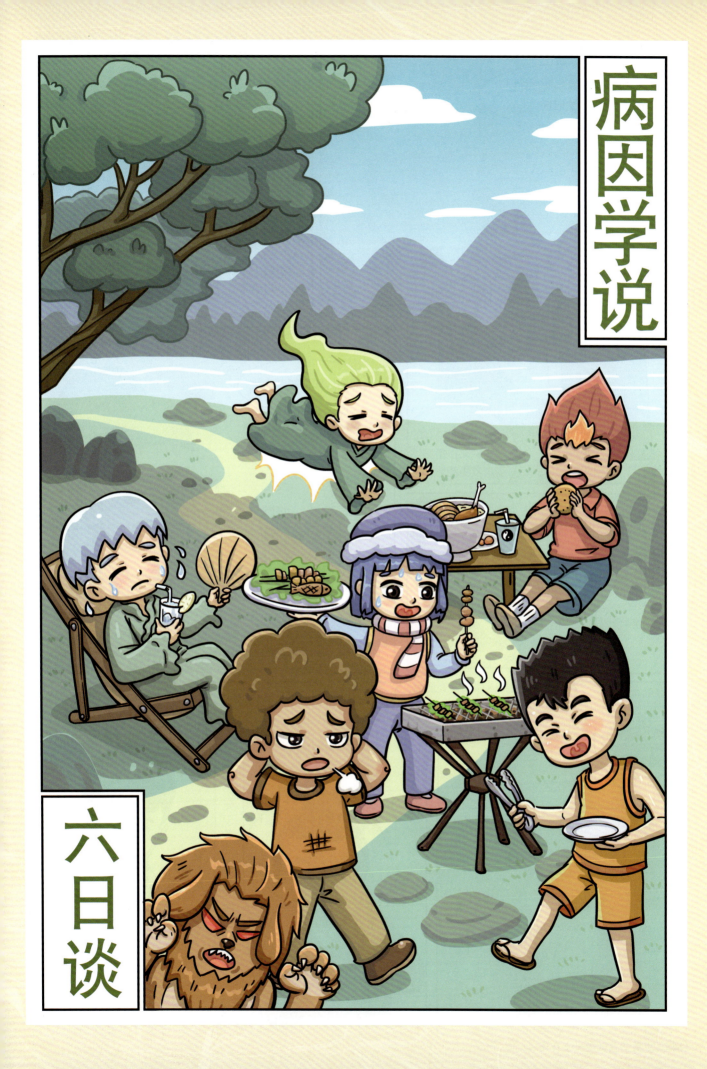

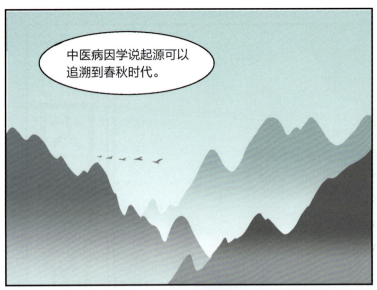

中医病因学说起源可以追溯到春秋时代。

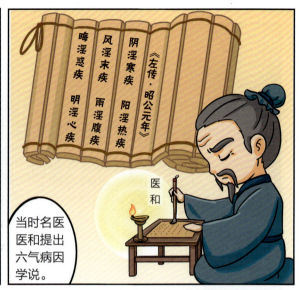

《左传·昭公元年》

阴淫寒疾 阳淫热疾
风淫末疾 雨淫腹疾
晦淫惑疾 明淫心疾

医和

当时名医医和提出六气病因学说。

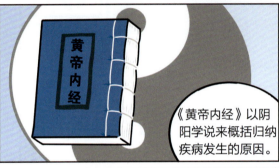

黄帝内经

《黄帝内经》以阴阳学说来概括归纳疾病发生的原因。

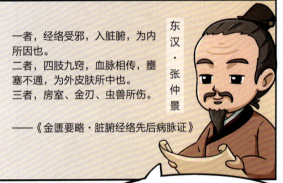

东汉·张仲景

一者，经络受邪，入脏腑，为内所因也。
二者，四肢九窍，血脉相传，壅塞不通，为外皮肤所中也。
三者，房室、金刃、虫兽所伤。

——《金匮要略·脏腑经络先后病脉证》

以病因侵犯人体的传变途径分为三大类。

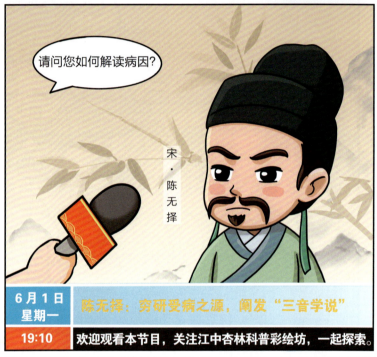

请问您如何解读病因？

宋·陈无择

6月1日 星期一　陈无择：穷研受病之源，阐发"三音学说"

19:10　欢迎观看本节目，关注江中杏林科普彩绘坊，一起探索。

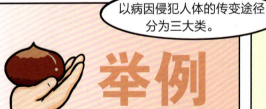

举例

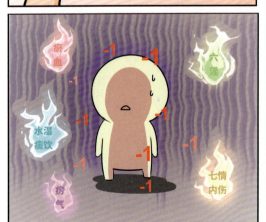

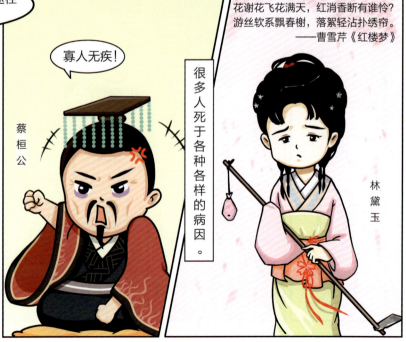

花谢花飞花满天，红消香断有谁怜？
游丝软系飘春榭，落絮轻沾扑绣帘。
——曹雪芹《红楼梦》

寡人无疾！

蔡桓公

很多人死于各种各样的病因。

林黛玉

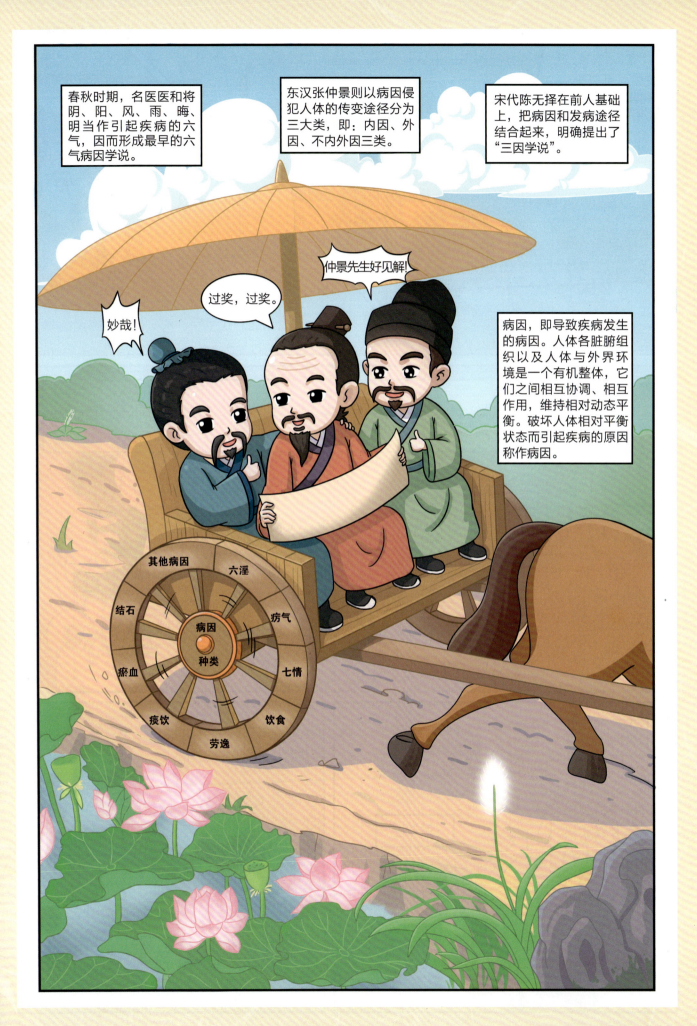

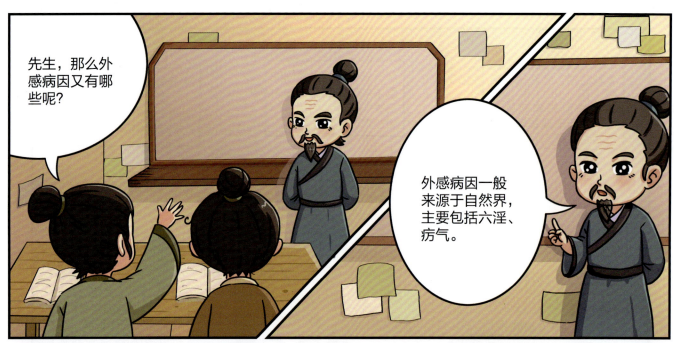

先生，那么外感病因又有哪些呢？

外感病因一般来源于自然界，主要包括六淫、疠气。

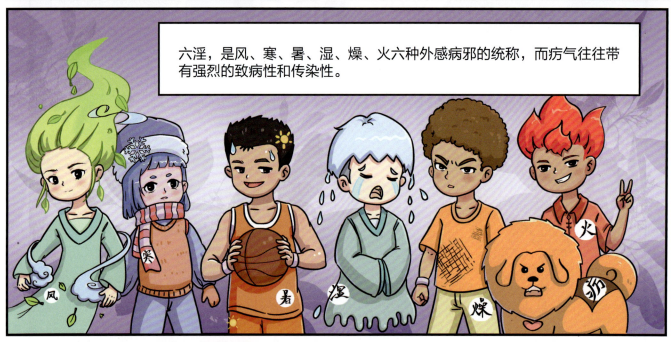

六淫，是风、寒、暑、湿、燥、火六种外感病邪的统称，而疠气往往带有强烈的致病性和传染性。

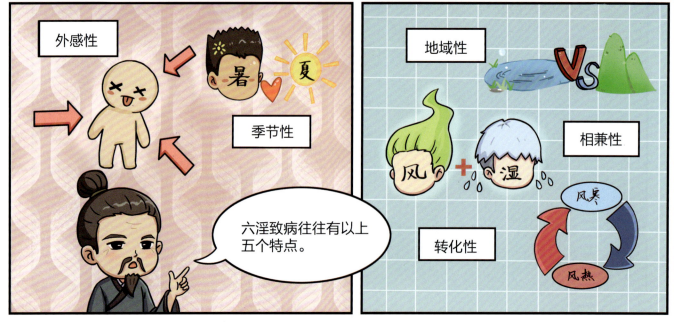

外感性

季节性

六淫致病往往有以上五个特点。

地域性

相兼性

转化性

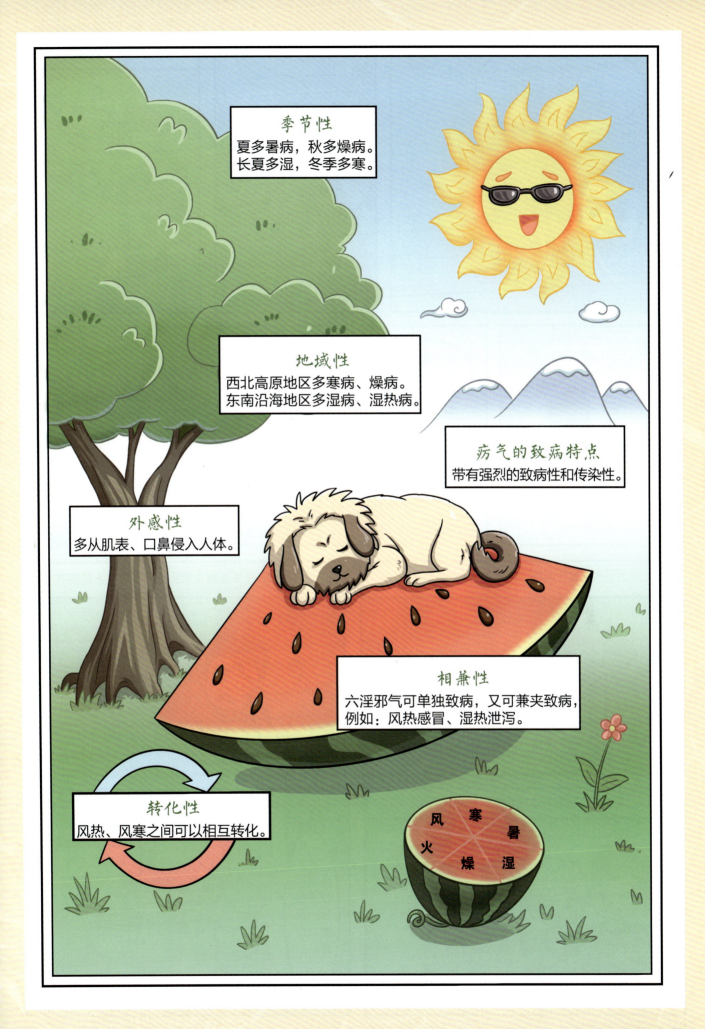

季节性
夏多暑病，秋多燥病。
长夏多湿，冬季多寒。

地域性
西北高原地区多寒病、燥病。
东南沿海地区多湿病、湿热病。

疠气的致病特点
带有强烈的致病性和传染性。

外感性
多从肌表、口鼻侵入人体。

相兼性
六淫邪气可单独致病，又可兼夹致病，
例如：风热感冒、湿热泄泻。

转化性
风热、风寒之间可以相互转化。

风
寒
暑
湿
燥
火

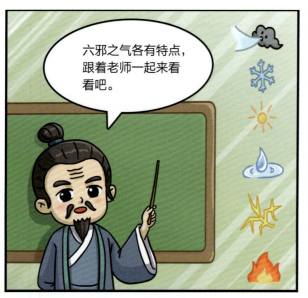

六邪之气各有特点，跟着老师一起来看看吧。

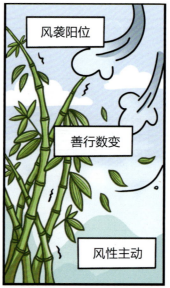

风袭阳位

善行数变

风性主动

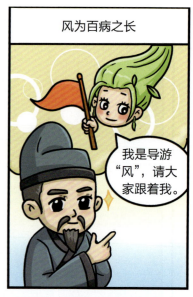

风为百病之长

我是导游"风"，请大家跟着我。

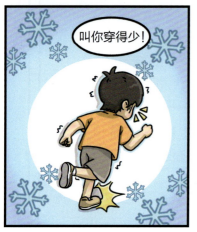

叫你穿得少！

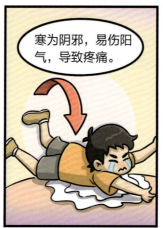

寒为阴邪，易伤阳气，导致疼痛。

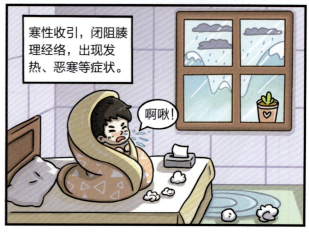

寒性收引，闭阻腠理经络，出现发热、恶寒等症状。

啊啾！

暑为夏之主气，其性炎热，致病多表现为高热、大汗。

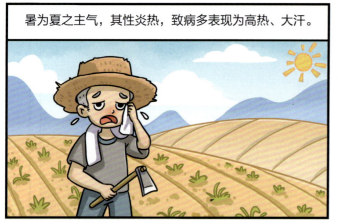

暑性升散，上犯头目，扰乱心神，致人头晕眼花。

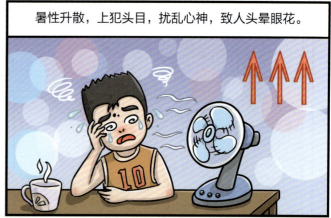

暑多夹湿，暑邪往往和湿邪兼夹出现。

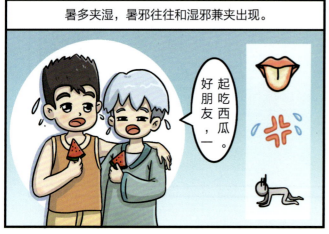

好朋友，一起吃西瓜。

大家好，我是湿邪，我喜欢甜食。

长夏之主气

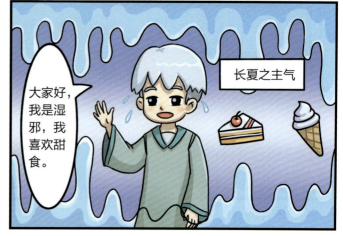

六邪家族通缉令

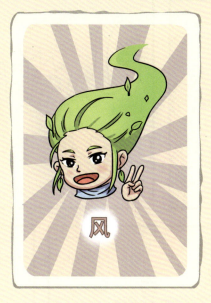

姓名	风邪
出生季节	春
特征	
风袭阳位 风性主动 善行数变 百病之长	

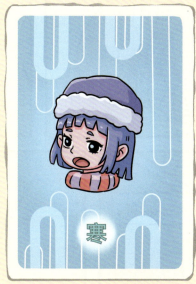

姓名	寒邪
出生季节	冬
特征	
寒为阴邪 寒性凝滞 寒主收引	

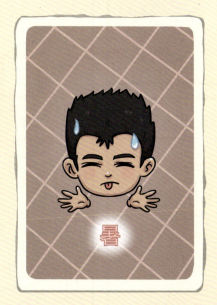

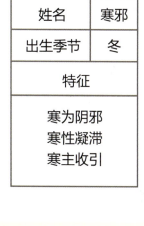

姓名	暑邪
出生季节	夏
特征	
暑性炎热 暑性升散 伤津耗气 暑多夹湿	

湿为阴邪，阻滞气机；湿性重浊，损伤脾胃。

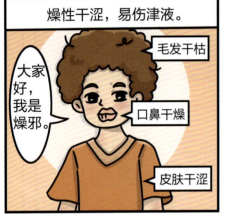

排不出来了。

湿性黏滞，病程长，难以痊愈。

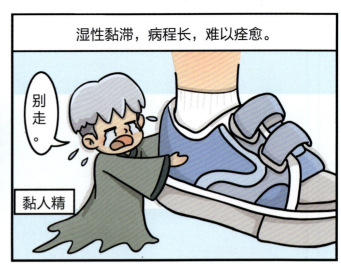

别走。

黏人精

燥性干涩，易伤津液。

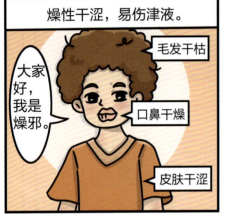

大家好，我是燥邪。

毛发干枯

口鼻干燥

皮肤干涩

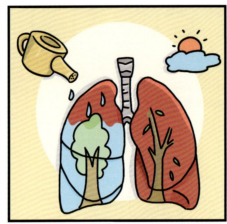

燥邪伤肺，干咳少痰。

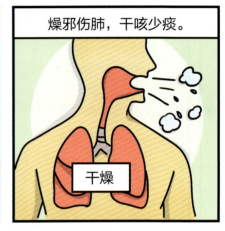

干燥

火邪易上扰心神。

火为阳邪，其性炎上。

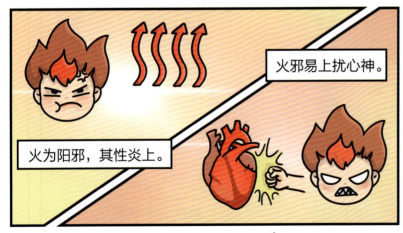

火邪易伤津耗气，易生风动血，热迫血妄行，引发疮疡。

疮疡

生风动血

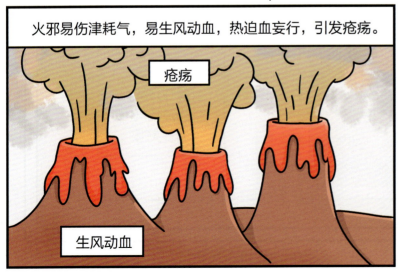

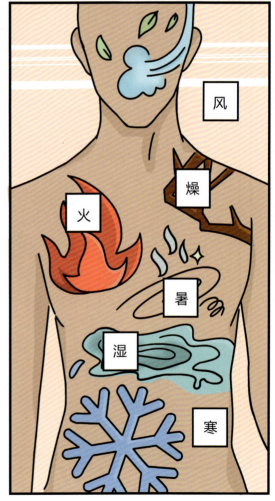

风

燥

火

暑

湿

寒

六邪家族通缉令

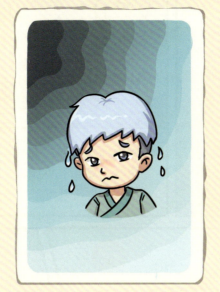

姓名	湿邪
出生季节	长夏
特征	
湿为阴邪，阻滞气机 湿性黏滞，重浊趋下 病程绵长，难以痊愈	

姓名	燥邪
出生季节	秋
特征	
燥性干涩 易伤肺阴 易伤津液	

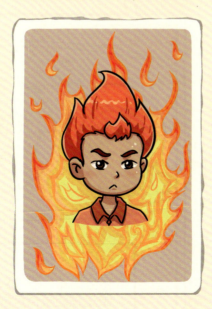

姓名	火（热）邪
出生季节	四季
特征	
火为阳邪，易扰心神 伤津耗气，生风动血 热盛化毒，易致疮痈	

除此之外，疬气也会使人产生疾病。

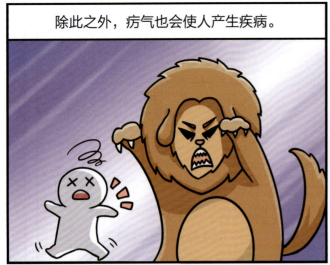

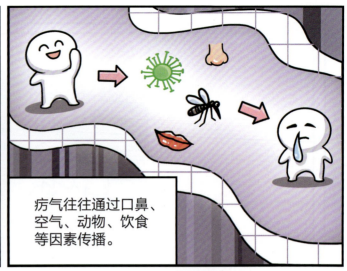

疬气往往通过口鼻、空气、动物、饮食等因素传播。

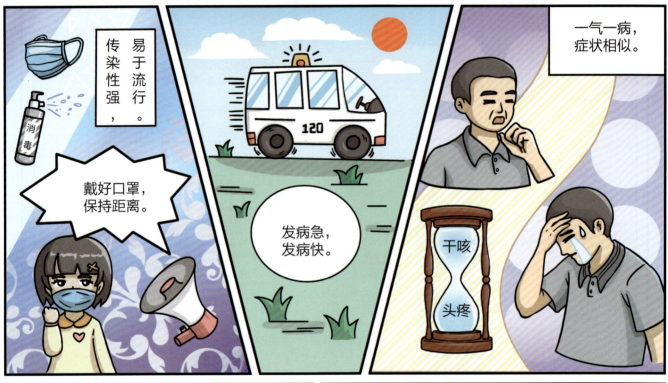

易于流行，传染性强。

戴好口罩，保持距离。

发病急，发病快。

干咳
头疼

一气一病，症状相似。

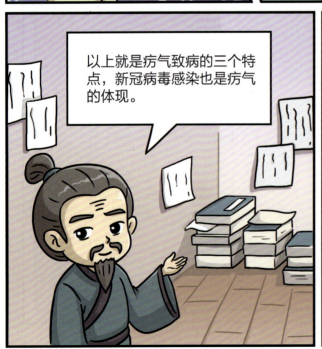

以上就是疬气致病的三个特点，新冠病毒感染也是疬气的体现。

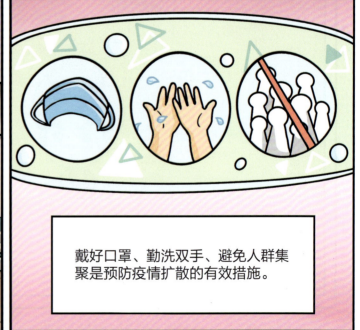

戴好口罩、勤洗双手、避免人群集聚是预防疫情扩散的有效措施。

疠气别名	疫气、异气、毒气、乖戾之气
疠气概念	一类有别于六淫的、具有强烈致病性和传染性的外邪
传播途径	空气、口鼻、饮食、蚊虫叮咬、虫兽咬伤、皮肤接触
致病特点	传染性强，易于流行；发病急骤，病情危笃；一气一病，症状相似
流行因素	气候因素；环境因素；预防隔离；社会因素

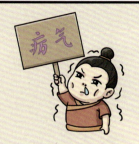

疠气

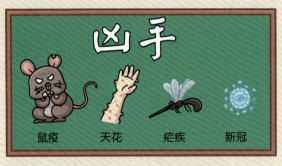

凶手

鼠疫　天花　疟疾　新冠

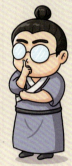

我国历史上虽然疫病多发，但由于中医药防治疫病的作用，从未发生如欧洲黑死病、西班牙大流感等几千万人死亡的重大疫情。

中医在此次抗击新冠病毒感染疫情中也发挥了重要作用。

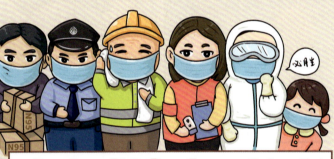

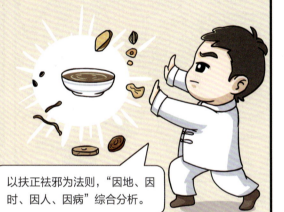

以扶正祛邪为法则，"因地、因时、因人、因病"综合分析。

众志成城 全民抗疫

伤寒雜病論	在汉代，大疫流行。张仲景因族人大量死于伤寒，立志从医，积累临床经验，勤求古训，博采众方，著《伤寒杂病论》。伤寒六经辨证的问世与广泛应用，有效指导着疫病防治。

中医对于疫病防治具有几千年的实践积累与经验，在治病救人过程中形成并发展了疫病理论。

肘後備急方	东晋葛洪所著《肘后备急方》立"治瘴气疫疠温毒诸方"一章，记载了治疗、预防温疫的方剂。屠呦呦受其启发，研究发现了青蒿素，挽救了全球数百万人的生命。

温疫论	明清时期，温疫频发。吴又可等医学大家提出温疫辨病辨证方法。如"卫气营血辨证""三焦辨证"等，丰富发展了疫病理论与实践。吴又可著《温疫论》并提出"疠气"致病学说。

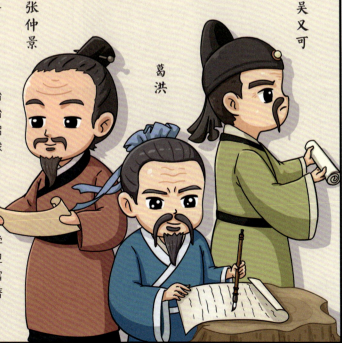

张仲景　葛洪　吴又可

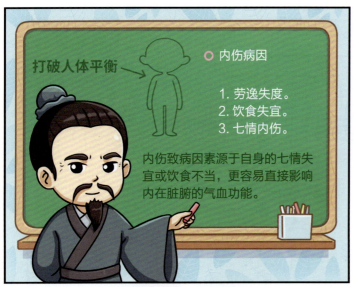

打破人体平衡 →

○ 内伤病因

1. 劳逸失度。
2. 饮食失宜。
3. 七情内伤。

内伤致病因素源于自身的七情失宜或饮食不当，更容易直接影响内在脏腑的气血功能。

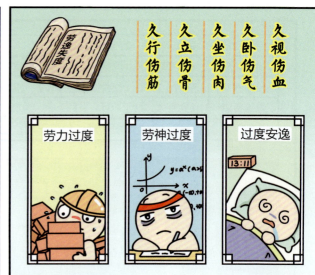

久视伤血
久卧伤气
久坐伤肉
久立伤骨
久行伤筋

劳力过度

劳神过度

过度安逸

过饱会损伤脾胃，导致痰湿内生。

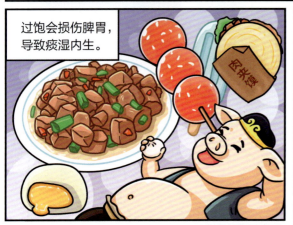

过食生冷损伤脾胃阳气。

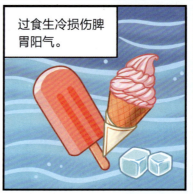

过食肥甘厚味生痰生热。

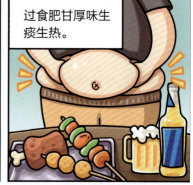

过饥会伤胃，且化源不足，导致正气虚弱。

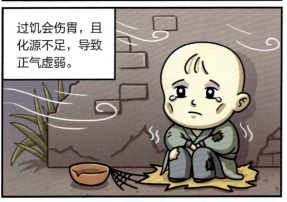

七情太过强烈或持久刺激会导致疾病发生。

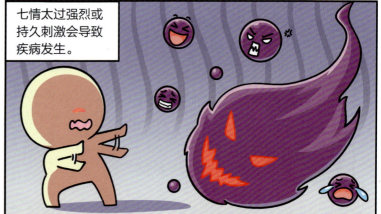

水满则溢，月盈则亏。

凡事莫过，过必伤身。

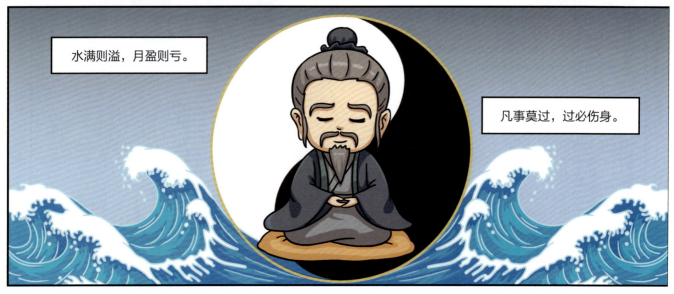

内伤病因	七情内伤	过喜、过怒、过忧、过思、过悲、过恐、过惊		
	劳逸失度	过劳	劳力过度（形劳）	
			劳神过度（心劳）	
			房劳过度（肾劳）	
		过逸	体力过逸	
			脑力过逸	
	饮食失宜	饥饱不节	过饥	气血生化不足
			过饱	聚湿生痰化热
		饮食不洁	肠胃病、食物中毒、肠道寄生虫病	
		饮食偏嗜	五味偏嗜	脏气偏胜
			寒热偏嗜	阴阳失调
			食类偏嗜	聚湿、生痰、营养缺乏

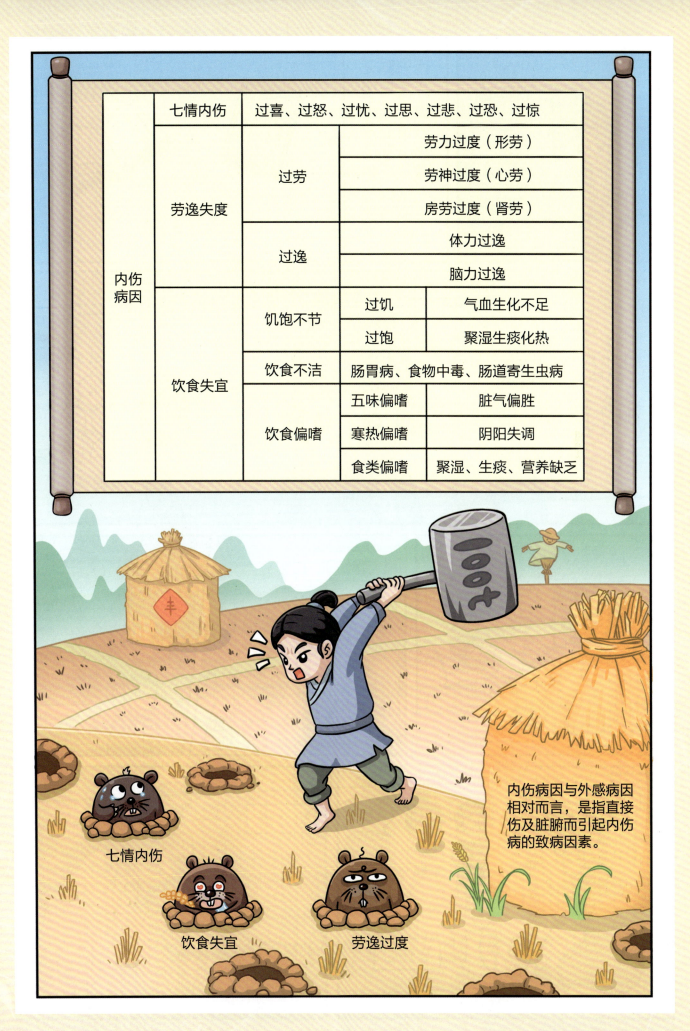

七情内伤

饮食失宜

劳逸过度

内伤病因与外感病因相对而言，是指直接伤及脏腑而引起内伤病的致病因素。

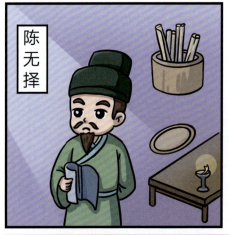

陈无择

南宋陈无择《三因极一病证方论》提出"三因说"，将七情内伤定为致病因素。

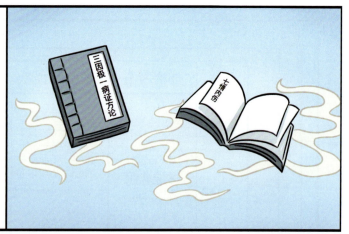

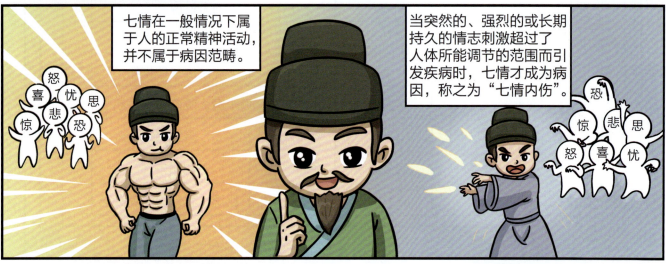

七情在一般情况下属于人的正常精神活动，并不属于病因范畴。

当突然的、强烈的或长期持久的情志刺激超过了人体所能调节的范围而引发疾病时，七情才成为病因，称之为"七情内伤"。

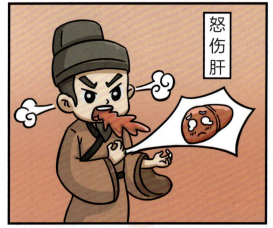

怒伤肝

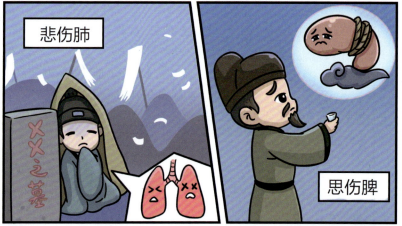

悲伤肺

思伤脾

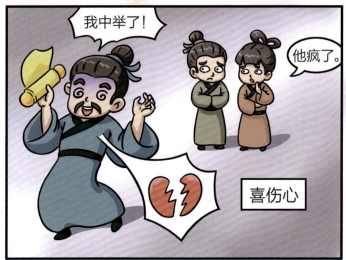

我中举了！

他疯了。

喜伤心

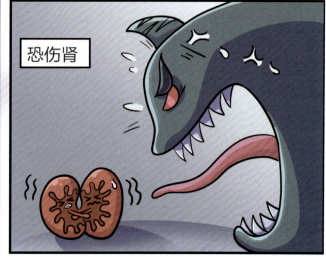

恐伤肾

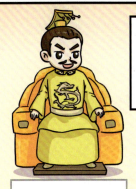

正常情况下，喜能缓解紧张情绪，使心情舒畅，但是过度喜悦而没有节制，会导致心气涣散，神志无法集中，使心受到伤害。

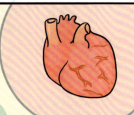

喜则气缓

过怒会使肝气横逆，血随气逆，面红耳赤，头晕目眩，严重者会造成肝阳上亢，伤耗肝血，甚至呕血昏迷。

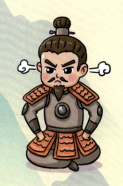

怒则气上

过度忧虑，会损伤肺气，使其无法正常宣降，让人胸闷气短、食少纳呆。
过度思虑，会使气机郁结，脾阳阻滞，导致脾的运化功能失常，出现食欲不振、腹胀、便溏等症状。

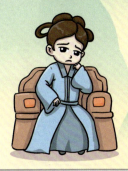

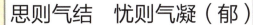

思则气结　忧则气凝（郁）

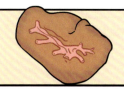

过度悲哀会使肺气耗伤，无法正常宣降，使人胸闷气短、神疲乏力。

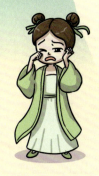

悲则气消

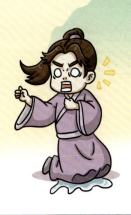

肾主纳气。过惊或过恐都会使气机紊乱，肾气不固而陷下，引起大小便失禁等症状。

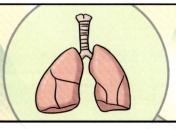

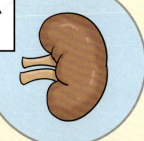

惊则气乱　恐则气下

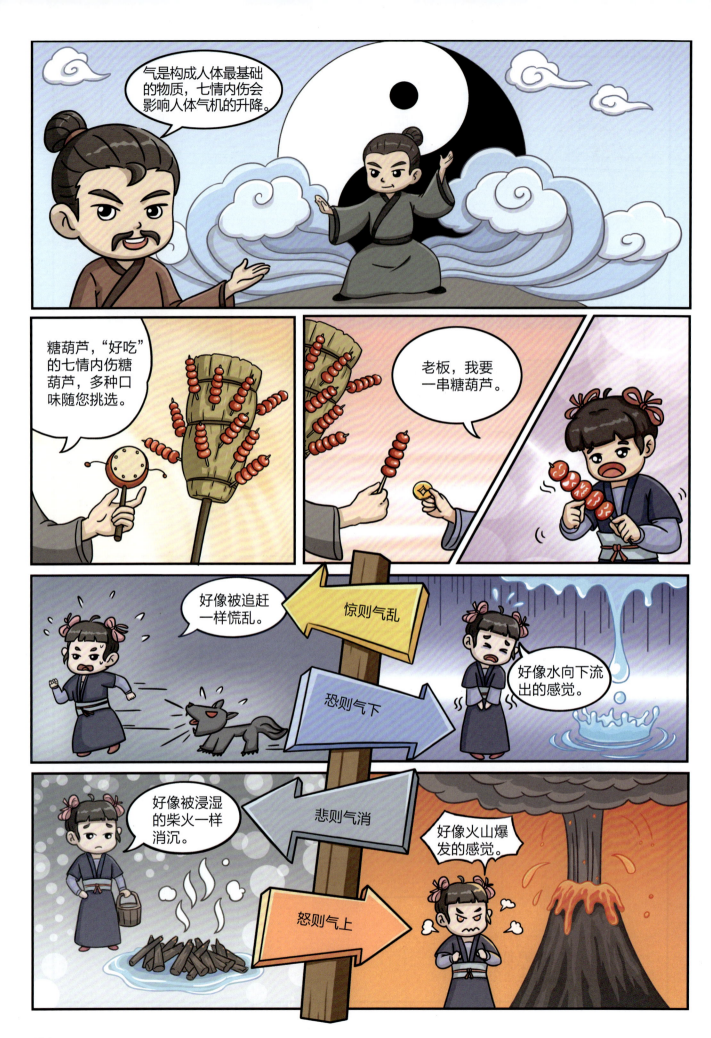

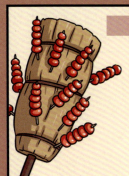
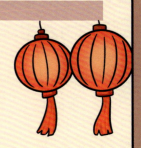

七情内伤糖葫芦说明书

请仔细阅读说明书后使用

通用名称：七情内伤糖葫芦。

所用原料：喜、怒、忧、思、悲、恐、惊。

产品特性：吃下后可体验七情内伤所致气机升降失调之感。

产品体验特色：

特性	体验
喜则气缓	过喜使心气涣散，神不守舍
怒则气上	暴怒致肝气上逆，肝阳上亢
忧则气郁	过度忧思致脾气郁结，运化失常
思则气结	
悲则气消	过度悲忧致肺气耗伤，意志消沉
恐则气下	过度恐惧致肾关不固，二便失禁
惊则气乱	猝然受惊致心神不定，肾气不固

本公司提示

七情过极有害身体健康

请保持情绪稳定，勿被情绪左右

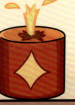

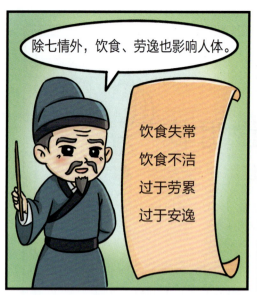

除七情外，饮食、劳逸也影响人体。

饮食失常
饮食不洁
过于劳累
过于安逸

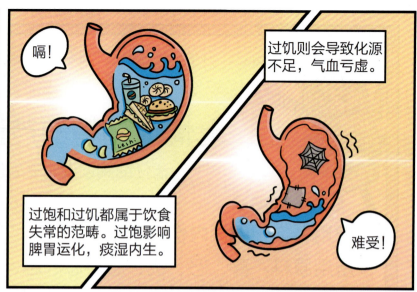

嗝！

过饥则会导致化源不足，气血亏虚。

过饱和过饥都属于饮食失常的范畴。过饱影响脾胃运化，痰湿内生。

难受！

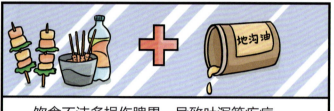

饮食不洁多损伤脾胃，导致吐泻等疾病。

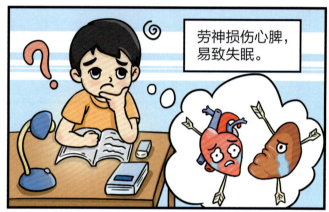

劳神损伤心脾，易致失眠。

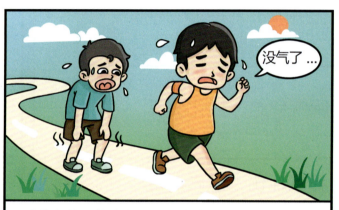

没气了…

除此之外，劳逸也是导致疾病的重要内因。劳力过度往往消耗人体正气。

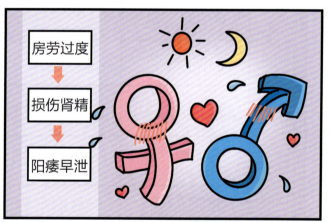

房劳过度
↓
损伤肾精
↓
阳痿早泄

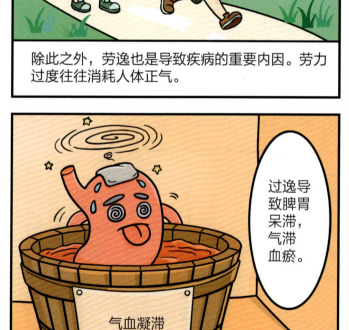

气血凝滞

过逸导致脾胃呆滞，气滞血瘀。

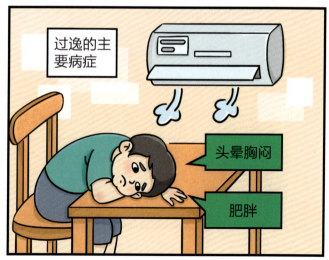

过逸的主要病症

头晕胸闷

肥胖

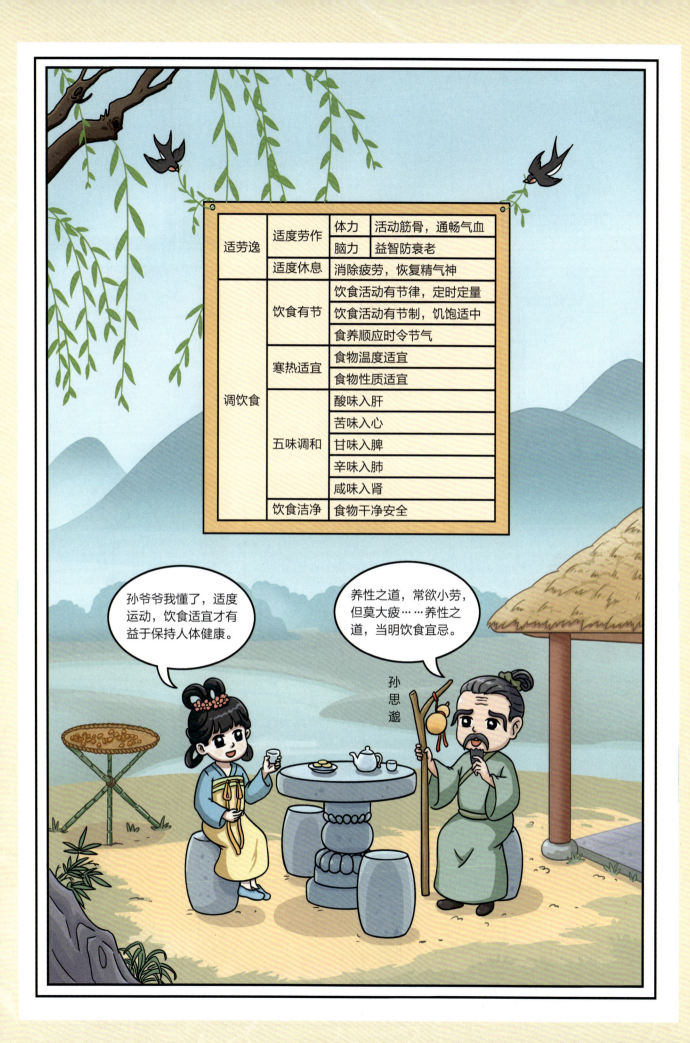

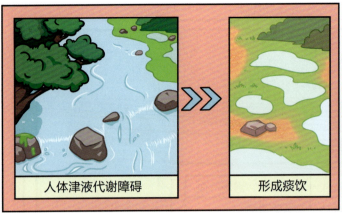

人体津液代谢障碍 ⟩⟩ 形成痰饮

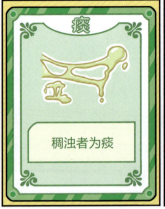

痰

稠浊者为痰

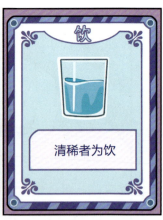

饮

清稀者为饮

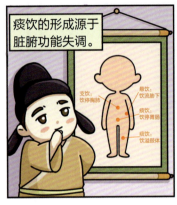

痰饮的形成源于脏腑功能失调。

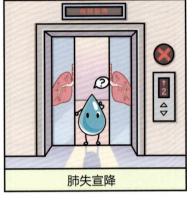

肺失宣降

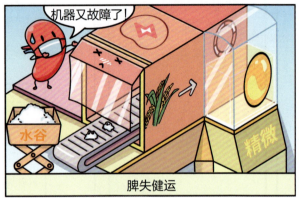

脾失健运

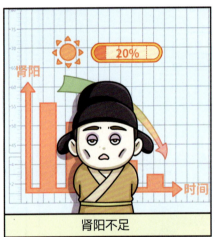

肾阳不足

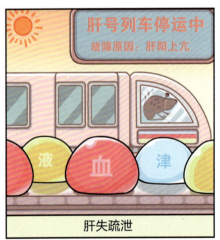

肝失疏泄

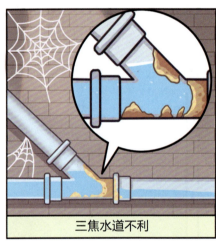

三焦水道不利

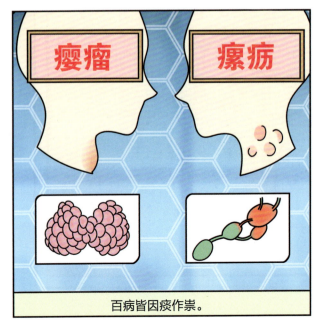

瘿瘤　瘰疬

百病皆因痰作祟。

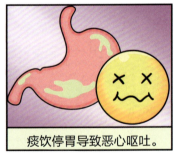

痰饮停胃导致恶心呕吐。

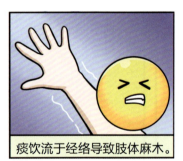

痰饮流于经络导致肢体麻木。

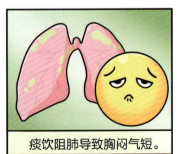

痰饮阻肺导致胸闷气短。

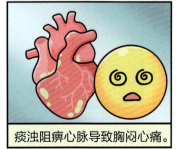

痰浊阻痹心脉导致胸闷心痛。

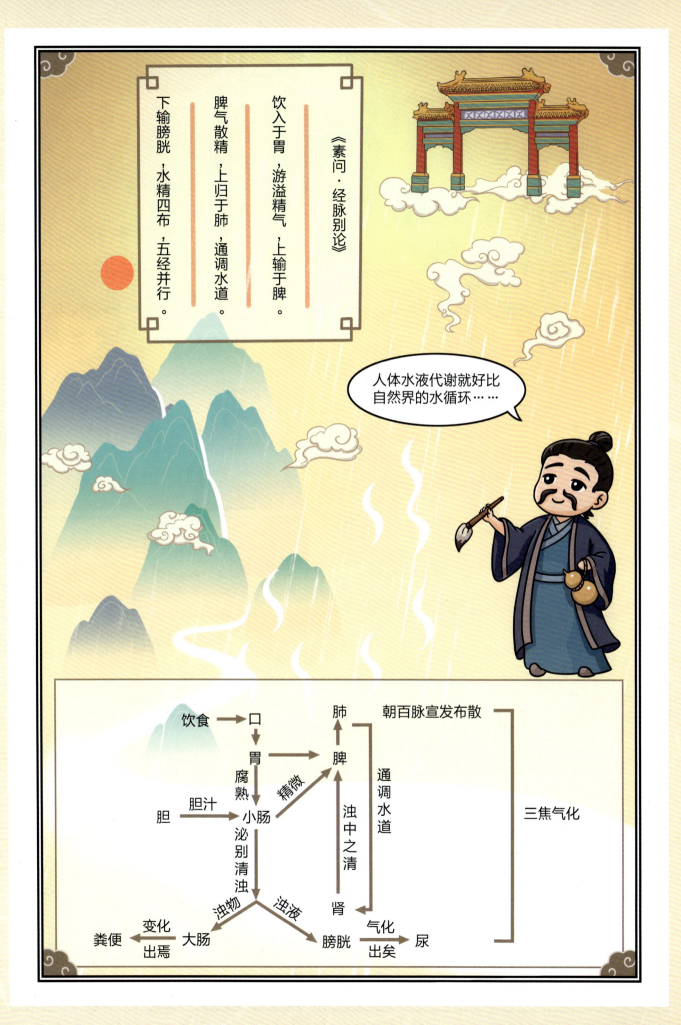

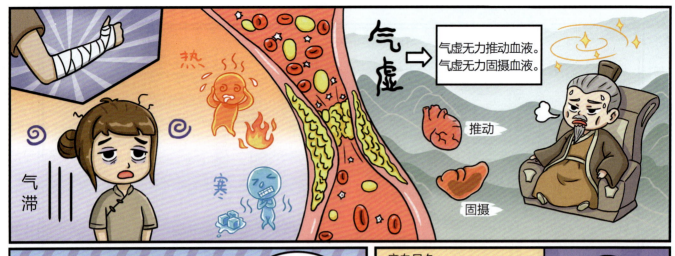

气虚 ⇒ 气虚无力推动血液。
气虚无力固摄血液。

推动

固摄

气滞

热

寒

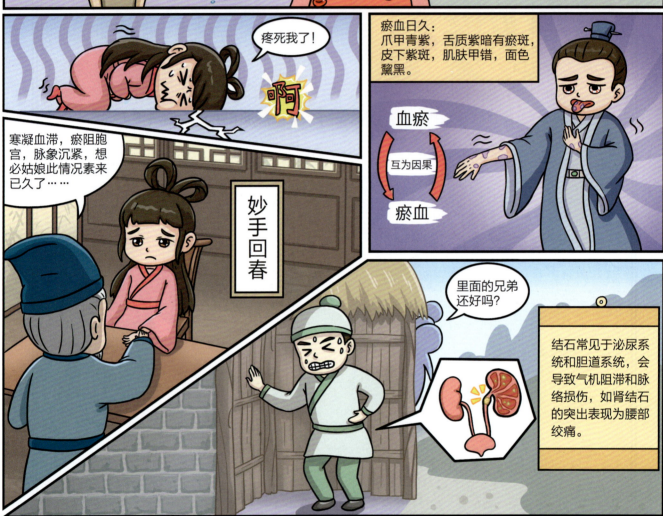

疼死我了！

啊

寒凝血滞，瘀阻胞宫，脉象沉紧，想必姑娘此情况素来已久了……

妙手回春

瘀血日久：
爪甲青紫，舌质紫暗有瘀斑，皮下紫斑，肌肤甲错，面色黧黑。

血瘀

互为因果

瘀血

里面的兄弟还好吗？

结石常见于泌尿系统和胆道系统，会导致气机阻滞和脉络损伤，如肾结石的突出表现为腰部绞痛。

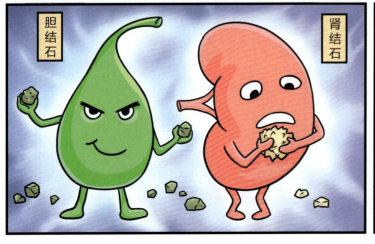

胆结石

肾结石

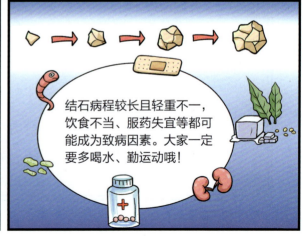

结石病程较长且轻重不一，饮食不当、服药失宜等都可能成为致病因素。大家一定要多喝水、勤运动哦！

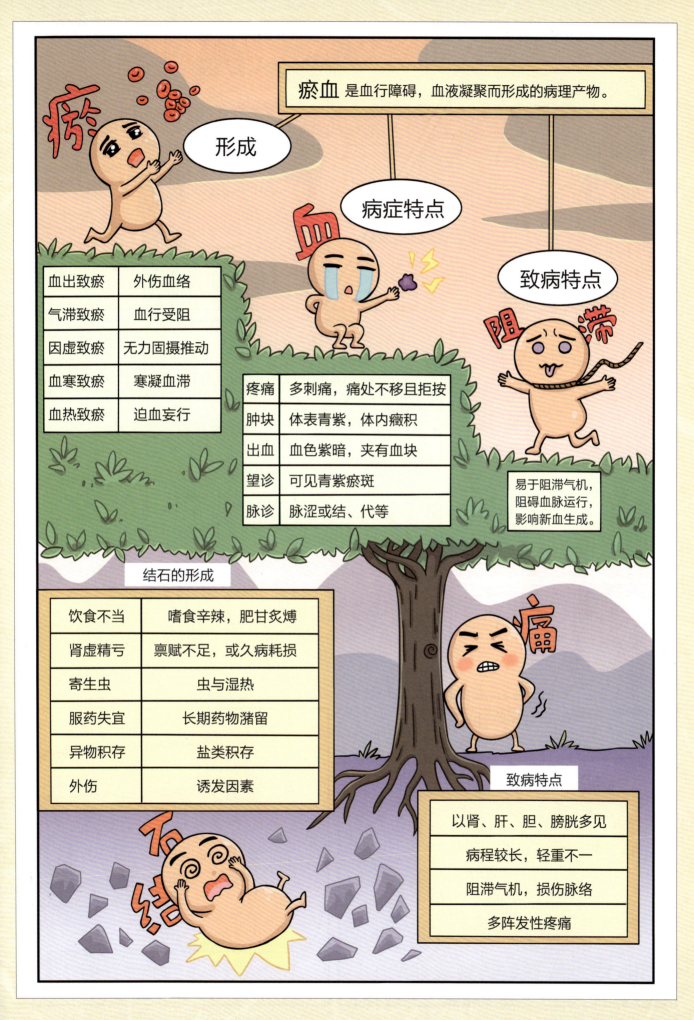

瘀血 是血行障碍，血液凝聚而形成的病理产物。

形成

病症特点

致病特点

血出致瘀	外伤血络
气滞致瘀	血行受阻
因虚致瘀	无力固摄推动
血寒致瘀	寒凝血滞
血热致瘀	迫血妄行

疼痛	多刺痛，痛处不移且拒按
肿块	体表青紫，体内癥积
出血	血色紫暗，夹有血块
望诊	可见青紫瘀斑
脉诊	脉涩或结、代等

易于阻滞气机，阻碍血脉运行，影响新血生成。

结石的形成

饮食不当	嗜食辛辣，肥甘炙煿
肾虚精亏	禀赋不足，或久病耗损
寄生虫	虫与湿热
服药失宜	长期药物潴留
异物积存	盐类积存
外伤	诱发因素

致病特点

以肾、肝、胆、膀胱多见

病程较长，轻重不一

阻滞气机，损伤脉络

多阵发性疼痛

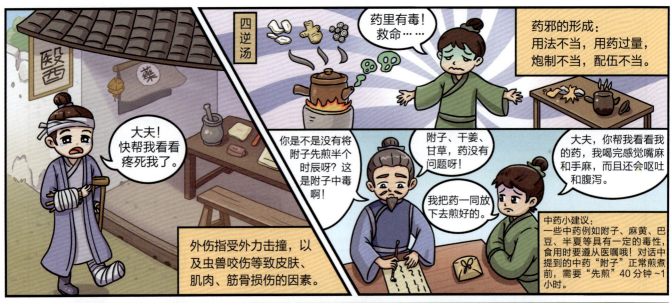

四逆汤

药里有毒！救命……

药邪的形成：用法不当，用药过量，炮制不当，配伍不当。

大夫！快帮我看看疼死我了。

你是不是没有将附子先煎半个时辰呀？这是附子中毒啊！

附子、干姜、甘草，药没有问题呀！

我把药一同放下去煎好的。

大夫，你帮我看看我的药，我喝完感觉嘴麻和手麻，而且还会呕吐和腹泻。

外伤指受外力击撞，以及虫兽咬伤等致皮肤、肌肉、筋骨损伤的因素。

中药小建议：一些中药例如附子、麻黄、巴豆、半夏等具有一定的毒性，食用时要遵从医嘱哦！对话中提到的中药"附子"正常煎煮前，需要"先煎"40分钟~1小时。

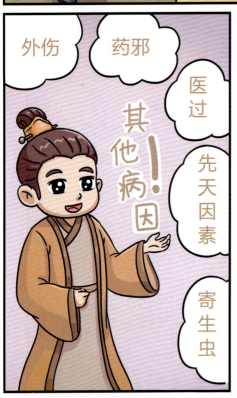

外伤　药邪　医过　先天因素　寄生虫

其他病因！

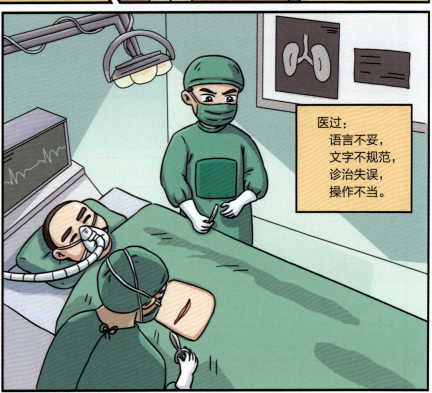

医过：
语言不妥，文字不规范，诊治失误，操作不当。

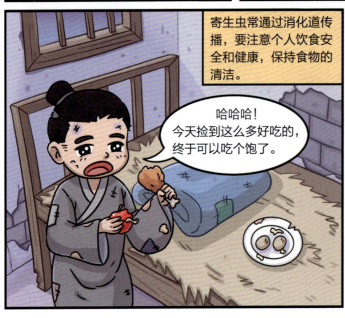

寄生虫常通过消化道传播，要注意个人饮食安全和健康，保持食物的清洁。

哈哈哈！今天捡到这么多好吃的，终于可以吃个饱了。

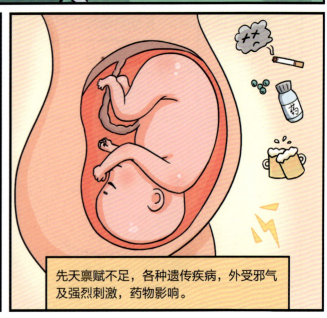

先天禀赋不足，各种遗传疾病，外受邪气及强烈刺激，药物影响。

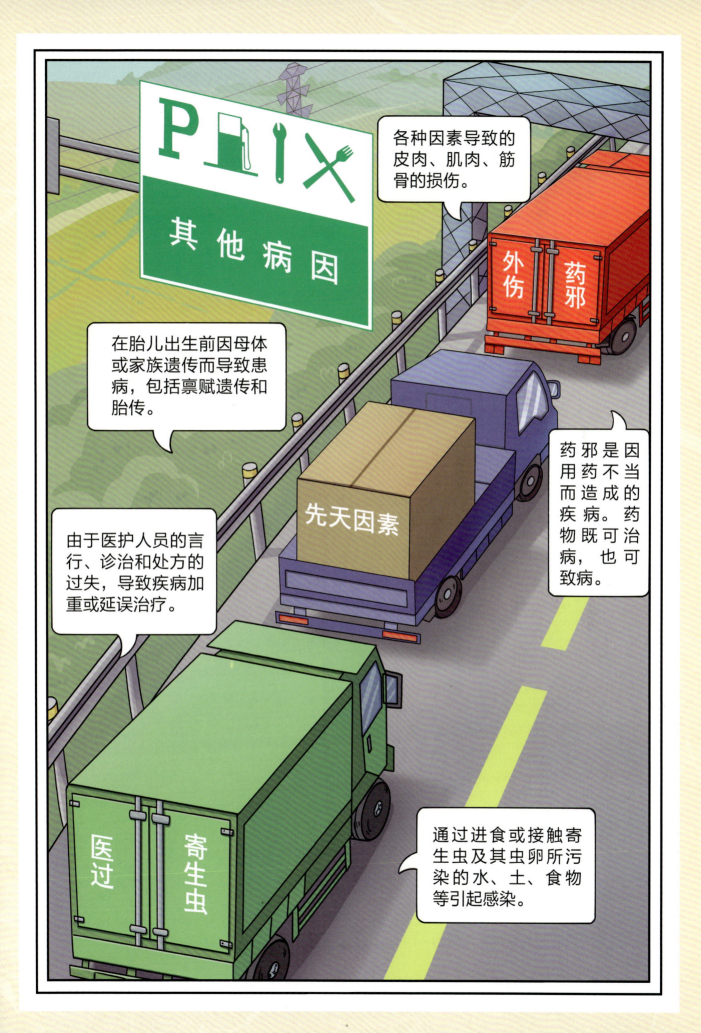

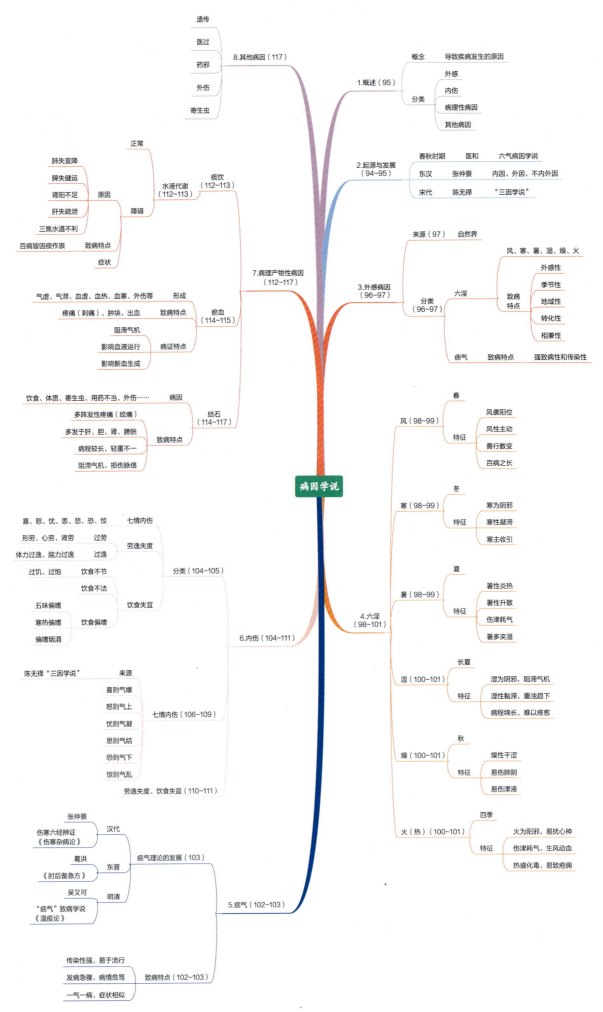

病因学说

8.其他病因（117）
- 遗传
- 医过
- 药邪
- 外伤
- 寄生虫

1.概述（95）
- 概念 —— 导致疾病发生的原因
- 分类
  - 外感
  - 内伤
  - 病理性病因
  - 其他病因

2.起源与发展（94~95）
春秋时期	医和	六气病因学说
东汉	张仲景	内因、外因、不内外因
宋代	陈无择	"三因学说"

7.病理产物性病因（112~117）

痰饮（112~113）
- 水液代谢（112~113）
  - 原因
    - 肺失宣降
    - 脾失健运
    - 肾阳不足
    - 肝失疏泄
    - 三焦水道不利
  - 正常
  - 障碍
- 致病特点 —— 百病皆因痰作祟
- 症状

瘀血（114~115）
- 形成 —— 气虚、气滞、血虚、血热、血寒、外伤等
- 致病特点 —— 疼痛（刺痛）、肿块、出血
- 病证特点
  - 阻滞气机
  - 影响血液运行
  - 影响新血生成

结石（114~117）
- 病因 —— 饮食、体质、寄生虫、用药不当、外伤……
- 致病特点
  - 多阵发性疼痛（绞痛）
  - 多发于肝、胆、肾、膀胱
  - 病程较长，轻重不一
  - 阻滞气机，损伤脉络

3.外感病因（96~97）
- 来源（97） —— 自然界
- 分类（96~97）
  - 六淫 —— 风、寒、暑、湿、燥、火
    - 致病特点
      - 外感性
      - 季节性
      - 地域性
      - 转化性
      - 相兼性
  - 疠气 —— 致病特点 —— 强致病性和传染性

4.六淫（98~101）

风（98~99）
- 春
- 特征
  - 风袭阳位
  - 风性主动
  - 善行数变
  - 百病之长

寒（98~99）
- 冬
- 特征
  - 寒为阴邪
  - 寒性凝滞
  - 寒主收引

暑（98~99）
- 夏
- 特征
  - 暑性炎热
  - 暑性升散
  - 伤津耗气
  - 暑多夹湿

湿（100~101）
- 长夏
- 特征
  - 湿为阴邪，阻滞气机
  - 湿性黏滞，重浊趋下
  - 病程绵长，难以痊愈

燥（100~101）
- 秋
- 特征
  - 燥性干涩
  - 易伤肺阴
  - 易伤津液

火（热）（100~101）
- 四季
- 特征
  - 火为阳邪，易扰心神
  - 伤津耗气，生风动血
  - 热盛化毒，易致疮痈

6.内伤（104~111）

分类（104~105）
- 七情内伤 —— 喜、怒、忧、思、悲、恐、惊
- 过劳 —— 形劳、心劳、肾劳
- 劳逸失度
- 过逸 —— 体力过逸、脑力过逸
- 饮食不节 —— 过饥、过饱
- 饮食失宜
  - 饮食不洁
  - 饮食偏嗜 —— 五味偏嗜、寒热偏嗜、偏嗜烟酒

七情内伤（106~109）
- 来源 —— 陈无择"三因学说"
- 喜则气缓
- 怒则气上
- 忧则气凝
- 思则气结
- 恐则气下
- 惊则气乱

劳逸失度、饮食失宜（110~111）

5.疠气（102~103）

疠气理论的发展（103）
- 汉代 —— 张仲景 —— 伤寒六经辨证《伤寒杂病论》
- 东晋 —— 葛洪 —— 《肘后备急方》
- 明清 —— 吴又可 —— "疠气"致病学说《温疫论》

致病特点（102~103）
- 传染性强，易于流行
- 发病急骤，病情危笃
- 一气一病，症状相似

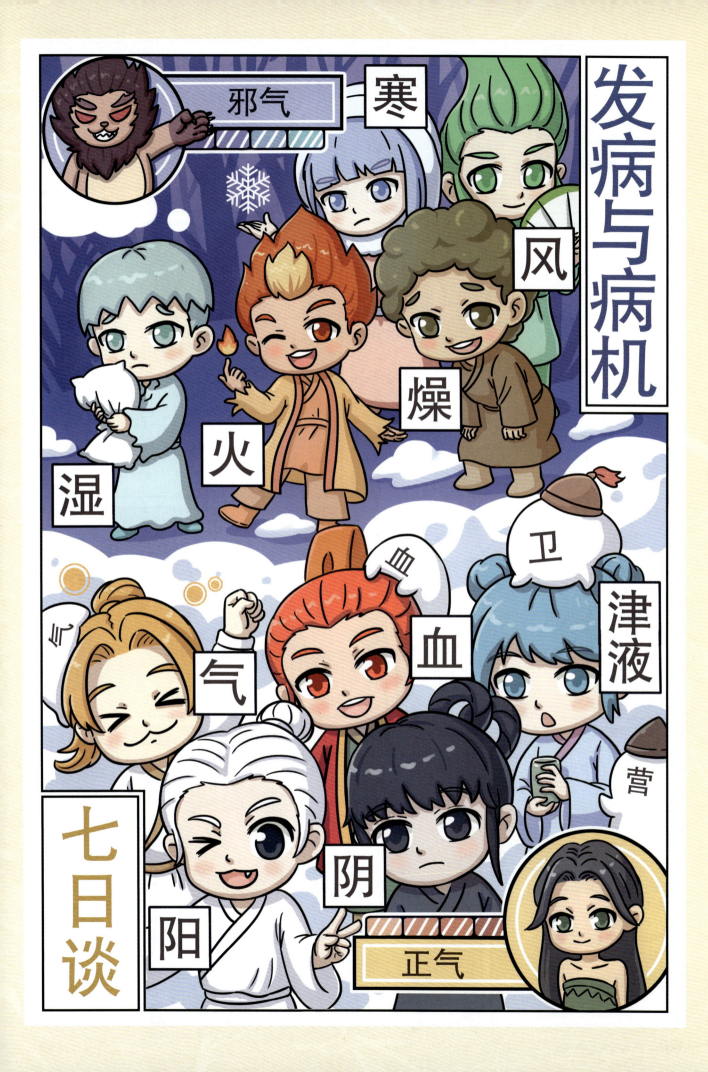

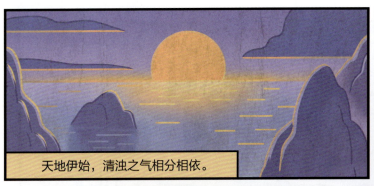

天地伊始，清浊之气相分相依。

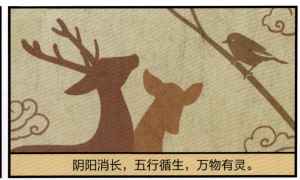

阴阳消长，五行循生，万物有灵。

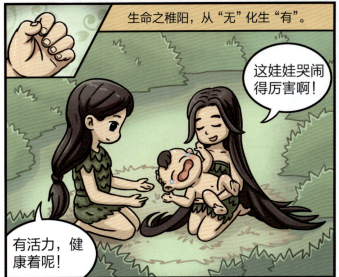

生命之稚阳，从"无"化生"有"。

这娃娃哭闹得厉害啊！

有活力，健康着呢！

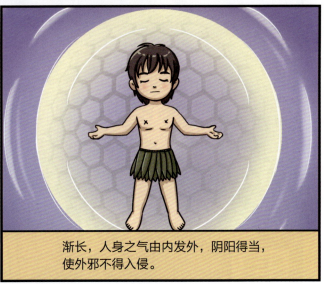

渐长，人身之气由内发外，阴阳得当，使外邪不得入侵。

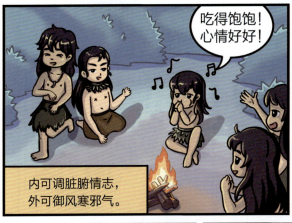

吃得饱饱！心情好好！

内可调脏腑情志，外可御风寒邪气。

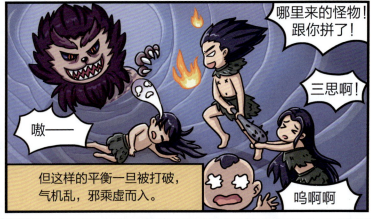

哪里来的怪物！跟你拼了！

三思啊！

嗷——

但这样的平衡一旦被打破，气机乱，邪乘虚而入。

呜啊啊

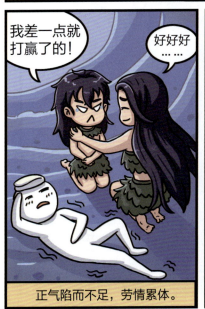

我差一点就打赢了的！

好好好……

正气陷而不足，劳情累体。

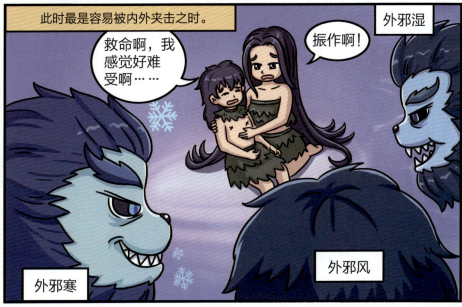

此时最是容易被内外夹击之时。

外邪湿

救命啊，我感觉好难受啊……

振作啊！

外邪寒

外邪风

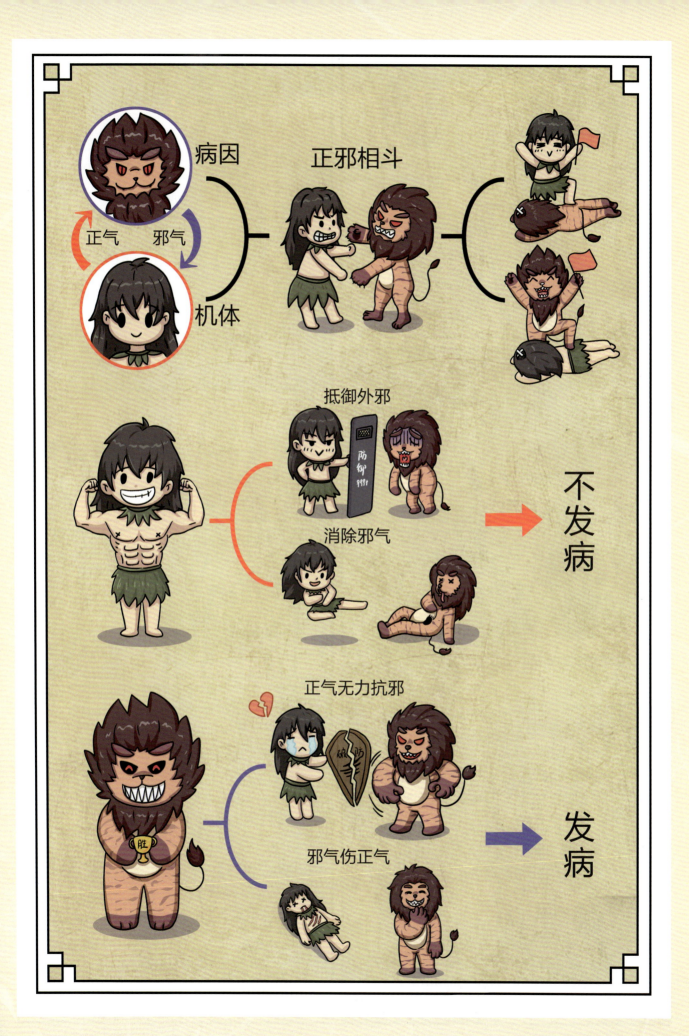

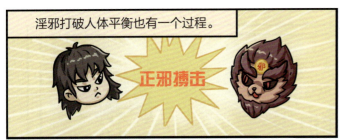

淫邪打破人体平衡也有一个过程。

正邪搏击

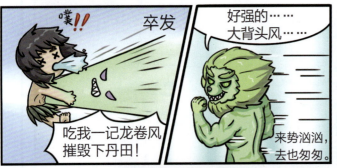

卒发

好强的……大背头风……

吃我一记龙卷风摧毁下丹田！

来势汹汹，去也匆匆。

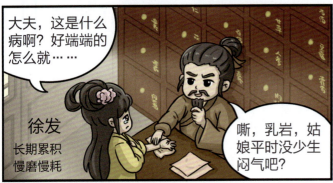

大夫，这是什么病啊？好端端的怎么就……

徐发
长期累积
慢磨慢耗

嘶，乳岩，姑娘平时没少生闷气吧？

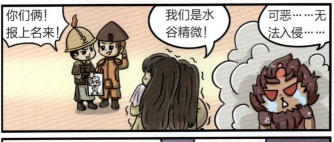

你们俩！报上名来！

我们是水谷精微！

可恶……无法入侵……

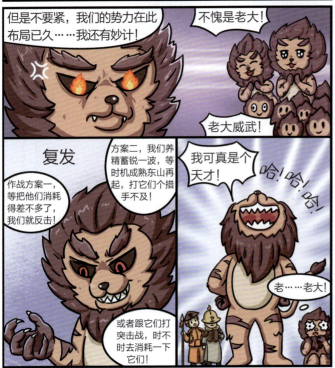

但是不要紧，我们的势力在此布局已久……我还有妙计！

不愧是老大！

老大威武！

复发

作战方案一，等把他们消耗得差不多了，我们就反击！

方案二，我们养精蓄锐一波，等时机成熟东山再起，打它个措手不及！

我可真是个天才！

哈！哈！哈！

或者跟它们打突击战，时不时去消耗一下它们！

老……老大！

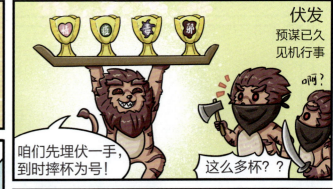

伏发
预谋已久
见机行事

啊？

咱们先埋伏一手，到时摔杯为号！

这么多杯？？

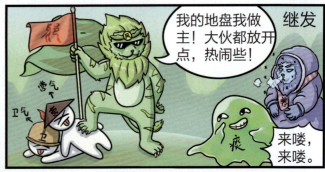

我的地盘我做主！大伙都放开点，热闹些！

继发

来喽，来喽。

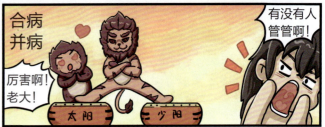

合病
并病

有没有人管管啊！

厉害啊！老大！

太阳　少阳

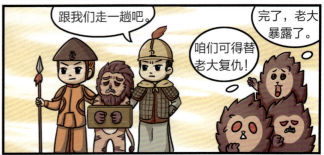

跟我们走一趟吧。

完了，老大暴露了。

咱们可得替老大复仇！

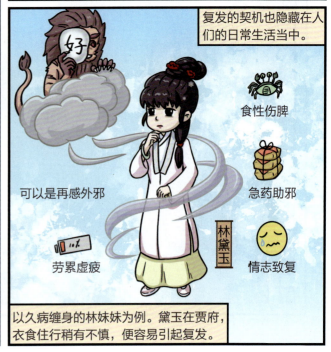

复发的契机也隐藏在人们的日常生活当中。

可以是再感外邪

劳累虚疲

食性伤脾

急药助邪

情志致复

林黛玉

以久病缠身的林妹妹为例。黛玉在贾府，衣食住行稍有不慎，便容易引起复发。

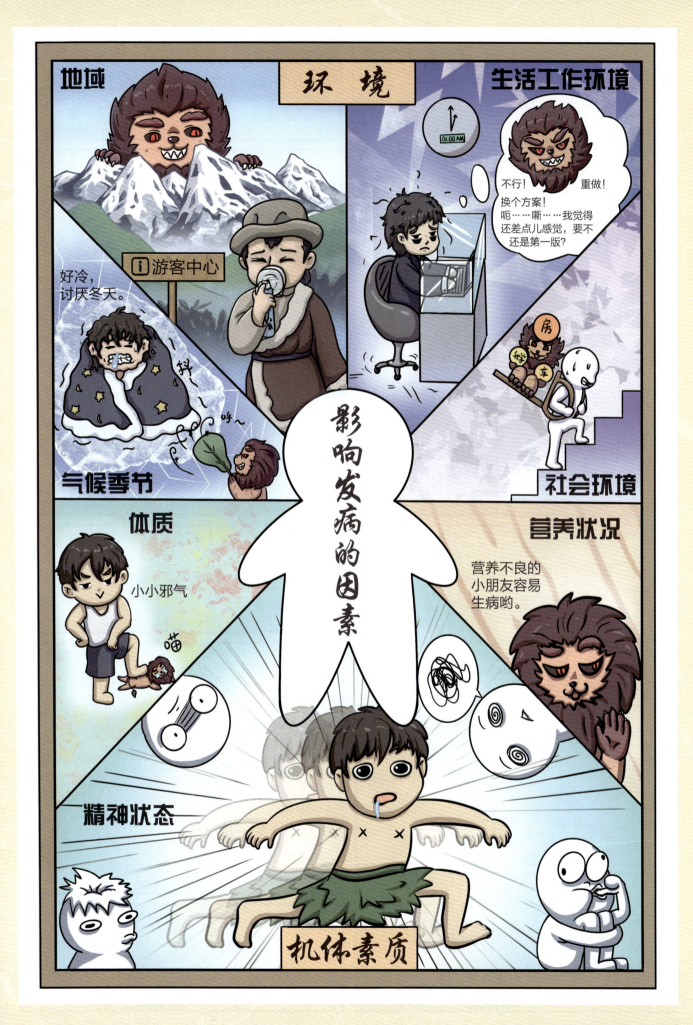

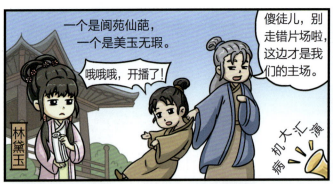

一个是阆苑仙葩，一个是美玉无瑕。

哦哦哦，开播了！

傻徒儿，别走错片场啦，这边才是我们的主场。

林黛玉

危机大汇演

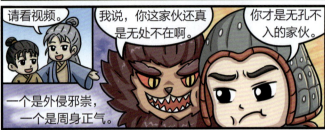

请看视频。

我说，你这家伙还真是无处不在啊。

你才是无孔不入的家伙。

一个是外侵邪崇，一个是周身正气。

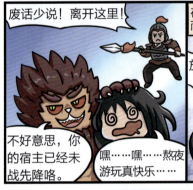

废话少说！离开这里！

放弃抵抗吧你！

他说了不算！受死吧！

不好意思，你的宿主已经未战先降咯。

嘿……嘿……熬夜游玩真快乐。

嘿嘿……冰饮也挺好喝的……

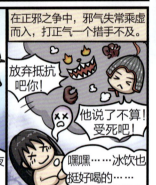

在正邪之争中，邪气失常乘虚而入，打正气一个措手不及。

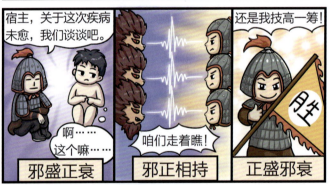

宿主，关于这次疾病未愈，我们谈谈吧。

啊……这个嘛……

邪盛正衰

咱们走着瞧！

还是我技高一筹！

壮

邪正相持

正盛邪衰

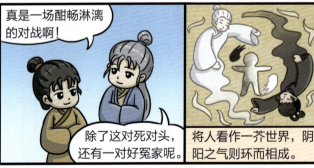

真是一场酣畅淋漓的对战啊！

除了这对死对头，还有一对好冤家呢。

将人看作一芥世界，阴阳之气则环而相成。

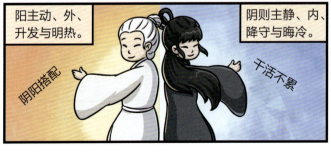

阳主动、外、升发与明热。

阴则主静、内、降守与晦冷。

阴阳搭配

干活不累

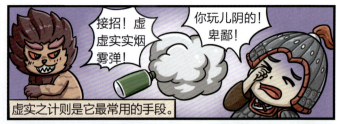

接招！虚虚实实烟雾弹！

你玩儿阴的！卑鄙！

虚实之计则是它最常用的手段。

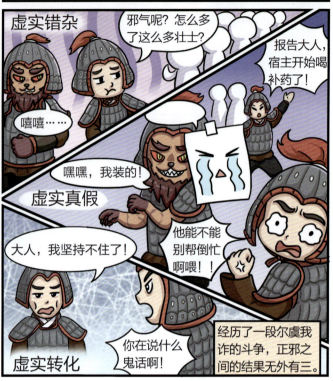

虚实错杂

邪气呢？怎么多了这么多壮士？

嘻嘻……

报告大人，宿主开始喝补药了！

嘿嘿，我装的！

虚实真假

大人，我坚持不住了！

他能不能别帮倒忙啊喂！！

你在说什么鬼话啊！

虚实转化

经历了一段尔虞我诈的斗争，正邪之间的结果无外有三。

但事与愿违，受内外界的影响，两口子经常处在不平衡的状态，进而引发了一些矛盾。

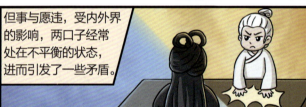

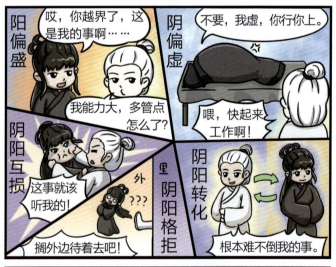

阳偏盛

哎，你越界了，这是我的事啊……

阴偏虚

不要，我虚，你行你上。

我能力大，多管点怎么了？

喂，快起来工作啊！

阴阳互损

这事就该听我的！

阴阳格拒

里

外

???

搁外边待着去吧！

阴阳转化

根本难不倒我的事。

而在更特殊情况下，两口子的关系遭到猛烈又突然的打击，一方选择离开……

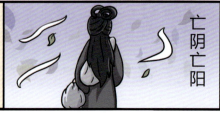

亡阴亡阳

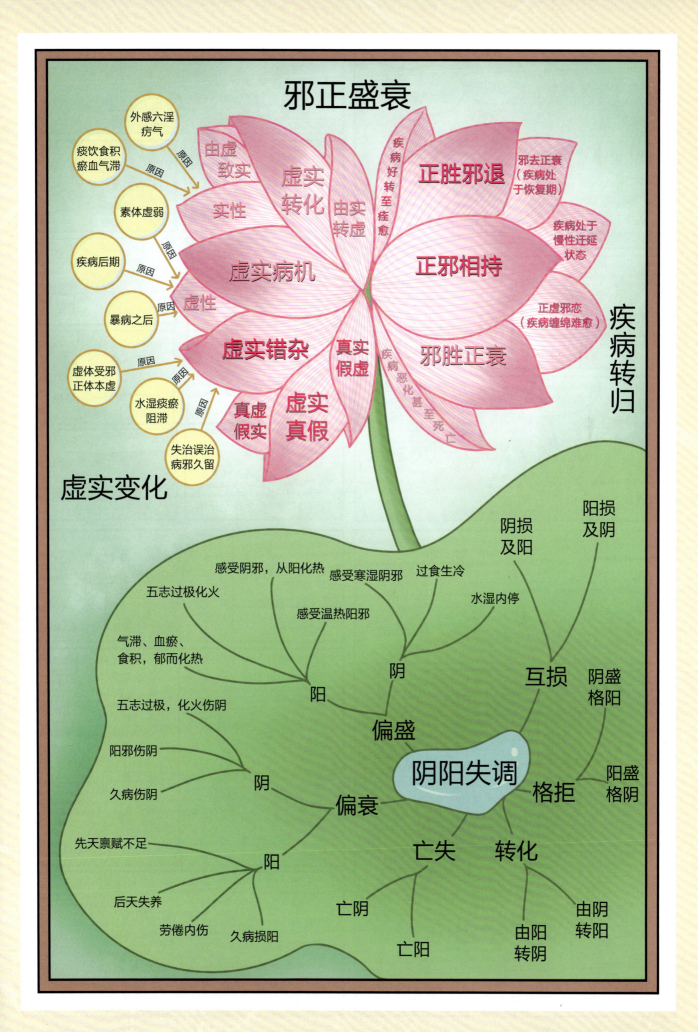

邪正盛衰

虚实变化

疾病转归

外感六淫
疠气

痰饮食积
瘀血气滞

素体虚弱

疾病后期

暴病之后

虚体受邪
正体本虚

水湿痰瘀
阻滞

失治误治
病邪久留

原因

原因

原因

原因

原因

原因

原因

由虚
致实

实性

虚实
转化

由实
转虚

虚实病机

虚性

虚实错杂

真实
假虚

虚实
真假

真虚
假实

疾病好转
至痊愈

正胜邪退

邪去正衰
（疾病处
于恢复期）

疾病处于
慢性迁延
状态

正邪相持

正虚邪恋
（疾病缠绵难愈）

邪胜正衰

疾病恶化甚至死亡

感受阴邪，从阳化热

五志过极化火

感受寒湿阴邪

过食生冷

感受温热阳邪

水湿内停

气滞、血瘀、
食积，郁而化热

阳

阴

阴损
及阳

阳损
及阴

互损

阴盛
格阳

五志过极，化火伤阴

阳邪伤阴

久病伤阴

阴

偏盛

阴阳失调

格拒

阳盛
格阴

先天禀赋不足

后天失养

劳倦内伤

久病损阳

阳

偏衰

亡失

转化

亡阴

亡阳

由阳
转阴

由阴
转阳

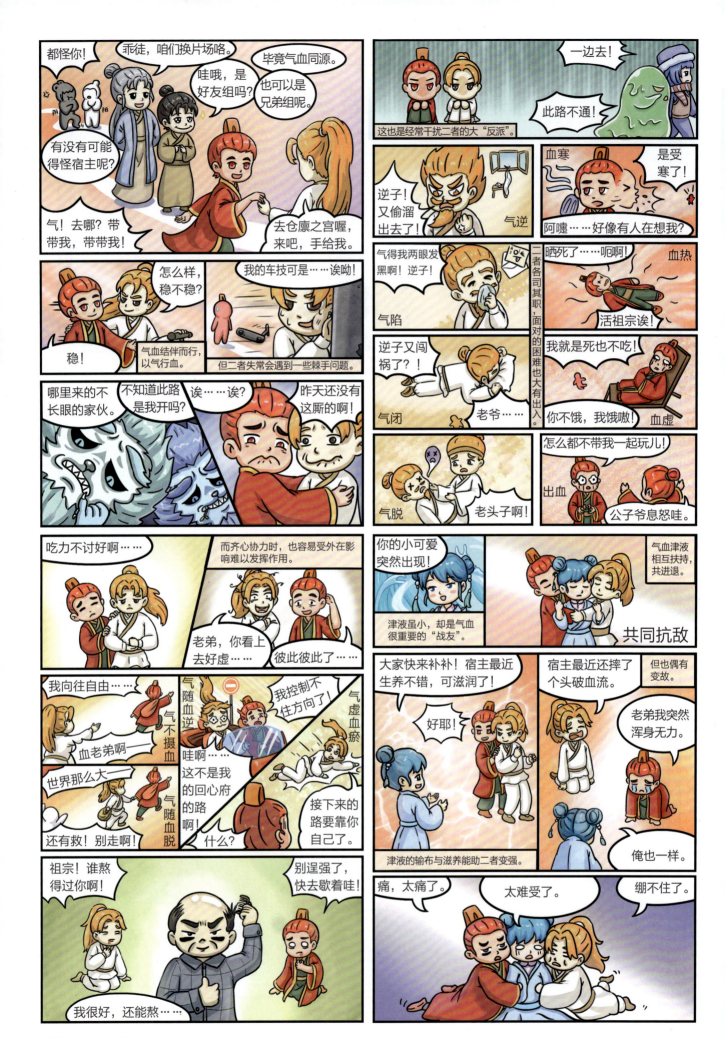

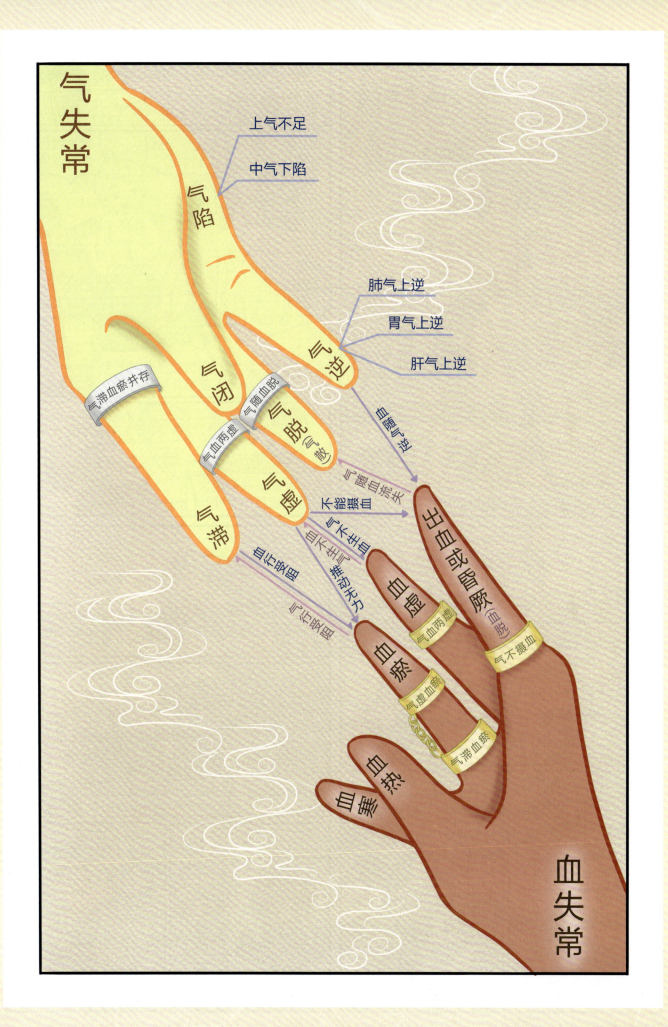

气失常

上气不足
中气下陷

气陷

肺气上逆
胃气上逆
肝气上逆

气逆

气闭

气滞血瘀并存
气血两虚
气随血脱
气脱(气散)
气虚
气滞

血随气逆

气随血流失
不能摄血
血不生气
气虚则推动无力
血行受阻
气行受阻

出血或眩厥(血脱)
气不摄血
血虚
气血两虚
血瘀
气虚血瘀
气滞血瘀
血热
血寒

血失常

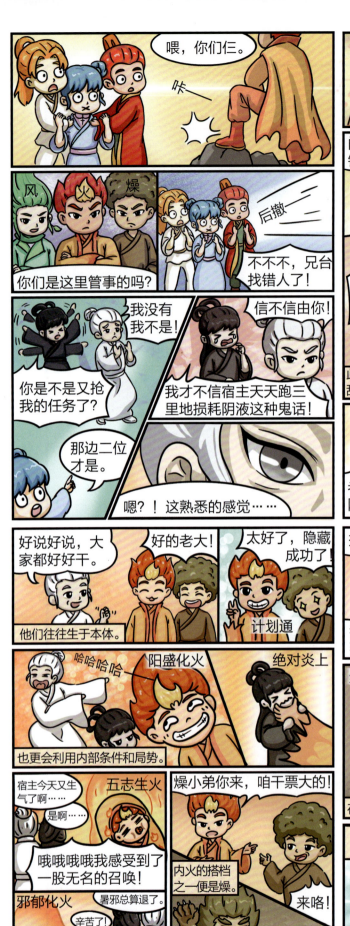

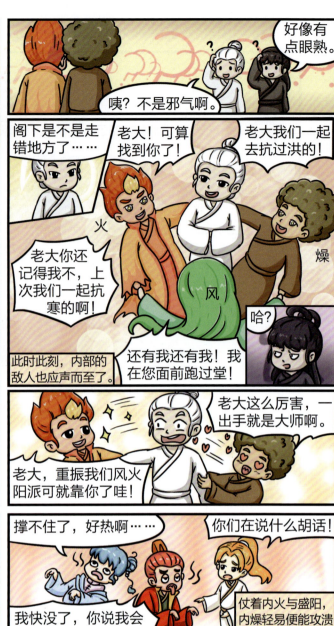

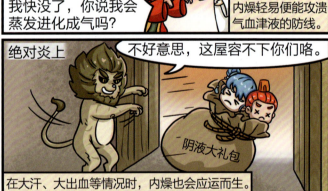

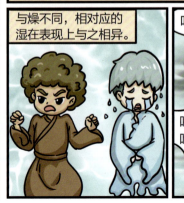

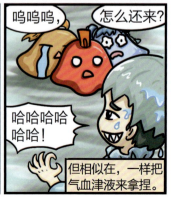

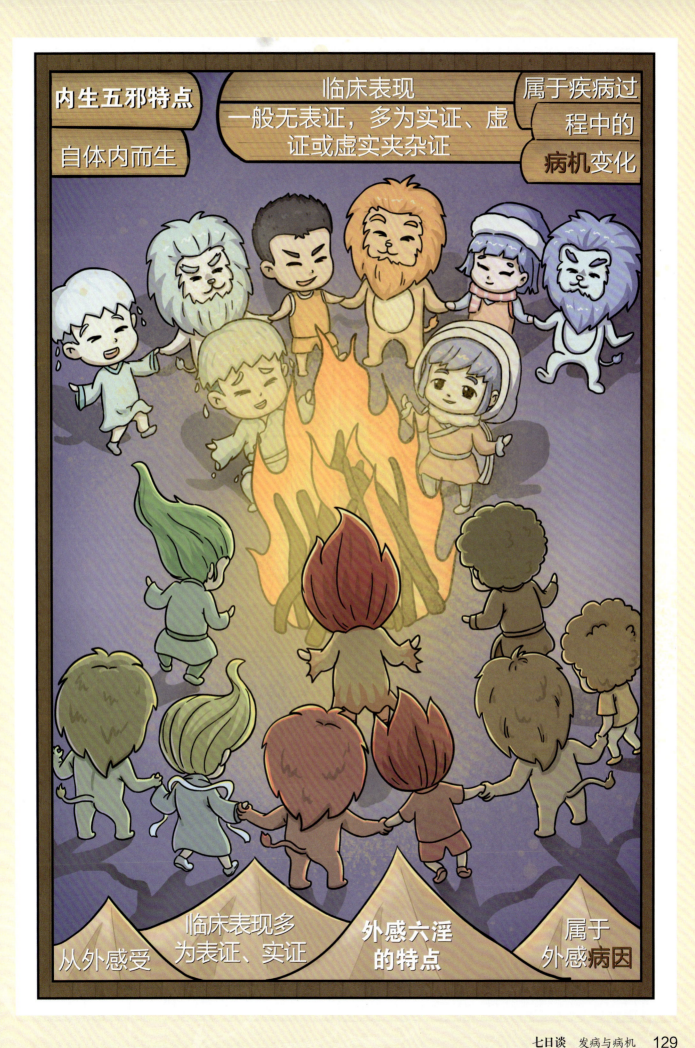

内生五邪特点

自体内而生

临床表现
一般无表证，多为实证、虚证或虚实夹杂证

属于疾病过程中的病机变化

从外感受

临床表现多为表证、实证

外感六淫的特点

属于外感病因

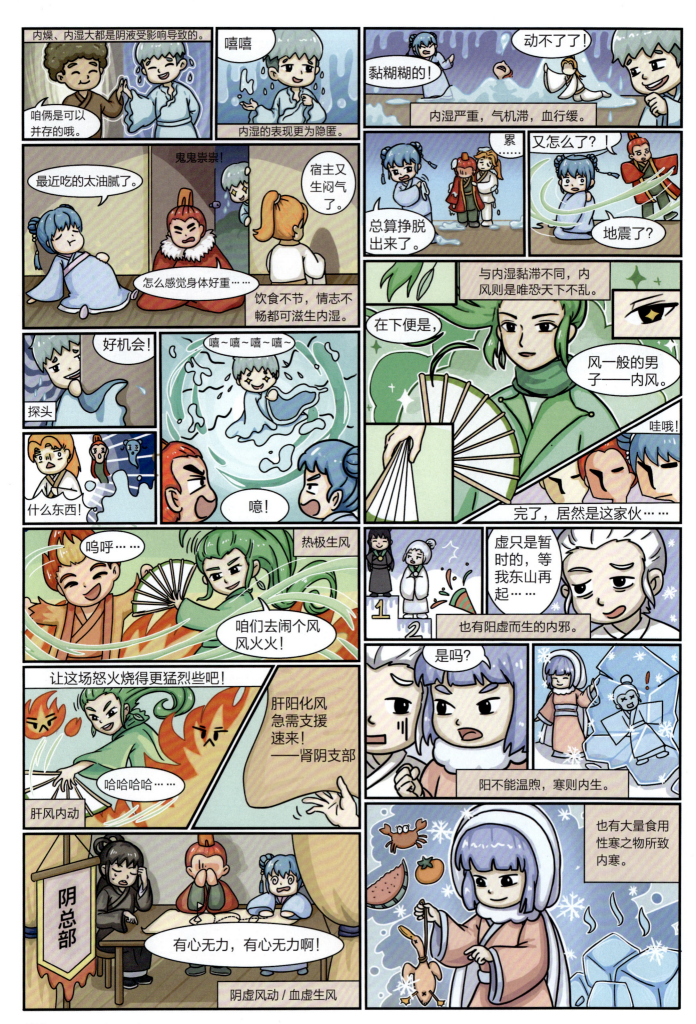

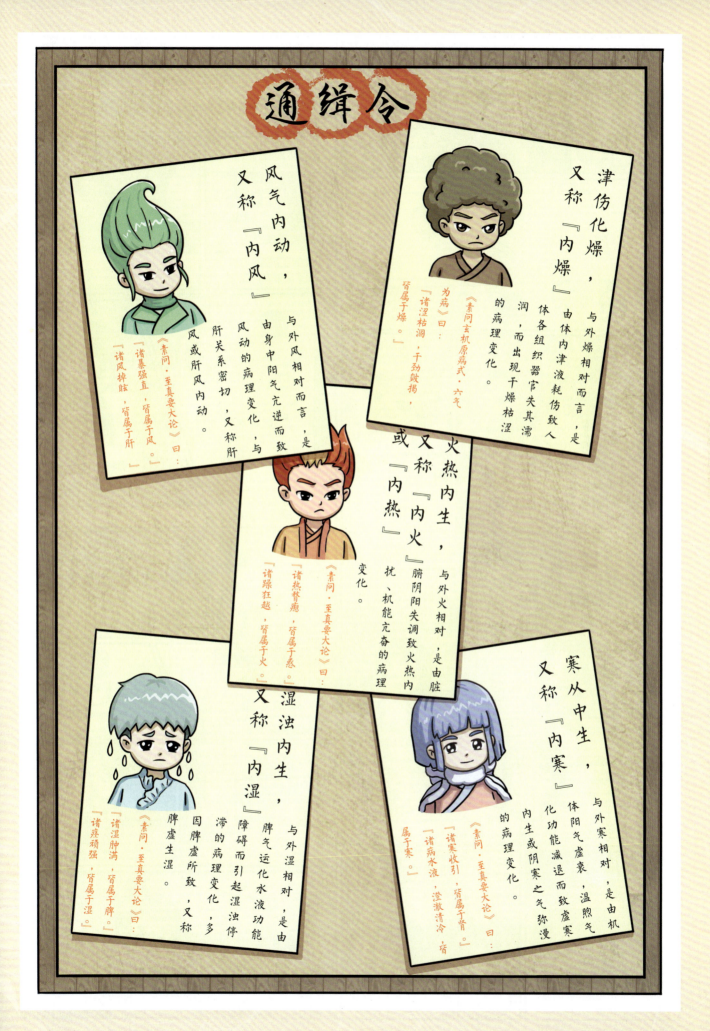

通缉令

津伤化燥
又称『内燥』，与外燥相对而言，是由体内津液耗伤致人体各组织器官失其濡润，而出现干燥枯涩的病理变化。
《素问玄机原病式·六气为病》曰：
『诸涩枯涸，干劲皴揭，皆属于燥。』

风气内动
又称『内风』，与外风相对而言，是由身中阳气亢逆而致风动的病理变化，与肝关系密切，又称肝风或肝风内动。
《素问·至真要大论》曰：
『诸暴强直，皆属于风』
『诸风掉眩，皆属于肝』

火热内生
又称『内火』或『内热』，与外火相对，是由脏腑阴阳失调致火热内扰、机能亢奋的病理变化。
《素问·至真要大论》曰：
『诸热瞀瘛，皆属于火。』
『诸躁狂越，皆属于火。』

湿浊内生
又称『内湿』，与外湿相对，是由脾气运化水液功能障碍而引起湿浊停滞的病理变化，多因脾虚所致，又称脾虚生湿。
《素问·至真要大论》曰：
『诸湿肿满，皆属于脾。』
『诸痉项强，皆属于湿。』

寒从中生
又称『内寒』，与外寒相对，是由机体阳气虚衰，温煦气化功能减退而致虚寒内生或阴寒之气弥漫的病理变化。
《素问·至真要大论》曰：
『诸寒收引，皆属于肾。』
『诸病水液，澄澈清冷，皆属于寒。』

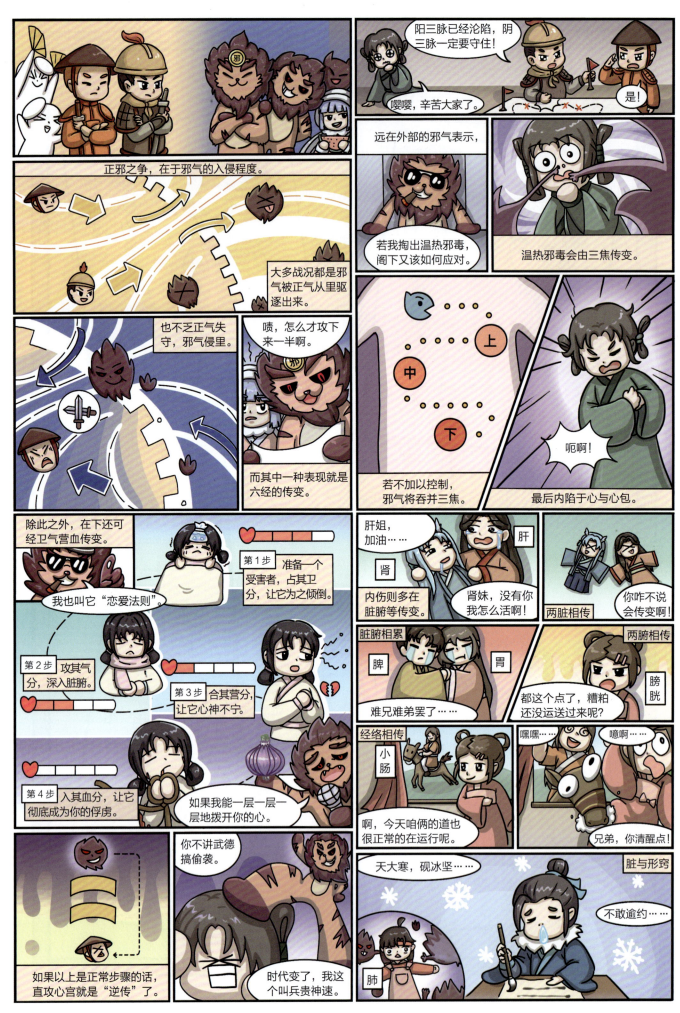

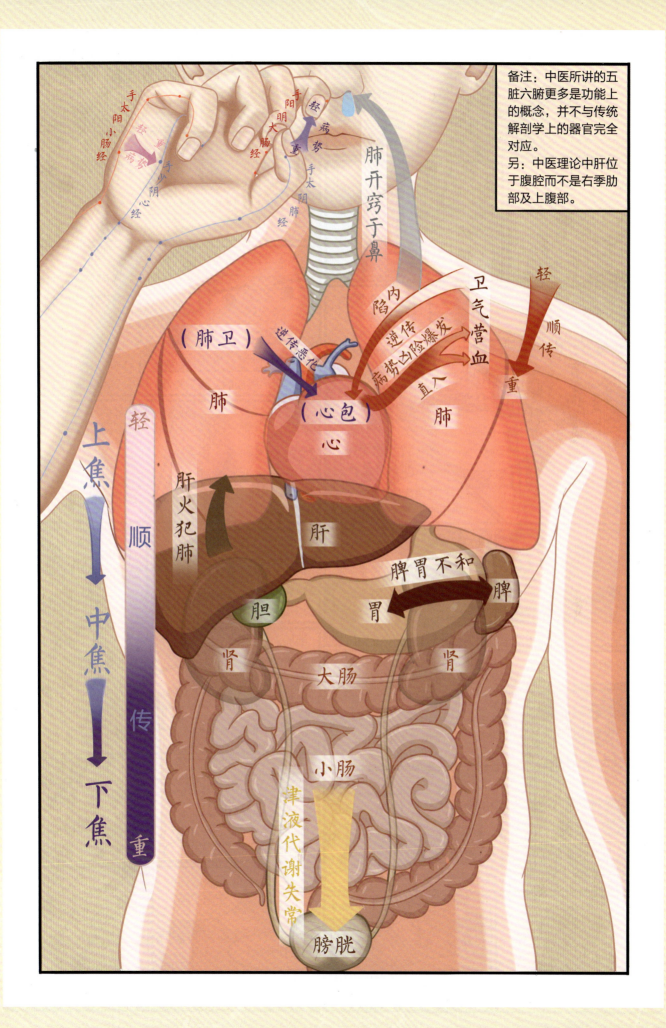

备注：中医所讲的五脏六腑更多是功能上的概念，并不与传统解剖学上的器官完全对应。

另：中医理论中肝位于腹腔而不是右季肋部及上腹部。

手太阳小肠经
轻 病势
重 病势
手少阴心经
手阳明大肠经
整 病势
重
手太阴肺经

肺开窍于鼻

陷内
逆传 病势凶险爆发
直入肺
卫气营血
轻 顺传 重

（肺卫）肺
逆传 病势恶化

（心包）心

肝火犯肺

肝

胆

脾胃不和

胃   脾

肾   肾

大肠

小肠

津液代谢失常

膀胱

上焦
轻 顺传 重
中焦
下焦

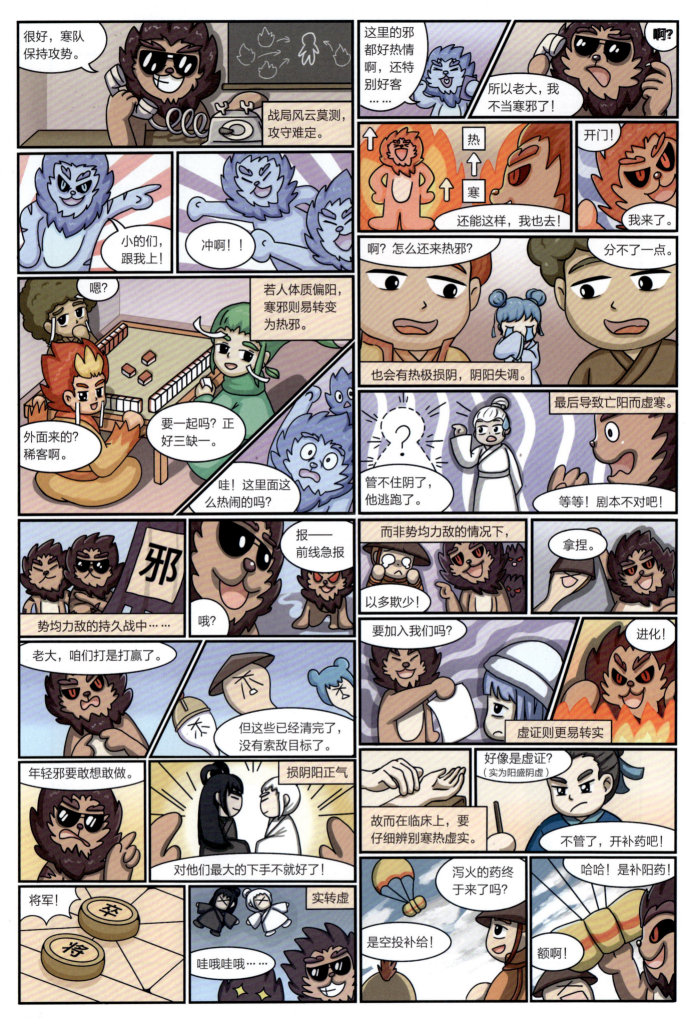

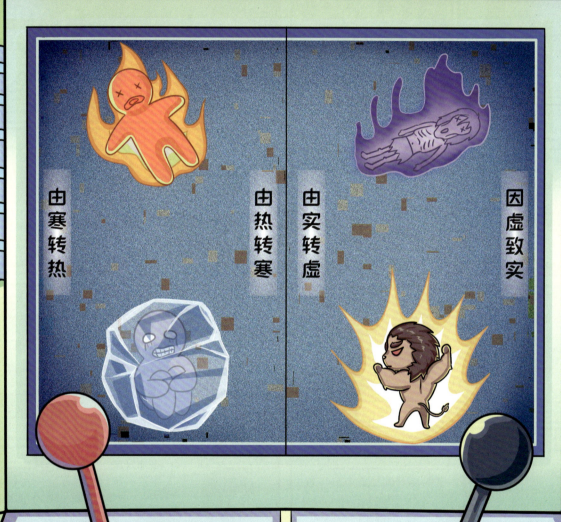

病性转化

由寒转热

由热转寒

由实转虚

因虚致实

实寒　虚寒

虚热　实热

正虚

邪盛

寒热转化　　**虚实转化**

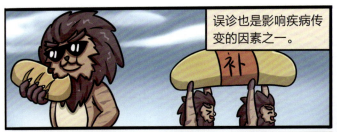

误诊也是影响疾病传变的因素之一。

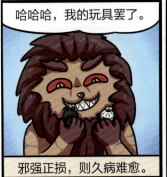

哈哈哈，我的玩具罢了。

邪强正损，则久病难愈。

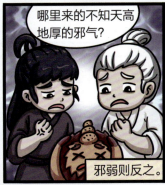

哪里来的不知天高地厚的邪气？

邪弱则反之。

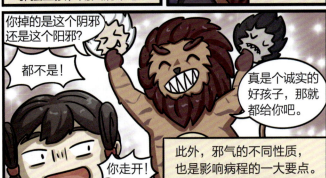

你掉的是这个阴邪还是这个阳邪？

都不是！

真是个诚实的好孩子，那就都给你吧。

你走开！

此外，邪气的不同性质，也是影响病程的一大要点。

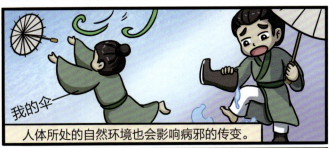

我的伞

人体所处的自然环境也会影响病邪的传变。

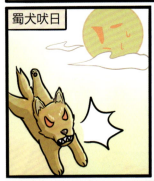

蜀犬吠日

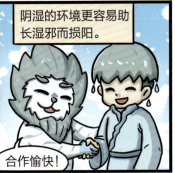

阴湿的环境更容易助长湿邪而损阳。

合作愉快！

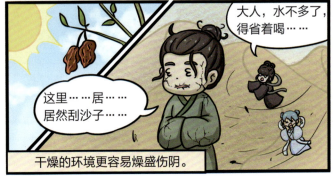

大人，水不多了，得省着喝……

这里……居……居然刮沙子……

干燥的环境更容易燥盛伤阴。

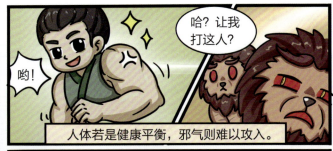

哟！

哈？让我打这人？

人体若是健康平衡，邪气则难以攻入。

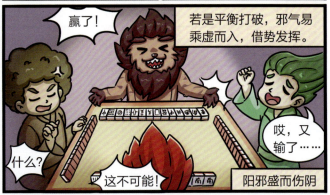

赢了！

若是平衡打破，邪气易乘虚而入，借势发挥。

什么？

这不可能！

哎，又输了……

阳邪盛而伤阴

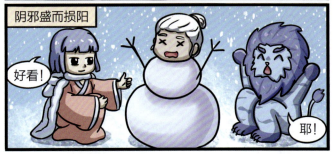

阴邪盛而损阳

好看！

耶！

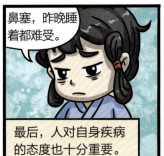

鼻塞，昨晚睡着都难受。

最后，人对自身疾病的态度也十分重要。

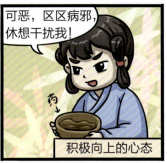

可恶，区区病邪，休想干扰我！

积极向上的心态

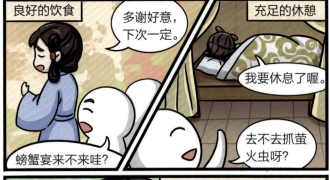

良好的饮食

多谢好意，下次一定。

螃蟹宴来不来哇？

充足的休憩

我要休息了喔。

去不去抓萤火虫呀？

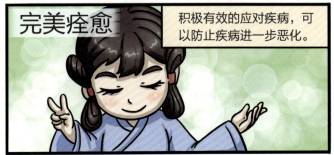

完美痊愈

积极有效的应对疾病，可以防止疾病进一步恶化。

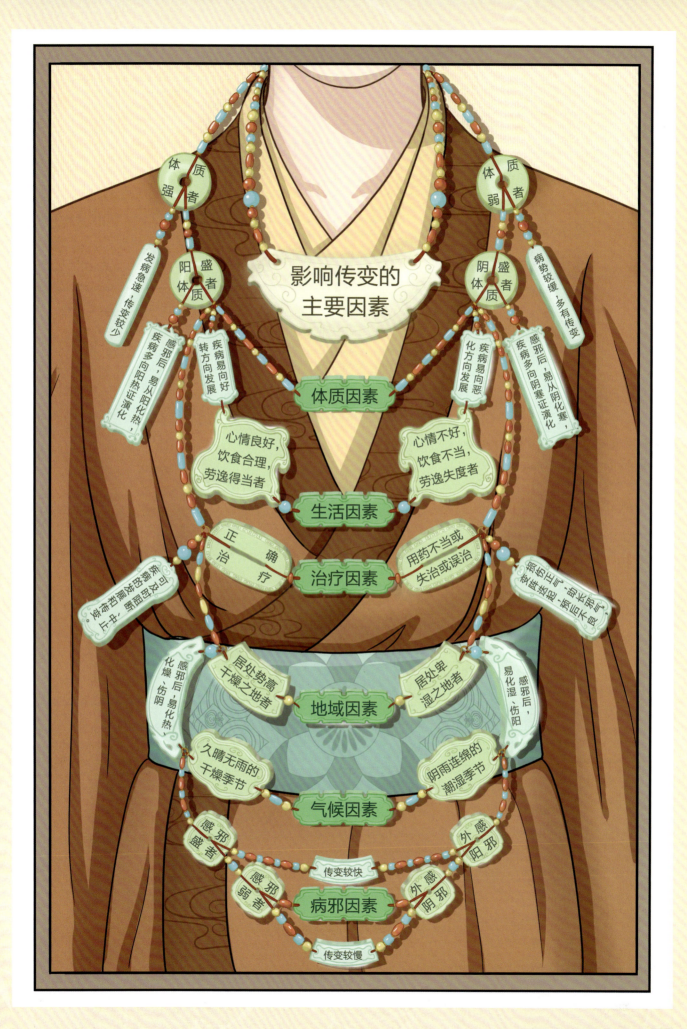

影响传变的主要因素

体质因素
- 体质强者 / 体质弱者
- 盛者阳体质 / 盛者阴体质
- 发病急速，传变较少
- 感邪后，易从阳热证演化
- 疾病多向阳化热、转方向发展
- 疾病易向好转方向发展
- 病势较缓，多有传变
- 感邪后，易从阴化寒证演化
- 疾病多向阴化寒、疾病易向恶化方向发展

生活因素
- 心情良好，饮食合理，劳逸得当者
- 心情不好，饮食不当，劳逸失度者

治疗因素
- 正确治疗
- 用药不当或失治或误治

地域因素
- 居处势高干燥之地者
- 居处卑湿之地者
- 感邪后，易化燥、伤阴
- 易化湿、伤阳、感邪后

气候因素
- 久晴无雨的干燥季节
- 阴雨连绵的潮湿季节

病邪因素
- 感邪盛者 / 外感阳邪 / 传变较快
- 感邪弱者 / 外感阴邪 / 传变较慢

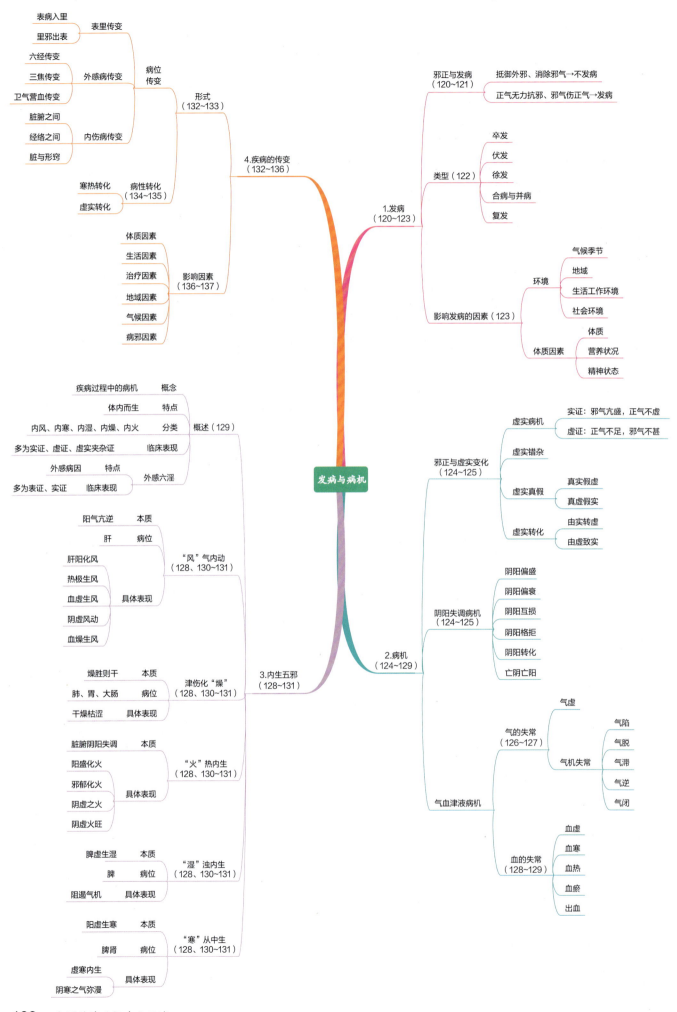

发病与病机

1.发病（120~123）
- 邪正与发病（120~121）
  - 抵御外邪、消除邪气→不发病
  - 正气无力抗邪、邪气伤正气→发病
- 类型（122）
  - 卒发
  - 伏发
  - 徐发
  - 合病与并病
  - 复发
- 影响发病的因素（123）
  - 环境
    - 气候季节
    - 地域
    - 生活工作环境
    - 社会环境
  - 体质因素
    - 体质
    - 营养状况
    - 精神状态

4.疾病的传变（132~136）
- 形式（132~133）
  - 病位传变
    - 表里传变
      - 表病入里
      - 里邪出表
    - 外感病传变
      - 六经传变
      - 三焦传变
      - 卫气营血传变
    - 内伤病传变
      - 脏腑之间
      - 经络之间
      - 脏与形窍
  - 病性转化（134~135）
    - 寒热转化
    - 虚实转化
- 影响因素（136~137）
  - 体质因素
  - 生活因素
  - 治疗因素
  - 地域因素
  - 气候因素
  - 病邪因素

2.病机（124~129）
- 邪正与虚实变化（124~125）
  - 虚实病机
    - 实证：邪气亢盛，正气不虚
    - 虚证：正气不足，邪气不甚
  - 虚实错杂
  - 虚实真假
    - 真实假虚
    - 真虚假实
  - 虚实转化
    - 由实转虚
    - 由虚致实
- 阴阳失调病机（124~125）
  - 阴阳偏盛
  - 阴阳偏衰
  - 阴阳互损
  - 阴阳格拒
  - 阴阳转化
  - 亡阴亡阳
- 气血津液病机
  - 气的失常（126~127）
    - 气虚
    - 气机失常
      - 气陷
      - 气脱
      - 气滞
      - 气逆
      - 气闭
  - 血的失常（128~129）
    - 血虚
    - 血寒
    - 血热
    - 血瘀
    - 出血

3.内生五邪（128~131）
- 概述（129）
  - 概念——疾病过程中的病机
  - 特点——体内而生
  - 分类——内风、内寒、内湿、内燥、内火
  - 临床表现——多为实证、虚证、虚实夹杂证
  - 外感六淫
    - 特点——外感病因
    - 临床表现——多为表证、实证
- "风"气内动（128、130~131）
  - 本质——阳气亢逆
  - 病位——肝
  - 具体表现
    - 肝阳化风
    - 热极生风
    - 血虚生风
    - 阴虚风动
    - 血燥生风
- 津伤化"燥"（128、130~131）
  - 本质——燥胜则干
  - 病位——肺、胃、大肠
  - 具体表现——干燥枯涩
- "火"热内生（128、130~131）
  - 本质——脏腑阴阳失调
  - 具体表现
    - 阳盛化火
    - 邪郁化火
    - 阴虚之火
    - 阴虚火旺
- "湿"浊内生（128、130~131）
  - 本质——脾虚生湿
  - 病位——脾
  - 具体表现——阻遏气机
- "寒"从中生（128、130~131）
  - 本质——阳虚生寒
  - 病位——脾肾
  - 具体表现
    - 虚寒内生
    - 阴寒之气弥漫

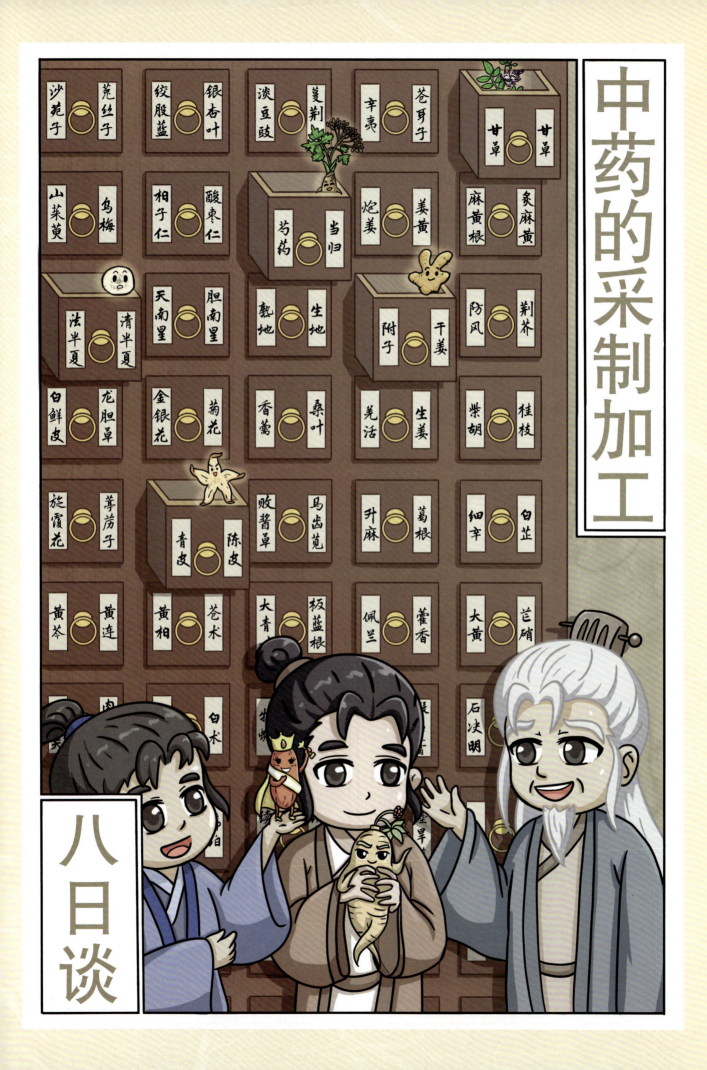

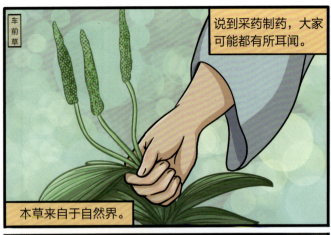

车前草

说到采药制药，大家可能都有所耳闻。

本草来自于自然界。

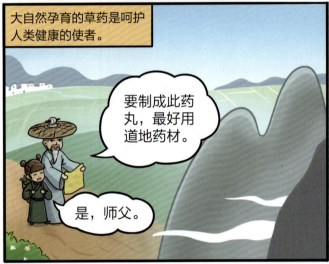

大自然孕育的草药是呵护人类健康的使者。

要制成此药丸，最好用道地药材。

是，师父。

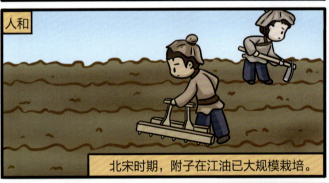

人和

北宋时期，附子在江油已大规模栽培。

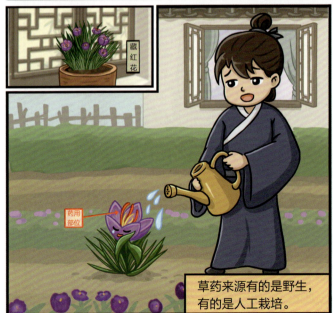

藏红花

药用部位

草药来源有的是野生，有的是人工栽培。

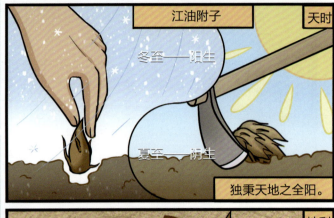

要成为道地药材可不容易，少不了天时、地利、人和呢。

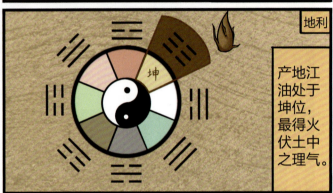

江油附子　　天时

冬至——阳生

夏至——阴生

独秉天地之全阳。

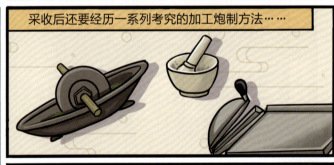

地利

坤

产地江油处于坤位，最得火伏土中之理气。

采收后还要经历一系列考究的加工炮制方法……

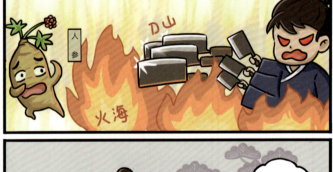

人参

Du

火海

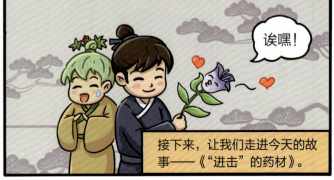

诶嘿！

接下来，让我们走进今天的故事——《"进击"的药材》。

本草卡片

车前子

【来源】车前科植物车前或平车前的干燥成熟种子。
【性味】甘，寒。
【归经】归肝、肾、肺、小肠经。
【功效及主治】
利尿通淋（淋证水肿）
渗湿止泻（暑湿水泻）
清肺止咳（痰热咳嗽）
清肝明目（目赤肿痛）

龙胆

【来源】龙胆科植物条叶龙胆、龙胆、三花龙胆或坚龙胆的根及根茎。
【性味】苦，寒。
【归经】归肺、肝经。
【功效及主治】
清热燥湿（湿热病证）
泻肝胆火（肝火上炎）

夜来香

【来源】为萝藦科夜来香属植物夜来香的叶、花、果。
【性味】辛，温。
【归经】归胃经。
【功效及主治】
清肝明目去翳（目赤肿痛，夜盲症）
拔毒生肌（疮疖脓肿，外伤糜烂）

当归

【来源】伞形科植物当归的根。
【性味】甘、辛，温。
【归经】归肝、心、脾经。
【功效及主治】
补血活血（血虚萎黄，瘀血作痛）
调经止痛（月经不调，经闭痛经）
润肠通便（肠燥便秘）

石斛

【来源】兰科植物金钗石斛、铁皮石斛或流苏石斛的栽培品及其同属植物近似种的茎。
【性味】甘，微寒。
【归经】归胃、肾经。
【功效及主治】
益胃生津（胃阴不足，热病伤津）
滋阴清热（阴虚内热）

桃仁

【来源】蔷薇科植物桃或山桃的种子。
【性味】苦、甘，平。
【归经】归心、肝、大肠经。
【功效及主治】
活血祛瘀（血瘀证）
润肠通便（肠燥便秘）
止咳平喘（咳嗽病）

道地药材

药用植物品种 — 气候 / 环境 →

历史悠久、产地适宜、品种优良
产量高、炮制考究、疗效突出
具有地域性特点

→ 药材

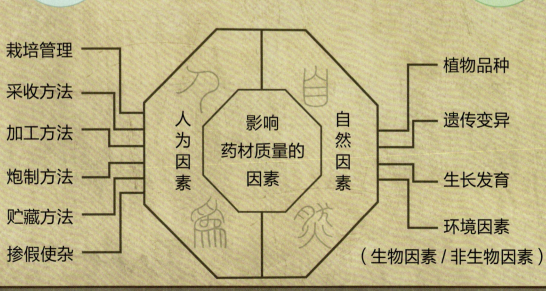

影响药材质量的因素

人为因素：
栽培管理
采收方法
加工方法
炮制方法
贮藏方法
掺假使杂

自然因素：
植物品种
遗传变异
生长发育
环境因素
（生物因素／非生物因素）

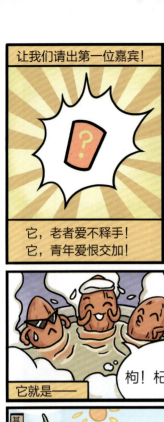
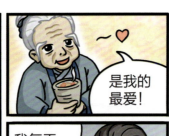
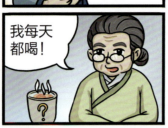
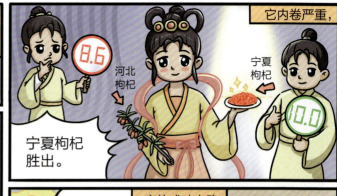
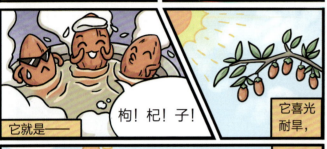
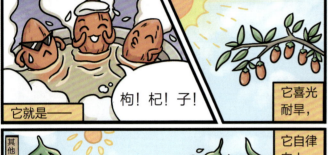
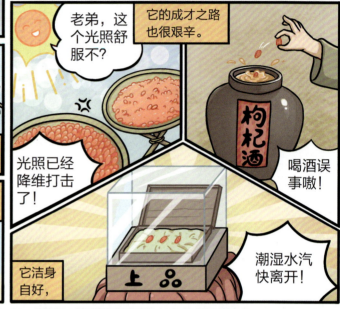
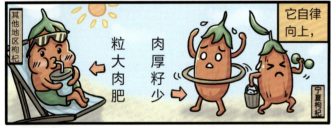
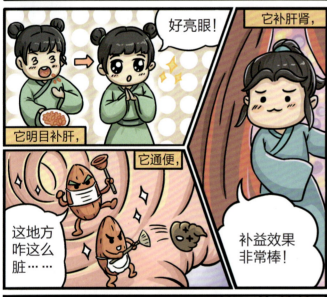
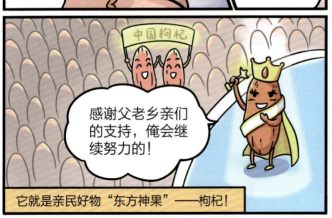
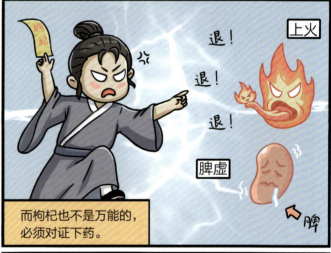
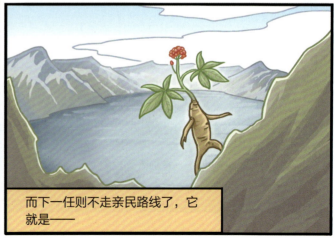

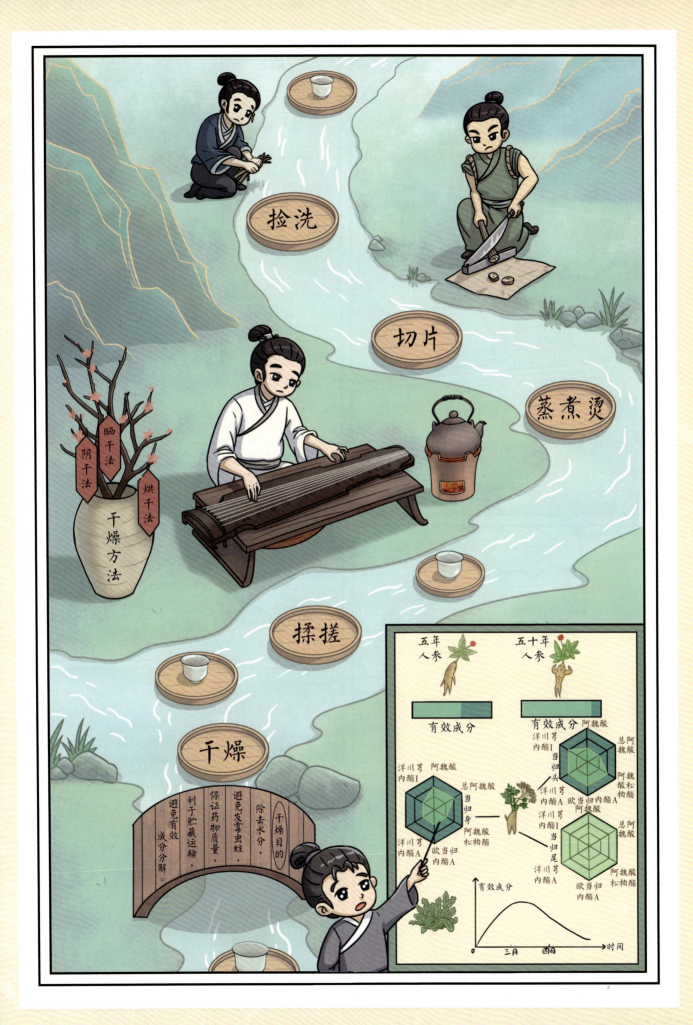

捡洗

切片

蒸煮烫

干燥方法
晒干法
阴干法
烘干法

揉搓

干燥

干燥目的
除去水分，
避免发霉虫蛀，
保证药物质量，
利于贮藏运输，
避免有效
成分分解。

五年
人参

五十年
人参

有效成分

有效成分

他是百草之王，高（生长地形纬度高）、富（身价贵）、帅（魅力十足，人见人爱）。

人参哥哥

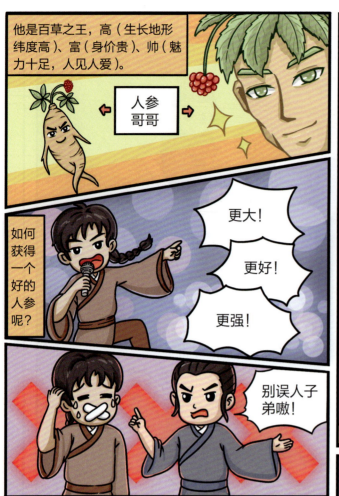

如何获得一个好的人参呢？

更大！
更好！
更强！

别误人子弟嗷！

不吃软的（生长土壤忌贫瘠）。

不来硬的（采挖工具忌铁器）。

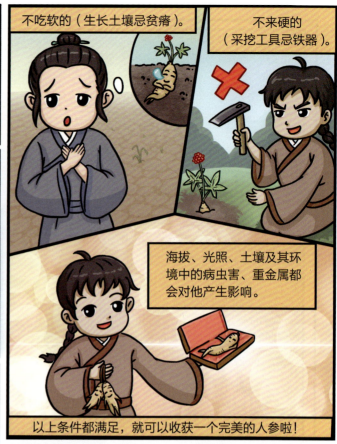

海拔、光照、土壤及其环境中的病虫害、重金属都会对他产生影响。

以上条件都满足，就可以收获一个完美的人参啦！

与藜芦共用会产生不良反应。

他畏五灵脂。

震怒

易被白萝卜破气。

混沌邪恶组

有我一个就行，你不满意？

看我扎不扎你！！

且要避免与浓茶共服。

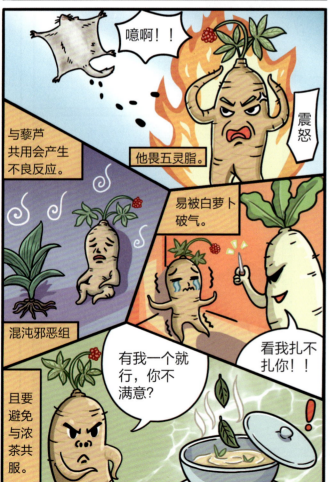

而人参的功效在各类武侠剧中已被推上神坛。

大补！益脾！安神！

打起精气神来！这么美好的世界不多看看？！

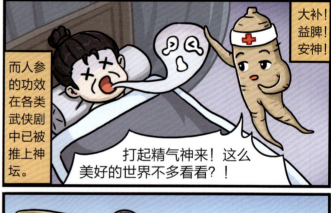

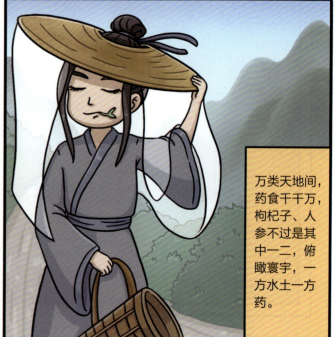

万类天地间，药食千千万，枸杞子、人参不过是其中一二，俯瞰寰宇，一方水土一方药。

本草卡片

枸杞

【来源】茄科植物宁夏枸杞的果实。
【性味】甘，平。
【归经】归肝、肾经。
【功效及主治】
补血益精（精血亏虚）
养肝明目（肝肾不足，内障目昏）

五灵脂

【来源】复齿鼯鼠的干燥粪便。
【性味】味咸、甘，温。
【归经】归肝经。
【功效及主治】
活血止痛（瘀血阻滞诸痛证）
化瘀止血（瘀血内阻，血不循经）

人参

【来源】五加科植物人参的根和根茎。
【性味】甘、微苦，微温。
【归经】归脾、肺、心、肾经。
【功效及主治】
大补元气（气虚欲脱证）
补脾肺气（脾肺心肾气虚证）
生津止渴（气虚津伤口渴证）
安神益智（心神不宁，失眠多梦）

藜芦

【来源】百合科植物黑藜芦的根及根茎。
【性味】味辛、苦，性寒，有毒。
【归经】归肝、肺、胃经。
【功效及主治】
涌吐风痰（中风癫痫）
杀虫灭虱（疥癣秃疮）

一般采收原则

根和根茎 — 采挖
秋冬季或初春

动物类
视不同情况，采收期不同

树根和树皮 — 剥皮
树皮多春夏之交
根皮多秋季

菌藻孢子花粉类
视不同情况，采收期不同

花类 — 采摘
刚开放或花蕾期

叶类与全草 — 收割
生长最旺盛时
开花前
果实种子未成熟时

果实和种子 — 击落
已成熟或将成熟时
少数未成熟时

比较 \ 药物	宁夏枸杞	其他地区枸杞
产地	宁夏中宁、灵武，甘肃	如河北邢台、天津等
形状	呈椭圆形或纺锤形，略压扁 果略大	呈椭圆形或卵圆形，两端多略尖 果略小
颜色	橘红色至深红色	鲜红色或暗红色
光泽	略有光泽	无光泽
特征	一端有白果柄痕	有不规则的皱纹
质地	质柔软而滋润有黏性	质柔软（＜宁夏枸杞）而略滋润
皮肉	皮肉厚	皮肉薄
种子	种子黄色，扁平似肾形	种子较多而稍大，扁平似肾形
味道	味甜	味甜（＜宁夏枸杞）

千里江山万般水土，木石禽鸟皆作钟灵。
药出其地得其气，地有其药显其名。

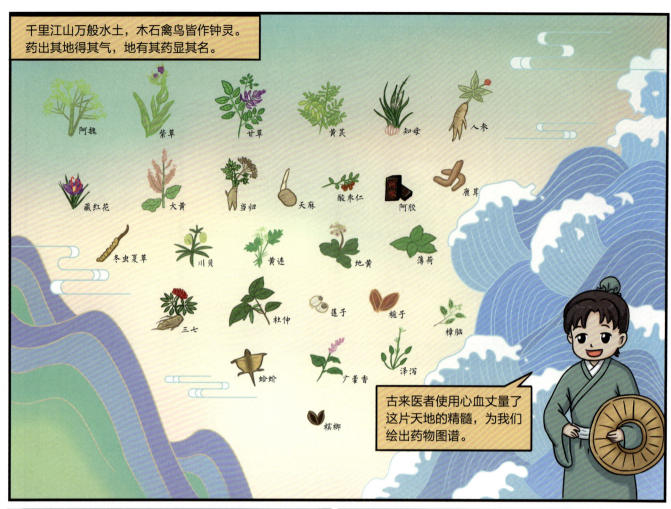

古来医者使用心血丈量了这片天地的精髓，为我们绘出药物图谱。

阿魏　紫草　甘草　黄芪　知母　人参

藏红花　大黄　当归　天麻　酸枣仁　阿胶　鹿茸

冬虫夏草　川贝　黄连　地黄　薄荷

三七　杜仲　莲子　栀子　樟脑

蛤蚧　广藿香　泽泻

槟榔

此地乌梅也不错。

在民间发展与官方收录中，道地药材便定下了型。

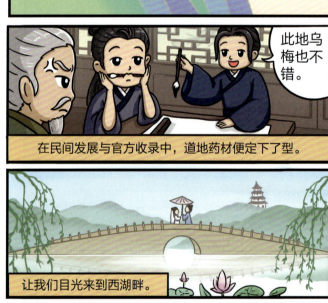

让我们目光来到西湖畔。

良人真有眼光，

且随我们姊妹俩看看吧！

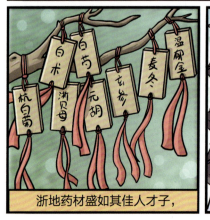

浙地药材盛如其佳人才子，

杭白菊　白术　浙贝母　白芍　元胡　玄参　麦冬　温郁金

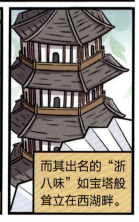

而其出名的"浙八味"如宝塔般耸立在西湖畔。

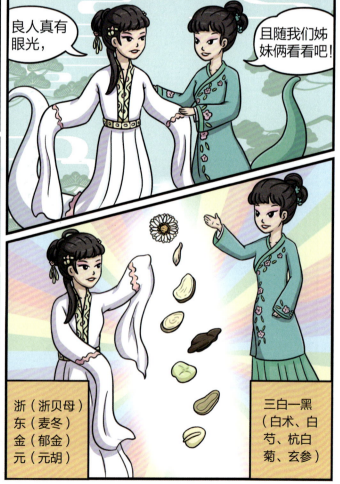

浙（浙贝母）
东（麦冬）
金（郁金）
元（元胡）

三白一黑
（白术、白芍、杭白菊、玄参）

浙八味

中药"浙八味"历史悠久，早在一千多年以前，明朝著名药学家李时珍就在《本草纲目》中引用了宋代《图经本草》——"白术生杭、越"。随着时间的推移，"浙八味"的内容也出现了一定的偏差，除了公认的白术、白芍、杭白菊、温郁金、浙贝母、玄参、麦冬、延胡索之外，吴茱萸也被列入"浙八味"之中。

浙贝母

【来源】百合科植物浙贝母的鳞茎。
【性味】苦，寒。
【归经】归肺、心经。
【功效及主治】
清热化痰（痰热咳嗽）
消肿散结（肺痈乳痈，瘰疬）

温郁金

【来源】姜科植物温郁金、姜黄、广西莪术或蓬莪术的块根。
【性味】辛、苦，寒。
【归经】归肝、心、肺经。
【功效及主治】
活血止痛（血瘀气滞，诸痛）
行气解郁（热病神昏）
清心凉血（血热出血）
利胆退黄（肝胆湿热）

杭白芍

【来源】毛茛科植物芍药的根。
【性味】苦、酸，微寒。
【归经】归肝、脾经。
【功效及主治】
养血敛阴（血虚萎黄）
益肝敛汗（阴虚盗汗）
平肝止痛（胸胁脘痛）

白术

【来源】菊科植物白术的根茎。
【性味】苦、甘，温。
【归经】归脾、胃经。
【功效及主治】
补气健脾（脾气虚证）
燥湿利尿（痰饮水肿）
固表止汗（气虚自汗证）
安胎（胎动不安）

麦冬

【来源】百合科植物麦冬的块根。
【性味】甘、微苦，微寒。
【归经】归心、肺、胃经。
【功效及主治】
养阴润肺（阴虚肺燥）
生津益胃（津伤口渴）
清心除烦（阴虚火旺，心烦失眠）

元胡（延胡索）

【来源】罂粟科植物延胡索的块茎。
【性味】辛、苦，温。
【归经】归肝、脾经。
【功效及主治】
活血行气（血瘀气滞诸痛）
止痛（头痛，风湿痹痛）

杭白菊

【来源】菊科植物菊的干燥头状花序。
【性味】甘、苦，微寒。
【归经】归肺、肝经。
【功效及主治】
疏散风热（风热感冒）
清肝明目（目赤肿痛）
清热解毒（疮痈肿毒）
平抑肝阳（肝阳上亢）

玄参

【来源】玄参科植物玄参的根。
【性味】甘、苦、咸，微寒。
【归经】归肺、胃、肾经。
【功效及主治】
清热凉血（热入营血证）
泻火解毒（咽喉肿痛，瘰疬疮痈）
滋阴（阴虚内热证）

【川药】四川、重庆地形复杂，生态环境和气候多样，药材资源丰富、药材种植历史悠久，中药资源优势显著，是"中药之库"，凡中药名前冠"川""巴"字的，多指以四川、重庆为主产的药物。其中较为常见的有川贝母、川黄连、川芎、川附子、川黄柏、巴豆等。

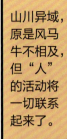

山川异域，原是风马牛不相及，但"人"的活动将一切联系起来了。

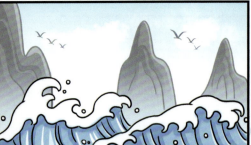

呀，是阿南与阿怀！

你们好呀。

藏红花还在缺货哦。

唉，藏药难求呀。

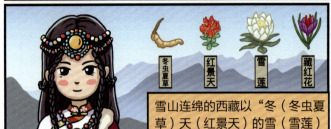

雪山连绵的西藏以"冬（冬虫夏草）天（红景天）的雪（雪莲）花（藏红花）"出名。

冬虫夏草　红景天　雪莲　藏红花

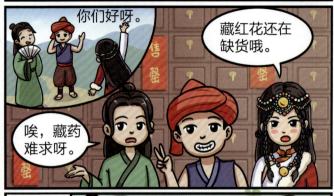

我们河南怀庆的"黄（地黄）牛（牛膝）吃山（山药）花（菊花）"也很厉害的。

聪明的老公（益智，槟榔），仁慈的老爸（砂仁，巴戟天）。

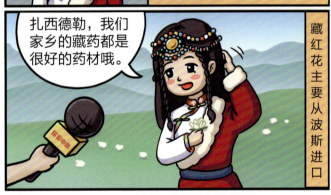

扎西德勒，我们家乡的藏药都是很好的药材哦。

藏红花主要从波斯进口

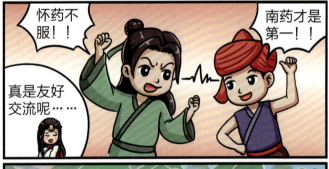

怀药不服！！

南药才是第一！！

真是友好交流呢……

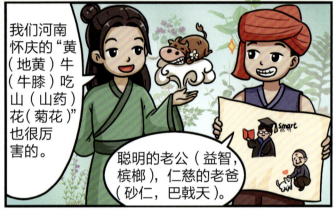

出无暇鹿茸哦……

东北的娃看过来，

云滇钟灵，药蛊秘闻，诚邀小友来相会。

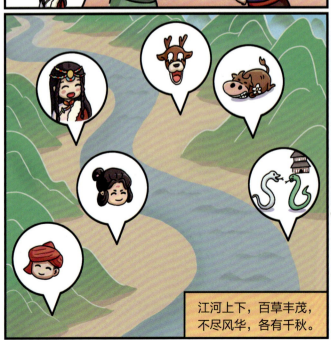

江河上下，百草丰茂，不尽风华，各有千秋。

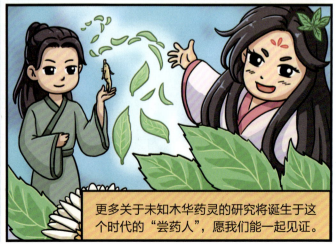

更多关于未知木华药灵的研究将诞生于这个时代的"尝药人"，愿我们能一起见证。

四 大 藏 药

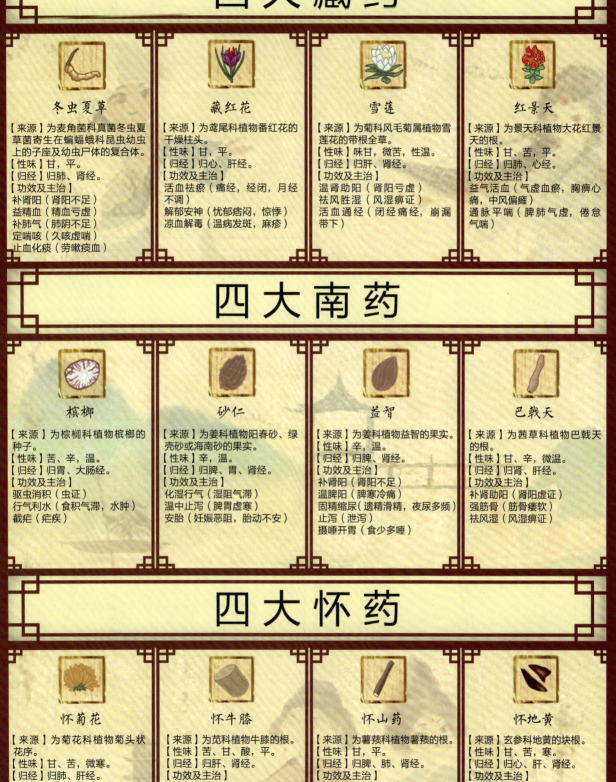

冬虫夏草

【来源】为麦角菌科真菌冬虫夏草菌寄生在蝙蝠蛾科昆虫幼虫上的子座及幼虫尸体的复合体。
【性味】甘，平。
【归经】归肺、肾经。
【功效及主治】
补肾阳（肾阳不足）
益精血（精血亏虚）
补肺气（肺阴不足）
定喘咳（久咳虚喘）
止血化痰（劳嗽痰血）

藏红花

【来源】为鸢尾科植物番红花的干燥柱头。
【性味】甘，平。
【归经】归心、肝经。
【功效及主治】
活血祛瘀（痛经，经闭，月经不调）
解郁安神（忧郁痞闷，惊悸）
凉血解毒（温病发斑，麻疹）

雪莲

【来源】为菊科风毛菊属植物雪莲花的带根全草。
【性味】味甘，微苦，性温。
【归经】归肝、肾经。
【功效及主治】
温肾助阳（肾阳亏虚）
祛风胜湿（风湿痹证）
活血通经（闭经痛经，崩漏带下）

红景天

【来源】为景天科植物大花红景天的根。
【性味】甘、苦，平。
【归经】归肺、心经。
【功效及主治】
益气活血（气虚血瘀，胸痹心痛，中风偏瘫）
通脉平喘（脾肺气虚，倦怠气喘）

四 大 南 药

槟榔

【来源】为棕榈科植物槟榔的种子。
【性味】苦、辛，温。
【归经】归胃、大肠经。
【功效及主治】
驱虫消积（虫证）
行气利水（食积气滞，水肿）
截疟（疟疾）

砂仁

【来源】为姜科植物阳春砂、绿壳砂或海南砂的果实。
【性味】辛，温。
【归经】归脾、胃、肾经。
【功效及主治】
化湿行气（湿阻气滞）
温中止泻（脾胃虚寒）
安胎（妊娠恶阻，胎动不安）

益智

【来源】为姜科植物益智的果实。
【性味】辛，温。
【归经】归脾、肾经。
【功效及主治】
补肾阳（肾阳不足）
温脾阳（脾寒冷痛）
固精缩尿（遗精滑精，夜尿多频）
止泻（泄泻）
摄唾开胃（食少多唾）

巴戟天

【来源】为茜草科植物巴戟天的根。
【性味】甘、辛，微温。
【归经】归肾、肝经。
【功效及主治】
补肾助阳（肾阳虚证）
强筋骨（筋骨痿软）
祛风湿（风湿痹证）

四 大 怀 药

怀菊花

【来源】为菊花科植物菊头状花序。
【性味】甘、苦，微寒。
【归经】归肺、肝经。
【功效及主治】
疏散风热（风热表证，温病初起）
清肝明目（目赤涩痛）
清热解毒（疮痈肿痛）
平抑肝阳（肝阳上亢）

怀牛膝

【来源】为苋科植物牛膝的根。
【性味】苦、甘、酸，平。
【归经】归肝、肾经。
【功效及主治】
活血通经（月经不调）
引血下行（肝火上炎）
利尿通淋（淋证）
补肝肾（肝肾不足）
强筋骨（筋骨不健）

怀山药

【来源】为薯蓣科植物薯蓣的根。
【性味】甘，平。
【归经】归脾、肺、肾经。
【功效及主治】
补脾肺肾气（脾虚，肺虚，肾虚证）
养脾肺肾阴（消渴证）

怀地黄

【来源】玄参科地黄的块根。
【性味】甘、苦，寒。
【归经】归心、肝、肾经。
【功效及主治】
清热凉血（热入营血证）
生津养阴（津伤口渴，阴虚内热）
止血（血热妄行，出血证）

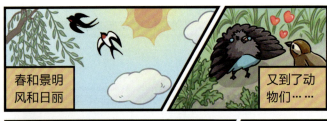

春和景明
风和日丽

又到了动物们……

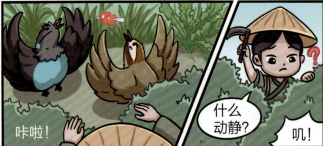

咔啦！

什么动静？

叽！

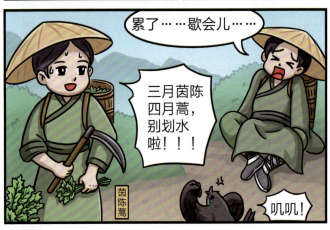

累了……歇会儿……

三月茵陈四月蒿，别划水啦！！！

茵陈蒿

叽叽！

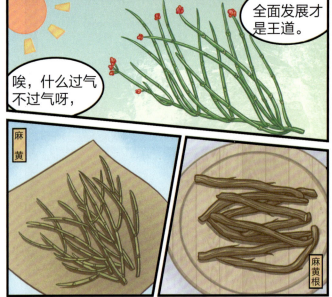

全面发展才是王道。

唉，什么过气不过气呀，

麻黄

麻黄根

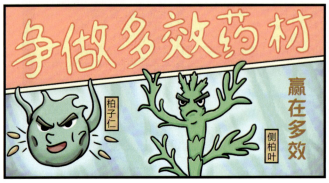

争做多效药材

柏子仁

侧柏叶

赢在多效

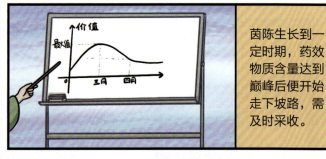

茵陈生长到一定时期，药效物质含量达到巅峰后便开始走下坡路，需及时采收。

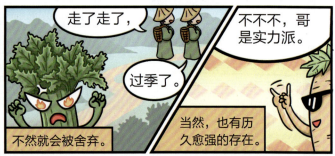

走了走了，

过季了。

不然就会被舍弃。

不不不，哥是实力派。

当然，也有历久愈强的存在。

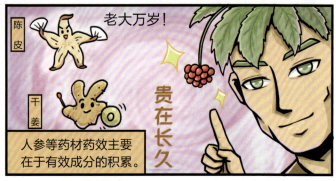

陈皮

干姜

老大万岁！

贵在长久

人参等药材药效主要在于有效成分的积累。

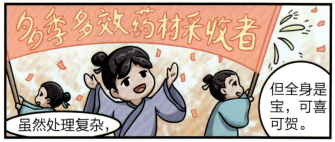

多季多效药材采收者

虽然处理复杂，

但全身是宝，可喜可贺。

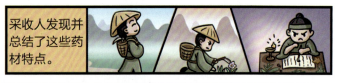

采收人发现并总结了这些药材特点。

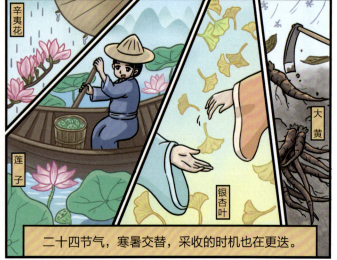

辛夷花

莲子

银杏叶

大黄

二十四节气，寒暑交替，采收的时机也在更迭。

江 中 四 时 药 学 堂

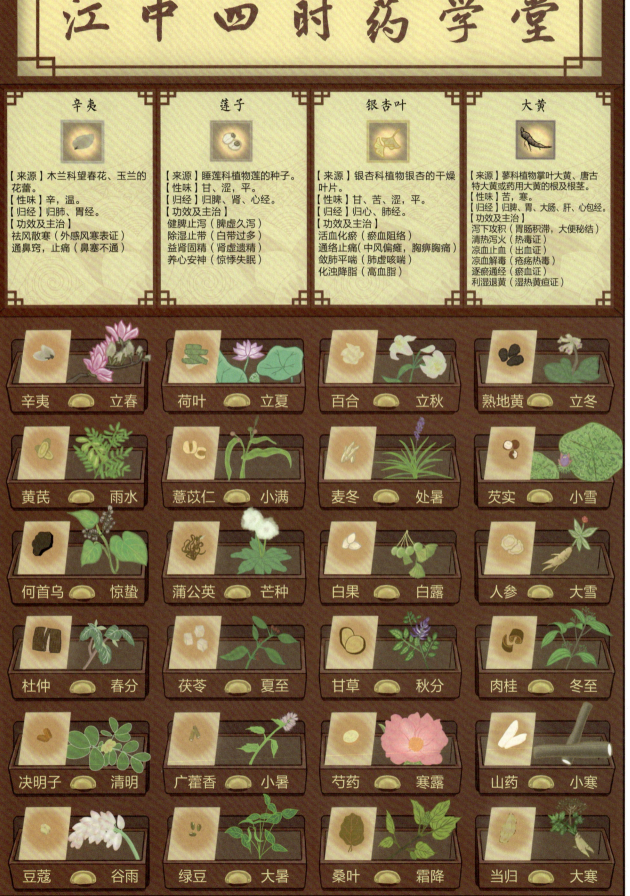

辛夷
【来源】木兰科望春花、玉兰的花蕾。
【性味】辛，温。
【归经】归肺、胃经。
【功效及主治】
祛风散寒（外感风寒表证）
通鼻窍，止痛（鼻塞不通）

莲子
【来源】睡莲科植物莲的种子。
【性味】甘、涩，平。
【归经】归脾、肾、心经。
【功效及主治】
健脾止泻（脾虚久泻）
除湿止带（白带过多）
益肾固精（肾虚遗精）
养心安神（惊悸失眠）

银杏叶
【来源】银杏科植物银杏的干燥叶片。
【性味】甘、苦、涩，平。
【归经】归心、肺经。
【功效及主治】
活血化瘀（瘀血阻络）
通络止痛（中风偏瘫，胸痹胸痛）
敛肺平喘（肺虚咳喘）
化浊降脂（高血脂）

大黄
【来源】蓼科植物掌叶大黄、唐古特大黄或药用大黄的根及根茎。
【性味】苦，寒。
【归经】归脾、胃、大肠、肝、心包经。
【功效及主治】
泻下攻积（胃肠积滞，大便秘结）
清热泻火（热毒证）
凉血止血（出血证）
凉血解毒（疮疡热毒）
逐瘀通经（瘀血证）
利湿退黄（湿热黄疸证）

辛夷 立春	荷叶 立夏	百合 立秋	熟地黄 立冬
黄芪 雨水	薏苡仁 小满	麦冬 处暑	芡实 小雪
何首乌 惊蛰	蒲公英 芒种	白果 白露	人参 大雪
杜仲 春分	茯苓 夏至	甘草 秋分	肉桂 冬至
决明子 清明	广藿香 小暑	芍药 寒露	山药 小寒
豆蔻 谷雨	绿豆 大暑	桑叶 霜降	当归 大寒

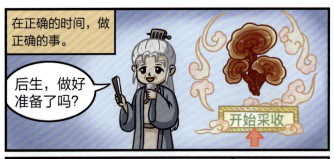

在正确的时间，做正确的事。

后生，做好准备了吗？

开始采收

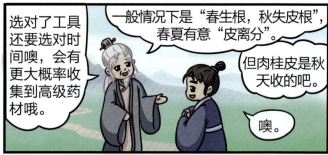

选对了工具还要选对时间噢，会有更大概率收集到高级药材哦。

一般情况下是"春生根，秋失皮根"，春夏有意"皮离分"。

但肉桂皮是秋天收的吧。

噢。

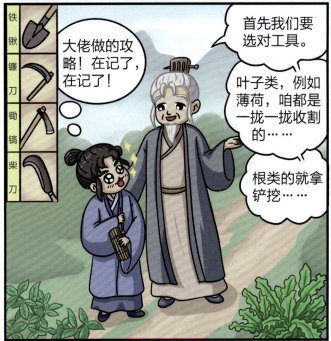

铁锹
镰刀
锄镐
柴刀

大佬做的攻略！在记了，在记了！

首先我们要选对工具。

叶子类，例如薄荷，咱都是一拢一拢收割的……

根类的就拿铲挖……

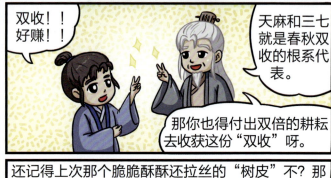

双收！！好赚！！

天麻和三七就是春秋双收的根系代表。

那你也得付出双倍的耕耘去收获这份"双收"呀。

还记得上次那个脆脆酥酥还拉丝的"树皮"不？那个就是春夏收的杜仲。

你可以试试。

吃起来也是这个感觉吗？

人与本草的疑惑并不相通。

杜仲

厚朴

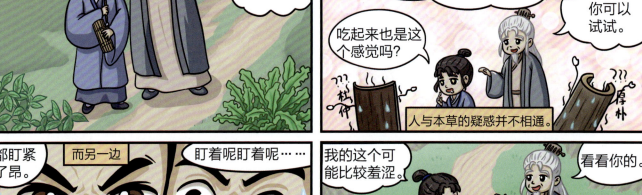

都盯紧了昂。

而另一边

盯着呢盯着呢……

次级

次级

完美加成

要看准时机……

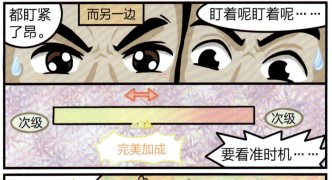

完美加成！

好耶！

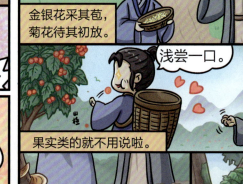

我的这个可能比较羞涩。

看看你的。

金银花采其苞，菊花待其初放。

浅尝一口。

就你小子上次吃秃一棵树是吧！

果实类的就不用说啦。

山楂

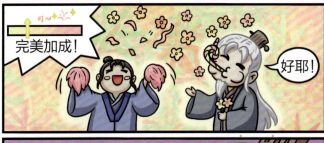

红花

人与本草的悲欢并不相通。

花类的药材都讲究"花期"，不同的花，其精华在不同的阶段出现，大家可要把握好噢。

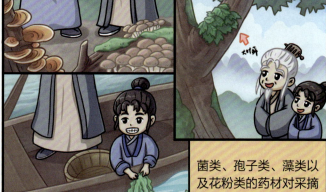

菌类、孢子类、藻类以及花粉类的药材对采摘的时机与方式视具体情况决定。

大川芎

海藻

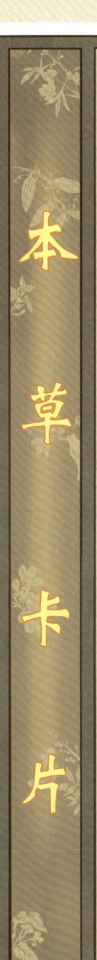

麻黄

【来源】麻黄科植物草麻黄、中麻黄、木贼麻黄的草质茎。
【性味】辛、微苦，温。
【归经】归肺、膀胱经。
【功效及主治】
发汗解表（外感风寒表实证）
宣肺平喘（肺气壅遏致喘证）
利水消肿（风水水肿）

麻黄根

【来源】麻黄科植物草麻黄、中麻黄、木贼麻黄的根和根茎。
【性味】甘、涩，平。
【归经】归心、肺经。
【功效及主治】
固表止汗（自汗盗汗）

陈皮

【来源】芸香科植物橘及其栽培变种的成熟果皮。
【性味】苦、辛，温。
【归经】归肺、脾经。
【功效及主治】
理气健脾（脾胃气滞证）
燥湿化痰（湿阻中焦，寒痰咳嗽证）

柏子仁

【来源】柏科植物侧柏的种仁。
【性味】甘，平。
【归经】归心、肾、大肠经。
【功效及主治】
养心安神（虚烦失眠）
润肠通便（肠燥便秘）

侧柏叶

【来源】柏科植物侧柏的枝梢和叶。
【性味】苦、涩，寒。
【归经】归肺、肝、脾经。
【功效及主治】
凉血止血（血热出血证）
化痰止咳（肺热咳嗽）
生发乌发（血热脱发，须发早白）

干姜

【来源】姜科植物姜的根茎。
【性味】辛，热。
【归经】归脾、胃、肾、心、肺经。
【功效及主治】
温中散寒（脾胃寒证）
回阳通脉（亡阳证）
温肺化饮（肺寒咳嗽）

茵陈

【来源】菊科植物滨蒿或茵陈蒿的地上部分。
【性味】苦、辛，微寒。
【归经】归脾、胃、肝、胆经。
【功效及主治】
清热解毒（湿疮湿疹）
利湿退黄（黄疸）

杜仲

【来源】杜仲科植物杜仲的树皮。
【性味】甘，温。
【归经】归肝、肾经。
【功效及主治】
补肝肾（肝肾亏虚）
强筋骨（筋骨无力）
安胎（胎动不安）

厚朴

【来源】木兰科植物厚朴或凹叶厚朴的干皮、根皮及枝皮。
【性味】苦、辛，温。
【归经】归脾、胃、肺、大肠经。
【功效及主治】
燥湿祛痰（湿阻中焦，痰饮喘咳）
下气除满（肠胃积滞，湿积胀满）

红花

【来源】菊科植物红花的花。
【性味】辛，温。
【归经】归心、肝经。
【功效及主治】
活血祛瘀（瘀血证）
通经止痛（癥瘕积聚，经闭腹痛）

山楂

【来源】蔷薇科植物山里红或山楂的果实。
【性味】酸、甘，微温。
【归经】归脾、胃、肝经。
【功效及主治】
消食化积（饮食积滞）
行气散瘀（血瘀所致的胸腹痛）

海藻

【来源】马尾藻科植物海蒿子或羊栖菜藻体。
【性味】苦、咸，寒。
【归经】归肝、胃、肾经。
【功效及主治】
消痰软坚（瘿瘤瘰疬）
利水消肿（痰饮水肿）

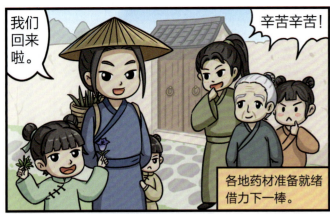

我们回来啦。

辛苦辛苦!

各地药材准备就绪借力下一棒。

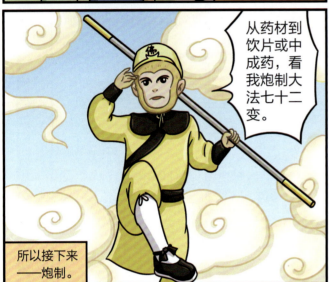

从药材到饮片或中成药,看我炮制大法七十二变。

所以接下来——炮制。

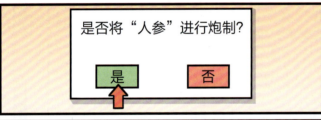

是否将"人参"进行炮制?

是　　否

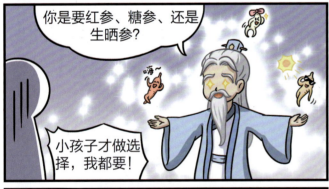

你是要红参、糖参、还是生晒参?

嗨~

小孩子才做选择,我都要!

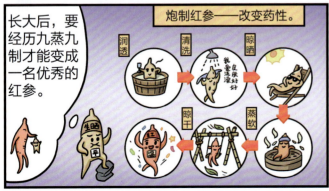

长大后,要经历九蒸九制才能变成一名优秀的红参。

炮制红参——改变药性。

润透　清洗　晾晒

我皮肤很好

皮肤凉凉好好

晾干　蒸软

红烧

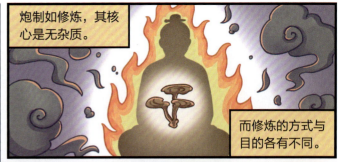

炮制如修炼,其核心是无杂质。

而修炼的方式与目的各有不同。

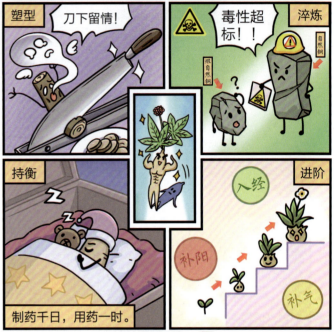

塑型

刀下留情!

毒性超标!!

淬炼

持衡

Z Z

制药千日,用药一时。

入经

进阶

补阳

补气

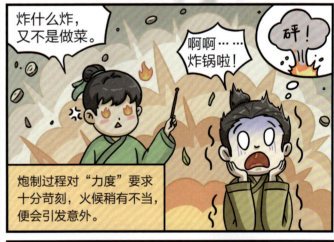

炸什么炸,又不是做菜。

啊啊……炸锅啦!

砰!

炮制过程对"力度"要求十分苛刻,火候稍有不当,便会引发意外。

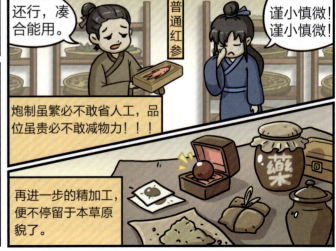

还行,凑合能用。

普通红参

谨小慎微!谨小慎微!

炮制虽繁必不敢省人工,品位虽贵必不敢减物力!!!

再进一步的精加工,便不停留于本草原貌了。

藥

本草卡片

金银花

【来源】忍冬科植物忍冬的花蕾或初开的花。
【性味】甘，寒。
【归经】归肺、心、胃经。
【功效及主治】
清热解毒（疮痈肿瘤，咽喉肿痛）
疏散风热（风热表证，温热证）

自然铜

【来源】硫化物类矿物黄铁矿族黄铁矿，主含二硫化铁。
【性味】辛，平。
【归经】归肝经。
【功效及主治】
散瘀止痛（瘀肿疼痛）
接骨疗伤（跌打损伤，筋断骨折）

灵芝

【来源】多孔菌科灵芝属真菌赤芝或紫芝的干燥子实体。
【性味】甘，平。
【归经】归心、肺、肝、肾经。
【功效及主治】
补气安神（心神不宁，失眠心悸）
止咳平喘（肺虚咳喘，虚劳短气，不思饮食）

红参

【来源】五加科植物人参的根和茎。
【性味】甘、微苦，温。
【归经】归脾、肺、心、肾经。
【功效及主治】
大补元气（体虚欲脱）
复脉固脱（肢冷脉微）
益气摄血（气不摄血，崩漏下血）

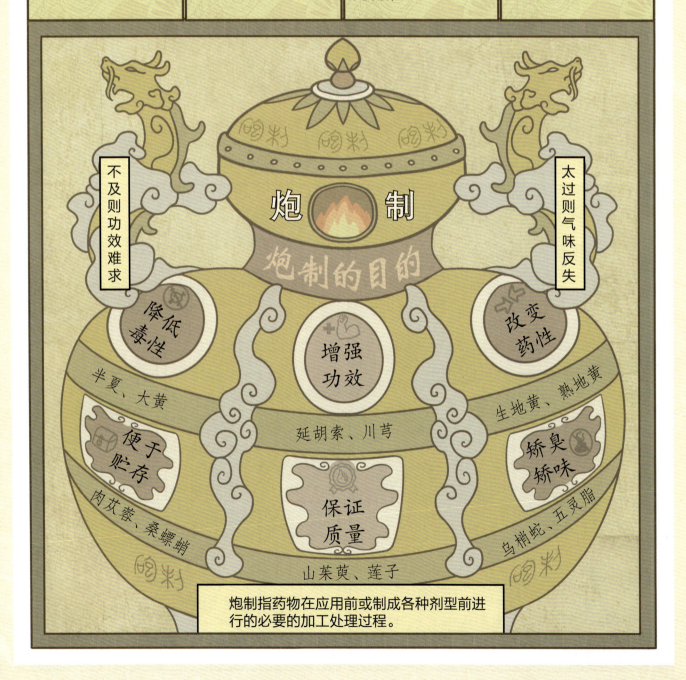

炮制

不及则功效难求

太过则气味反失

炮制的目的

降低毒性
半夏、大黄

增强功效
延胡索、川芎

改变药性
生地黄、熟地黄

便于贮存
肉苁蓉、桑螵蛸

保证质量
山茱萸、莲子

矫臭矫味
乌梢蛇、五灵脂

炮制指药物在应用前或制成各种剂型前进行的必要的加工处理过程。

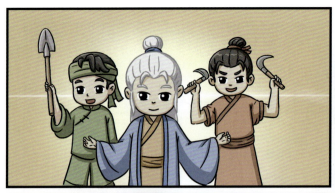

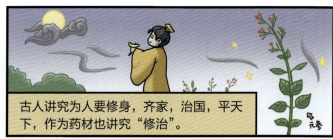

古人讲究为人要修身，齐家，治国，平天下，作为药材也讲究"修治"。

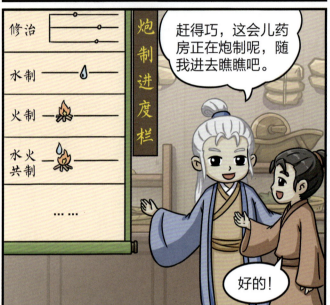

炮制进度栏

修治	
水制	💧
火制	🔥
水火共制	💧🔥
……	

赶得巧，这会儿药房正在炮制呢，随我进去瞧瞧吧。

好的！

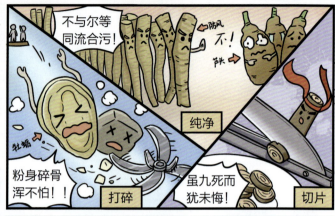

不与尔等同流合污！

纯净

粉身碎骨浑不怕！！

打碎

切片

虽九死而犹未悔！

水制

咱多泡会儿……

咕噜咕噜……

浸

慢点！晕了！

浸

针对绝大部分草木药材，洗、泡、漂、润所用最多。

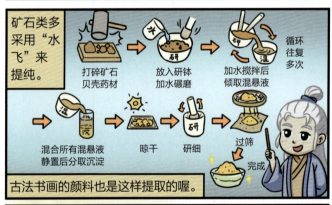

矿石类多采用"水飞"来提纯。

打碎矿石贝壳药材 → 放入研钵加水碾磨 → 加水搅拌后倾取混悬液 → 循环往复多次

混合所有混悬液静置后分取沉淀 → 晾干 → 研细 → 过筛 → 完成

古法书画的颜料也是这样提取的喔。

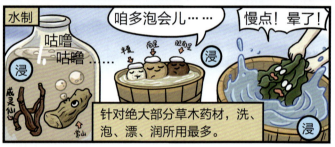

舒服！

煮

滋——

蒸

淬

师傅，水温调低点喔！烫皮！

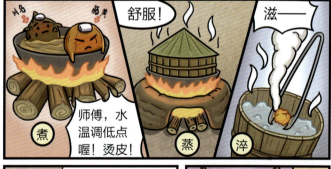

感觉好多炮制方法都很贴近生活呢……像在做菜……

可不止是"贴近"呢……

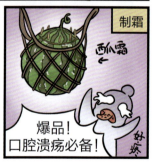

制霜

爆品！口腔溃疡必备！

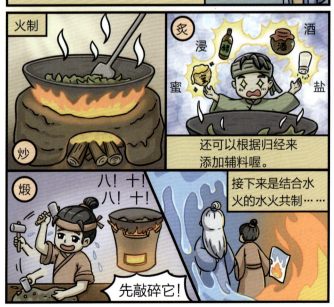

火制

炒

煅

八！十！八！十！

先敲碎它！

炙

浸 蜜 酒 盐

还可以根据归经来添加辅料喔。

接下来是结合水火的水火共制……

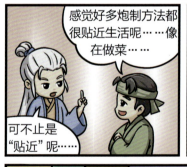

发芽 发酵

酿

药食不分家可是体现在方方面面的呢……

学到了！学到了！

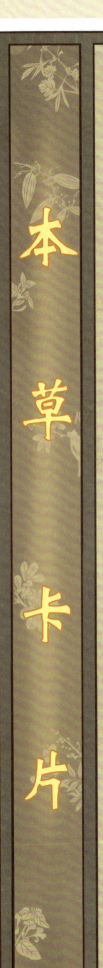

本草卡片

牡蛎

【来源】牡蛎科动物长牡蛎、大连湾牡蛎或近江牡蛎的贝壳。
【性味】咸，微寒。
【归经】归肝、胆、肾经。
【功效及主治】
镇心安神（心神不宁证）
平肝潜阳（肝阳上亢证）
软坚散结（瘰疬瘿瘤，癥瘕积聚）
收敛固涩（滑脱诸证）

防风

【来源】伞科植物防风的根。
【性味】辛、甘，微温。
【归经】归膀胱、肝、脾经。
【功效及主治】
祛风解表（外感表证）
胜湿止痛（风湿痹痛，皮肤瘙痒）
止痉（破伤风证）

昆布

【来源】海带科植物海带或翅藻科植物昆布的叶状体。
【性味】咸，寒。
【归经】归肝、胃、肾经。
【功效及主治】
消痰软坚（瘰疬瘿瘤）
利水消肿（痰饮水肿）

威灵仙

【来源】毛茛科植物威灵仙、绵团铁线莲或东北铁线莲的根和根茎。
【性味】辛、咸，温。
【归经】归膀胱经。
【功效及主治】
祛风湿（风寒湿痹）
通经络（筋脉拘挛）
止痛（关节疼痛）
消骨鲠（骨刺鲠咽之轻证）

常山

【来源】虎耳草科植物常山的根。
【性味】苦、辛，寒；有毒。
【归经】归肺、肝、心经。
【功效及主治】
涌吐痰涎（痰饮）
截疟（疟疾）

半夏

【来源】天南星科植物半夏的块茎。
【性味】辛、温；有毒。
【归经】归脾、胃、肝经。
【功效及主治】
燥湿化痰（湿痰寒痰证）
降逆止呕（呕吐，胃气上逆）
消痞散结（胸脘痞闷，梅核气）

天南星

【来源】天南星科植物天南星、异叶天南星或东北天南星的块茎。
【性味】苦、辛，温；有毒。
【归经】归肺、肝、脾经。
【功效及主治】
燥湿化痰（湿痰寒痰证）
散结消肿（痈疽肿痛）
祛风止痉（风痰眩晕）

胆南星

【来源】天南星的细粉与牛羊或猪胆汁经加工而成。
【性味】苦、微辛，凉。
【归经】归肺、肝、脾经。
【功效及主治】
清热化痰（痰热咳嗽，咯痰黄稠）
息风定惊（中风痰迷，癫狂惊痫）

川乌

【来源】毛茛科植物乌头的母根。
【性味】辛、苦，热；有大毒。
【归经】归心、肝、肾、脾经。
【功效及主治】
祛风湿（风寒湿痹）
止痛（寒疝腹痛）
散寒（寒凝诸痛）

藤黄

【来源】藤黄科植物藤黄的树脂。
【性味】酸、涩，凉。
【归经】归胃、大肠经。
【功效及主治】
消肿攻毒（痈疽肿毒，跌打肿痛）
祛腐敛疮（溃疡湿疮）
止血（疮疡出血及烫伤）

雄黄

【来源】硫化物类矿物雄黄族雄黄。
【性味】辛、温；有毒。
【归经】归肝、大肠经。
【功效及主治】
杀虫（虫积腹痛）
攻毒（痈疽疔疮）
祛痰截疟（咳喘疟疾）

西瓜霜

【来源】葫芦科植物西瓜的成熟果实经加工而成的白色结晶粉末。
【性味】咸，寒。
【归经】归肺、胃、大肠经。
【功效及主治】
清热泻火（口疮）
消肿止痛（咽喉肿痛，喉痹）

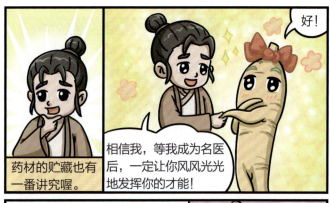

药材的贮藏也有一番讲究喔。

相信我，等我成为名医后，一定让你风风光光地发挥你的才能！

好！

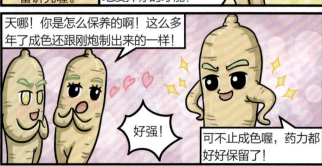

天哪！你是怎么保养的啊！这么多年了成色还跟刚炮制出来的一样！

好强！

可不止成色喔，药力都好好保留了！

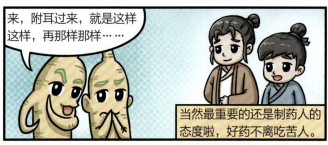

来，附耳过来，就是这样这样，再那样那样……

当然最重要的还是制药人的态度啦，好药不离吃苦人。

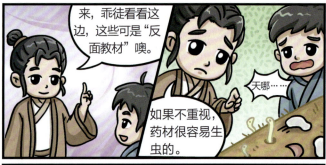

来，乖徒看看这边，这些可是"反面教材"噢。

天哪……

如果不重视，药材很容易生虫的。

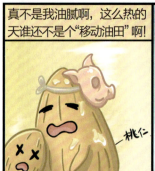

真不是我油腻啊，这么热的天谁还不是个"移动油田"啊！

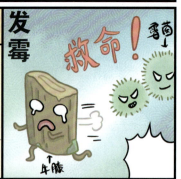

发霉

救命！

桃仁

半夏

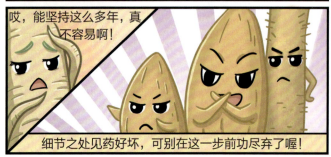

哎，能坚持这么多年，真不容易啊！

细节之处见药好坏，可别在这一步前功尽弃了喔！

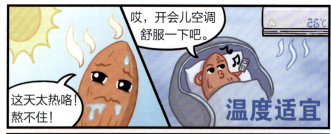

哎，开会儿空调舒服一下吧。

这天太热咯！熬不住！

温度适宜

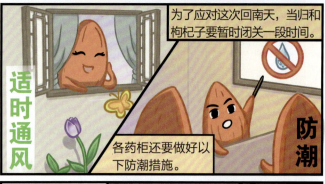

为了应对这次回南天，当归和枸杞子要暂时闭关一段时间。

适时通风

防潮

各药柜还要做好以下防潮措施。

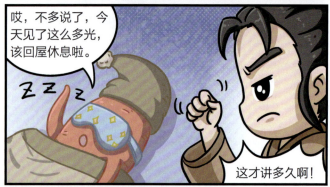

哎，不多说了，今天见了这么多光，该回屋休息啦。

ZZZ

这才讲多久啊！

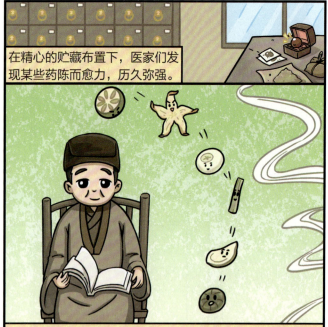

在精心的贮藏布置下，医家们发现某些药陈而愈力，历久弥强。

"枳壳陈皮半夏齐，麻黄狼毒及吴萸，六般之药宜陈久，入药方知奏效齐。"六陈歌是对六味良"陈"美药的总结。

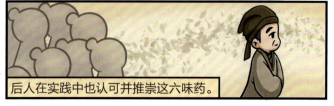

后人在实践中也认可并推崇这六味药。

本草卡片

青皮

【来源】芸香科植物橘及其栽培变种的幼果或未成熟果实的果皮。
【性味】苦、辛，温。
【归经】归肝、胆、胃经。
【功效及主治】
破气消积（气滞腹痛，食积腹痛）
疏肝散结（肝郁气滞）

枳壳

【来源】芸香科植物酸橙及其栽培变种的干燥未成熟果实。
【性味】苦、辛，酸。
【归经】归脾、胃经。
【功效及主治】
理气宽胸（上焦气壅，胸膈痞满，胁肋胀痛）
行滞消积（食积不化，噫气呕逆）

狼毒

【来源】瑞香科植物瑞香狼毒或大戟科狼毒大戟、月腺大戟的根。
【性味】辛，平。
【归经】归肝、脾经。
【功效及主治】
散结（外用于淋巴结结核，皮癣）
杀虫（灭蛆）

吴茱萸

【来源】芸香科植物吴茱萸、石虎或疏毛吴茱萸的近成熟果实。
【性味】辛、苦，热；有小毒。
【归经】归肝、脾、胃、肾经。
【功效及主治】
散寒止痛（寒凝诸痛）
降逆止呕（呕吐吞酸）
助阳止泻（寒虚泄泻）

变质现象

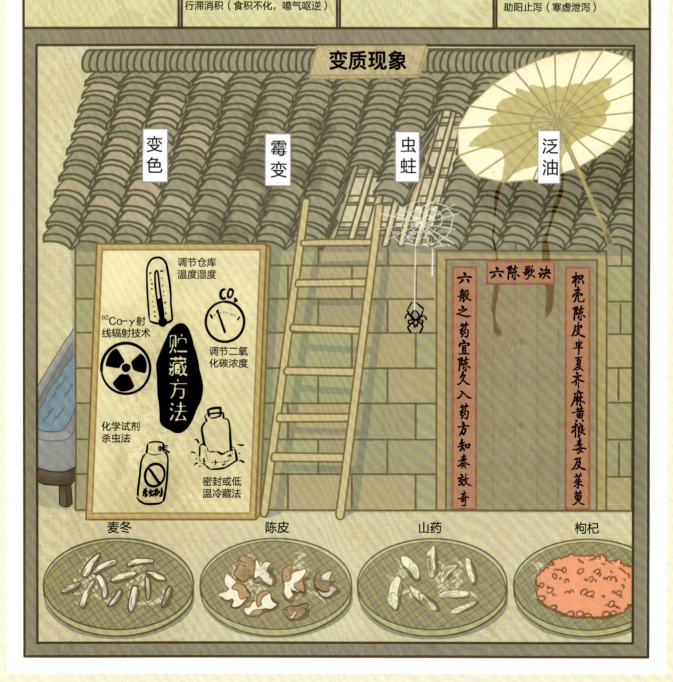

变色　霉变　虫蛀　泛油

贮藏方法

调节仓库温度湿度

$^{60}Co-\gamma$射线辐射技术

CO₂ 调节二氧化碳浓度

化学试剂杀虫法

密封或低温冷藏法

六陈歌诀

六般之药宜陈久 入药方知奏效奇

枳壳陈皮半夏齐 麻黄狼姜及茱萸

麦冬　陈皮　山药　枸杞

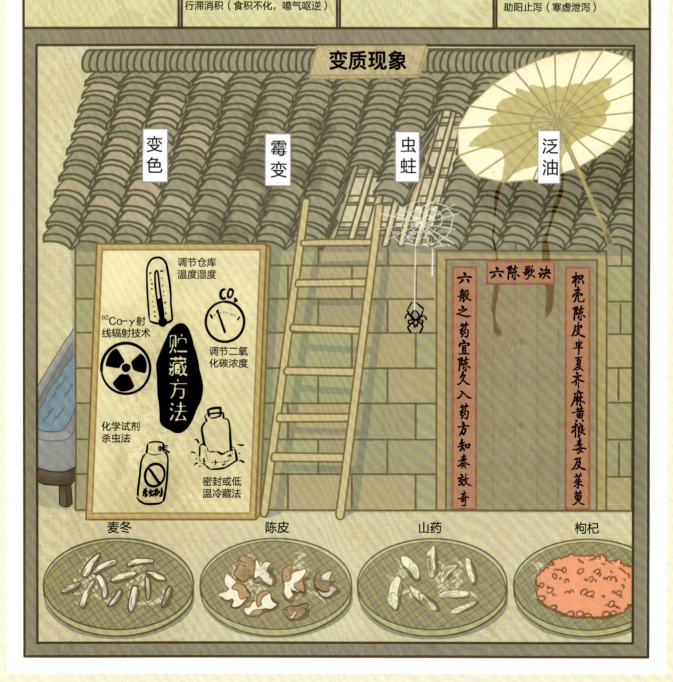

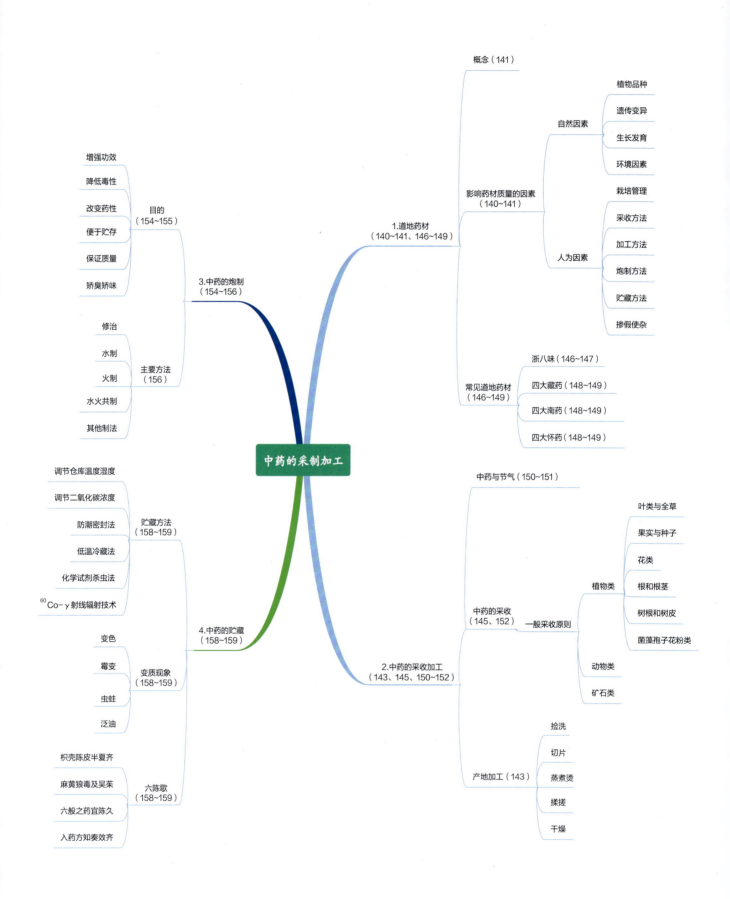

中药的采制加工

1.道地药材
（140~141、146~149）
- 概念（141）
- 影响药材质量的因素
（140~141）
  - 自然因素
    - 植物品种
    - 遗传变异
    - 生长发育
    - 环境因素
  - 人为因素
    - 栽培管理
    - 采收方法
    - 加工方法
    - 炮制方法
    - 贮藏方法
    - 掺假使杂
- 常见道地药材
（146~149）
  - 浙八味（146~147）
  - 四大藏药（148~149）
  - 四大南药（148~149）
  - 四大怀药（148~149）

3.中药的炮制
（154~156）
- 目的
（154~155）
  - 增强功效
  - 降低毒性
  - 改变药性
  - 便于贮存
  - 保证质量
  - 矫臭矫味
- 主要方法
（156）
  - 修治
  - 水制
  - 火制
  - 水火共制
  - 其他制法

4.中药的贮藏
（158~159）
- 贮藏方法
（158~159）
  - 调节仓库温度湿度
  - 调节二氧化碳浓度
  - 防潮密封法
  - 低温冷藏法
  - 化学试剂杀虫法
  - $^{60}Co-\gamma$射线辐射技术
- 变质现象
（158~159）
  - 变色
  - 霉变
  - 虫蛀
  - 泛油
- 六陈歌
（158~159）
  - 枳壳陈皮半夏齐
  - 麻黄狼毒及吴茱
  - 六般之药宜陈久
  - 入药方知奏效齐

2.中药的采收加工
（143、145、150~152）
- 中药与节气（150~151）
- 中药的采收
（145、152）
  - 一般采收原则
    - 植物类
      - 叶类与全草
      - 果实与种子
      - 花类
      - 根和根茎
      - 树根和树皮
      - 菌藻孢子花粉类
    - 动物类
    - 矿石类
- 产地加工（143）
  - 捡洗
  - 切片
  - 蒸煮烫
  - 揉搓
  - 干燥

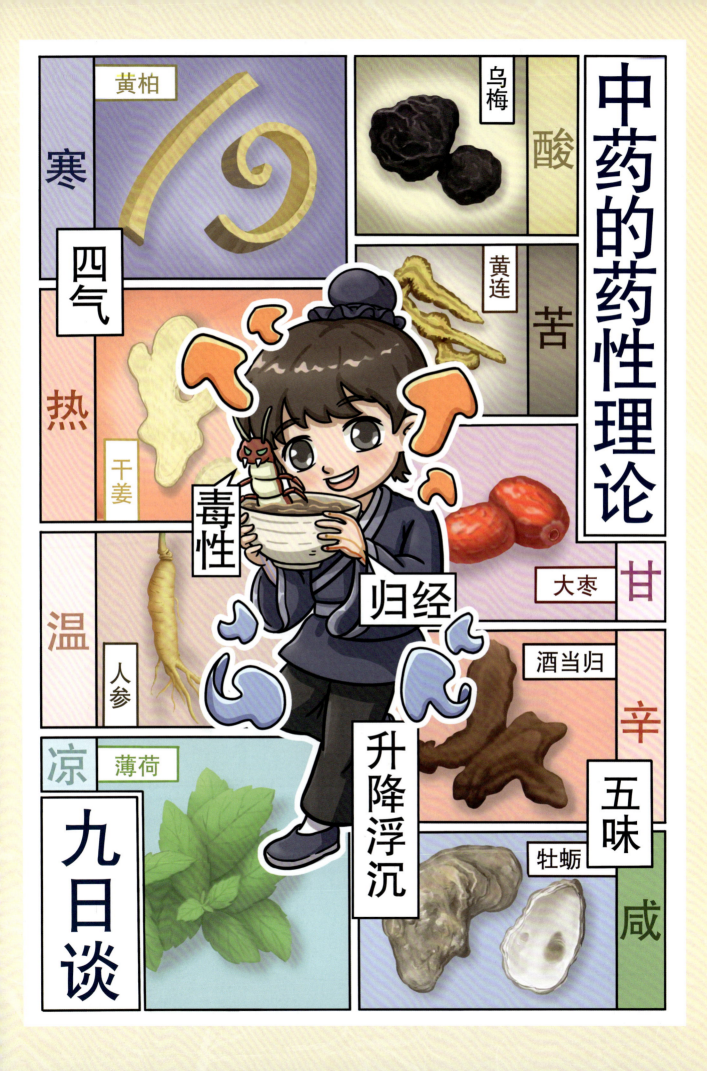

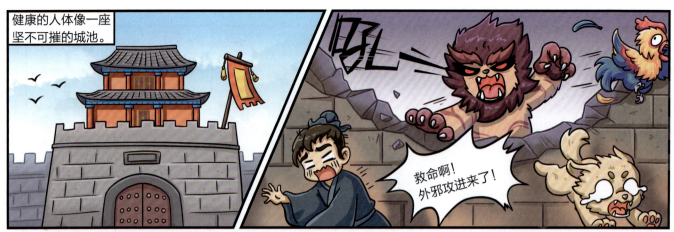

健康的人体像一座坚不可摧的城池。

救命啊！外邪攻进来了！

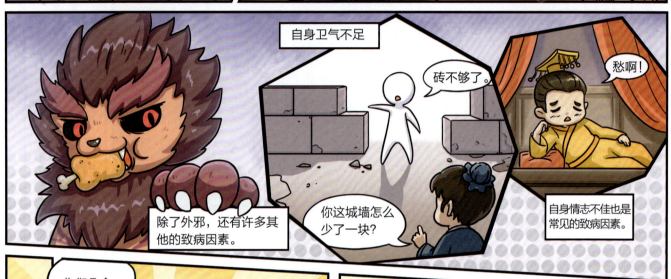

自身卫气不足

砖不够了。

愁啊！

除了外邪，还有许多其他的致病因素。

你这城墙怎么少了一块？

自身情志不佳也是常见的致病因素。

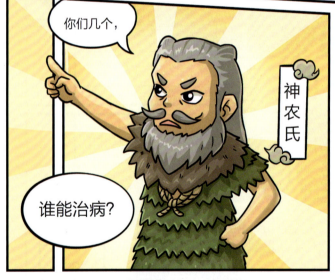

你们几个，

神农氏

谁能治病？

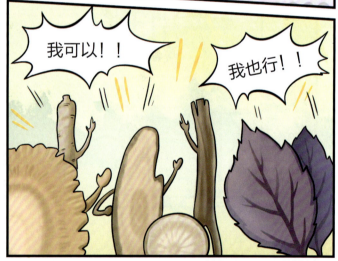

我可以！！

我也行！！

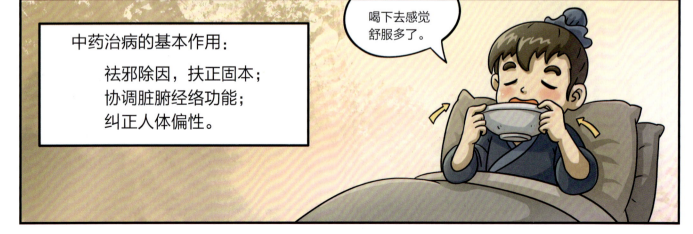

喝下去感觉舒服多了。

中药治病的基本作用：

祛邪除因，扶正固本；
协调脏腑经络功能；
纠正人体偏性。

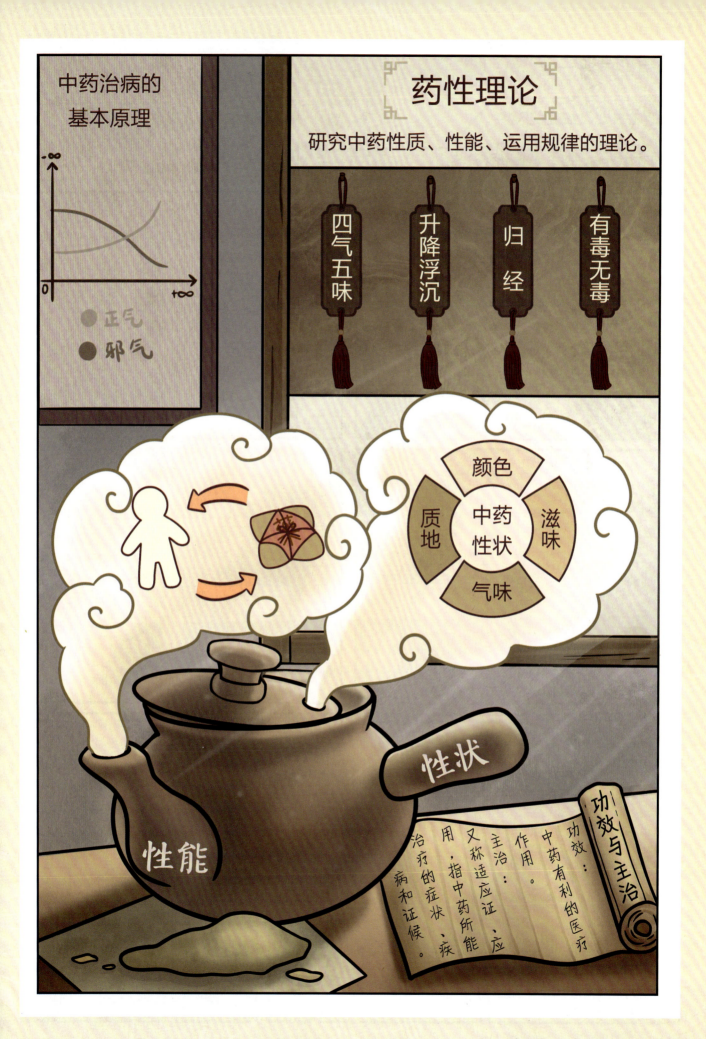

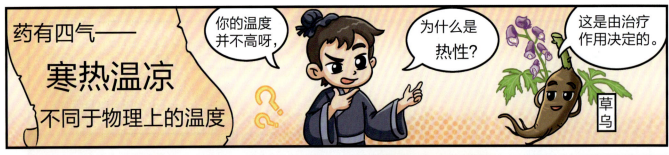

药有四气——

寒热温凉

不同于物理上的温度

你的温度并不高呀，

为什么是热性？

这是由治疗作用决定的。

草乌

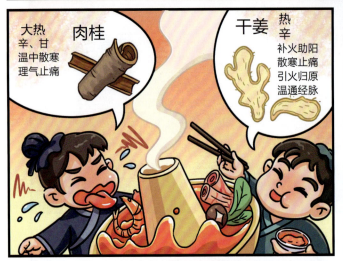

肉桂
大热
辛、甘
温中散寒
理气止痛

干姜
热
辛
补火助阳
散寒止痛
引火归原
温通经脉

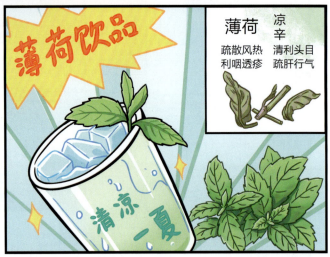

薄荷饮品

清凉一夏

薄荷
凉
辛
疏散风热　清利头目
利咽透疹　疏肝行气

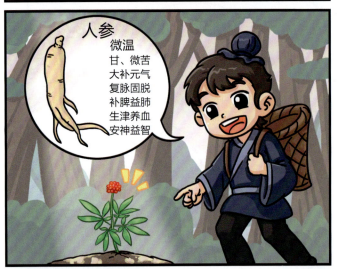

人参
微温
甘、微苦
大补元气
复脉固脱
补脾益肺
生津养血
安神益智

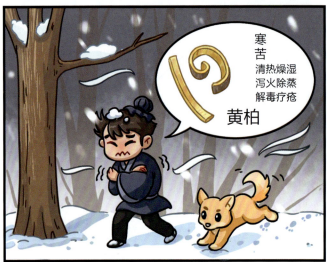

寒
苦
清热燥湿
泻火除蒸
解毒疗疮

黄柏

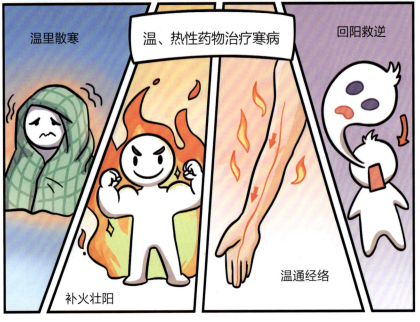

温里散寒

温、热性药物治疗寒病

回阳救逆

补火壮阳

温通经络

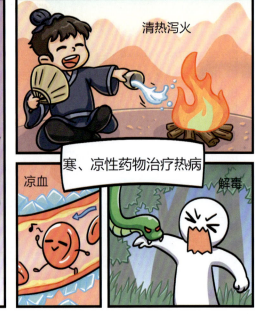

清热泻火

寒、凉性药物治疗热病

凉血

解毒

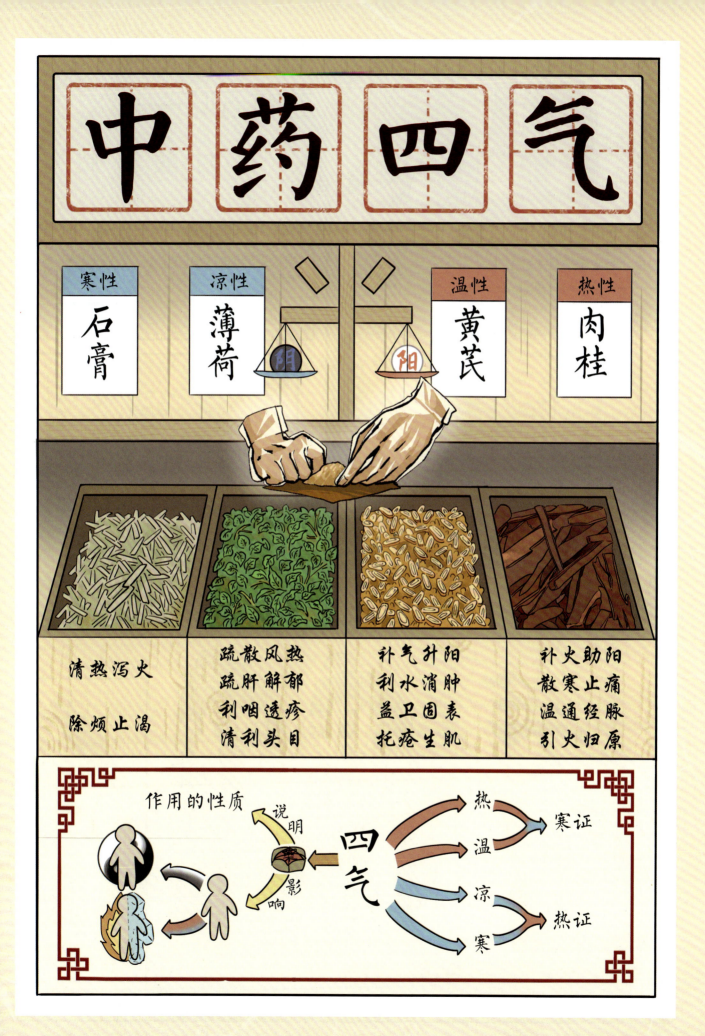

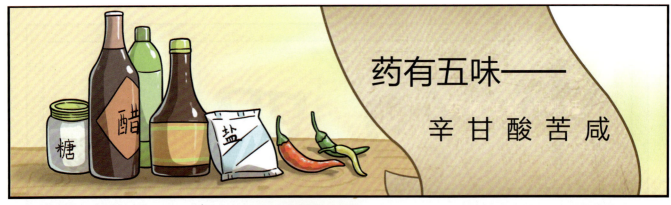

药有五味——
辛 甘 酸 苦 咸

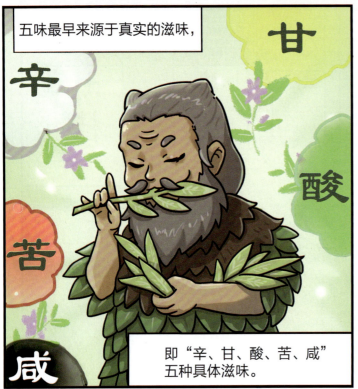

五味最早来源于真实的滋味，

即"辛、甘、酸、苦、咸"五种具体滋味。

有人认为五味之外还有淡味、涩味。"淡"依附于"甘"，"涩"依附于"酸"。

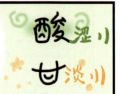

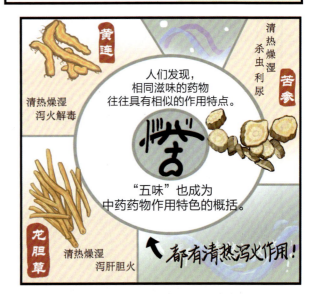

人们发现，相同滋味的药物往往具有相似的作用特点。

黄连 清热燥湿 泻火解毒

苦参 清热燥湿 杀虫利尿

龙胆草 清热燥湿 泻肝胆火

"五味"也成为中药药物作用特色的概括。

都有清热泻火作用！

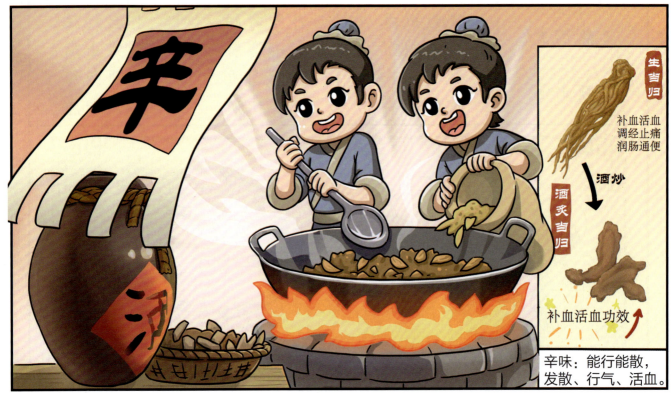

生当归 补血活血 调经止痛 润肠通便

酒炒

酒炙当归

补血活血功效↑

辛味：能行能散，发散、行气、活血。

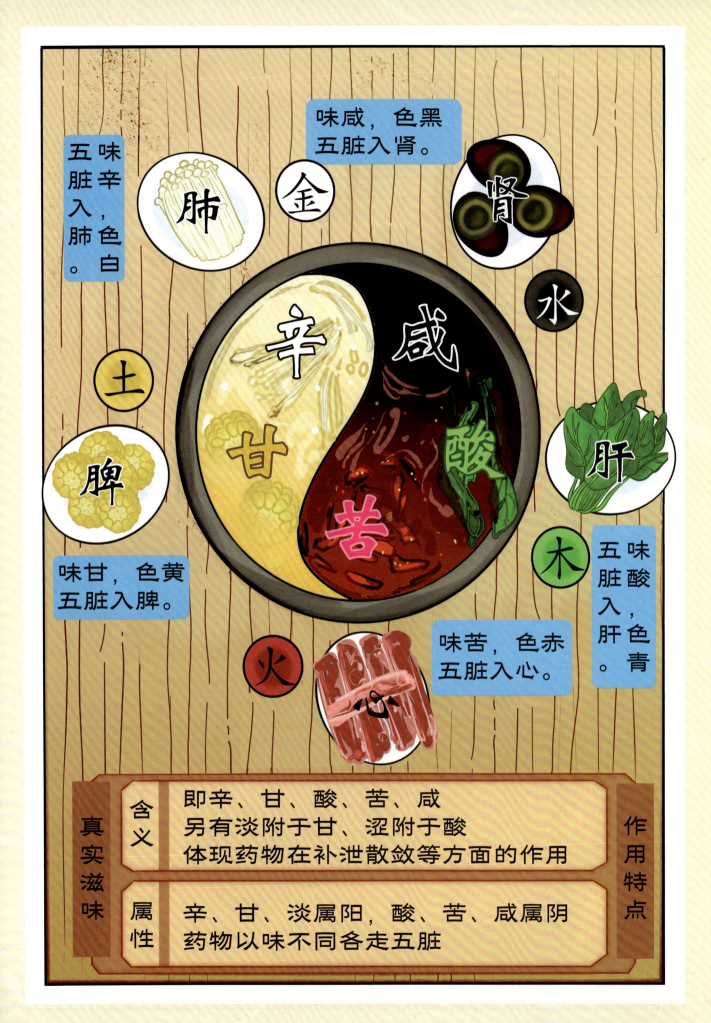

味咸，色黑
五脏入肾。

味辛，色白
五脏入肺。

土

木

味甘，色黄
五脏入脾。

味酸，色青
五脏入肝。

味苦，色赤
五脏入心。

真实滋味	含义	即辛、甘、酸、苦、咸 另有淡附于甘、涩附于酸 体现药物在补泄散敛等方面的作用	作用特点
	属性	辛、甘、淡属阳，酸、苦、咸属阴 药物以味不同各走五脏	

药有五味

（下）

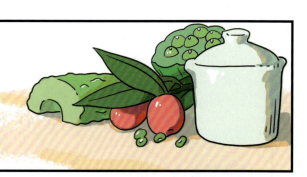

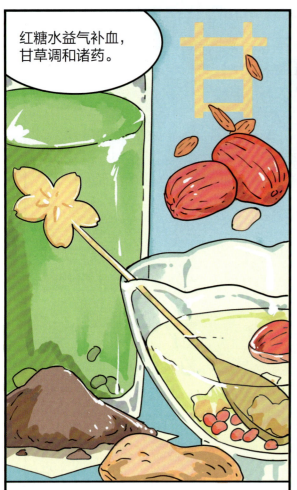

红糖水益气补血，甘草调和诸药。

甘味：补益、和中、调和药性、缓急止痛。

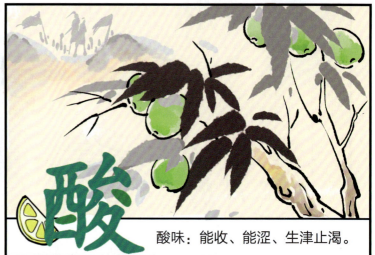

酸味：能收、能涩、生津止渴。

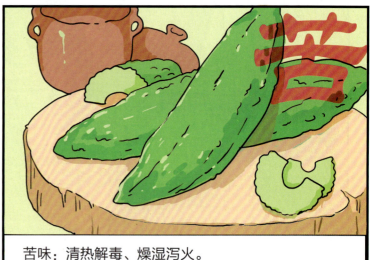

苦味：清热解毒、燥湿泻火。

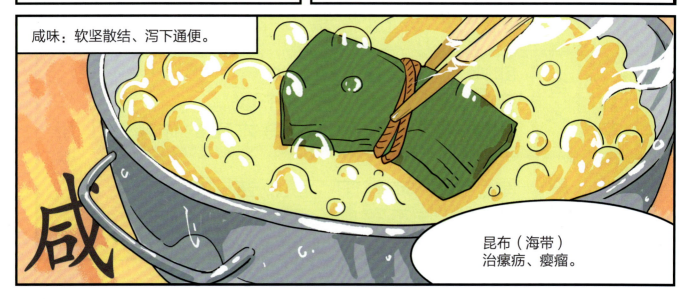

咸味：软坚散结、泻下通便。

昆布（海带）治疗瘰、瘿瘤。

五味的作用与适应证

五味		作用	适应证	举例
辛	能散	发散解表	表证	麻黄、薄荷
	能行	活血行气	气滞血瘀证	川芎、木香
甘	能补	滋补和中	正气虚弱	人参、熟地黄、麦冬
	能和	调和药物	药性过猛	甘草、大枣
	能缓	缓急止痛	四肢挛急	芍药、甘草
	解毒	缓解毒性	中毒	蜂蜜、甘草
酸	能收	固表止汗	体虚多汗	五味子、五倍子
		收敛肺气	肺虚久咳	
	能固	固精止遗	遗精遗尿	金樱子、覆盆子
	能涩	涩肠止泻	久泄肠滑	五味子、诃子
苦	能泻	清热泻火、通便	火热证、便秘	黄连、大黄
	能降	降逆止呕、降气平喘	呕恶、咳喘	半夏、杏仁
	能燥	燥湿	湿证	苍术
	能坚	泻火存阴（坚阴）	阴虚火旺	黄柏、知母
咸	能下	泻下通便	肠屎燥结	芒硝
	能润	润燥软坚	瘰疬痰核	
	能软	软坚散结	癥瘕痞块	牡蛎、海藻
淡	能渗	利水渗湿	小便不利	茯苓
	能利			

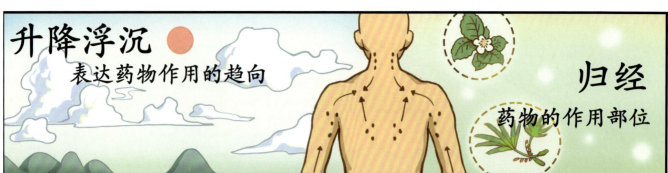

升降浮沉
表达药物作用的趋向

归经
药物的作用部位

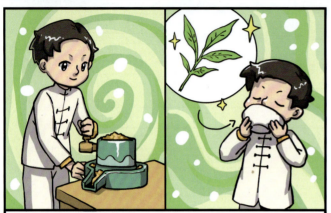

李时珍言："升降在物，亦在人也。"
中药的升降浮沉与药物的质地、性味（四气五味）、炮制、配伍等相关。

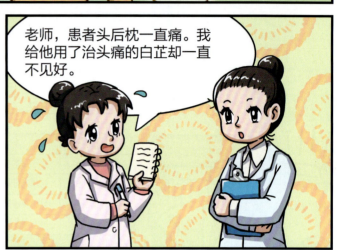

老师，患者头后枕一直痛。我给他用了治头痛的白芷却一直不见好。

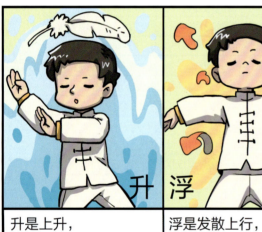

升是上升，指药物向上走的趋向。

浮是发散上行，指药物往外散的趋向。

凡气温热、味辛甘的药物，大多有升浮作用。

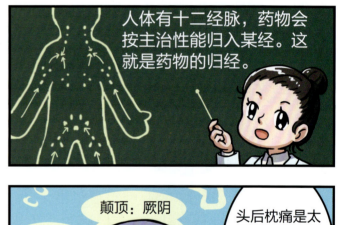

人体有十二经脉，药物会按主治性能归入某经。这就是药物的归经。

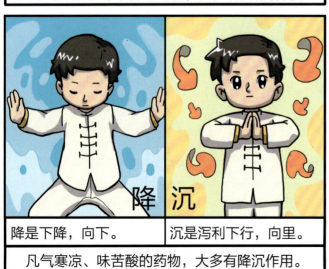

降是下降，向下。

沉是泻利下行，向里。

凡气寒凉、味苦酸的药物，大多有降沉作用。

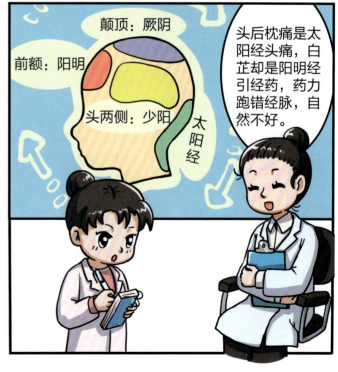

颠顶：厥阴

前额：阳明

头两侧：少阳

太阳经

头后枕痛是太阳经头痛，白芷却是阳明经引经药，药力跑错经脉，自然不好。

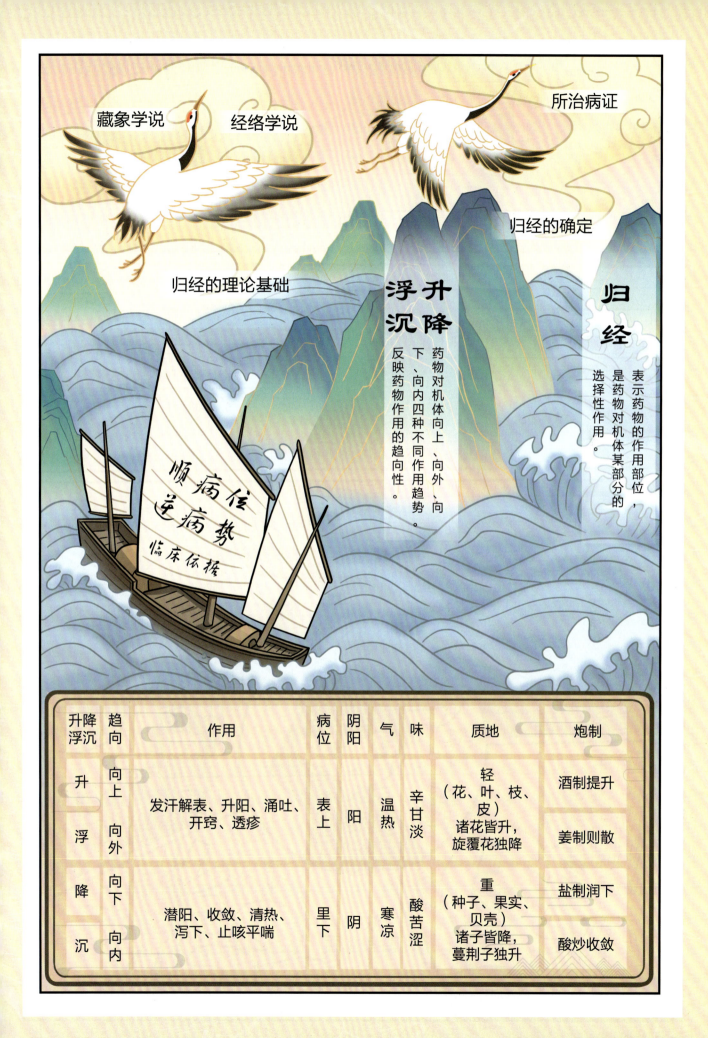

藏象学说　经络学说

所治病证

归经的确定

归经的理论基础

浮升沉降

药物对机体向上、向外、向下、向内四种不同作用趋势。

反映药物作用的趋向性。

归经

表示药物的作用部位，是药物对机体某部分的选择性作用。

顺病位 逆病势 临床依据

升降浮沉	趋向	作用	病位	阴阳	气	味	质地	炮制
升	向上	发汗解表、升阳、涌吐、开窍、透疹	表上	阳	温热	辛甘淡	轻（花、叶、枝、皮）诸花皆升，旋覆花独降	酒制提升
浮	向外							姜制则散
降	向下	潜阳、收敛、清热、泻下、止咳平喘	里下	阴	寒凉	酸苦涩	重（种子、果实、贝壳）诸子皆降，蔓荆子独升	盐制润下
沉	向内							酸炒收敛

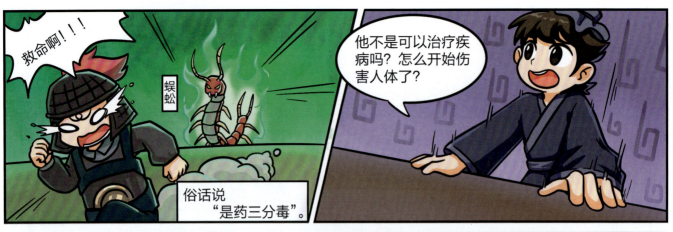

救命啊！！！

蜈蚣

俗话说"是药三分毒"。

他不是可以治疗疾病吗？怎么开始伤害人体了？

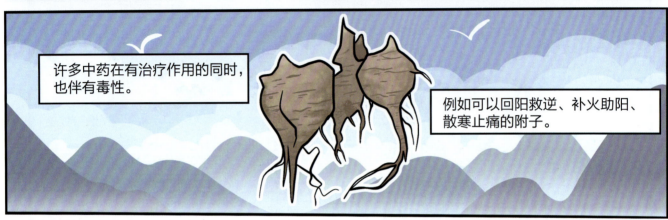

许多中药在有治疗作用的同时，也伴有毒性。

例如可以回阳救逆、补火助阳、散寒止痛的附子。

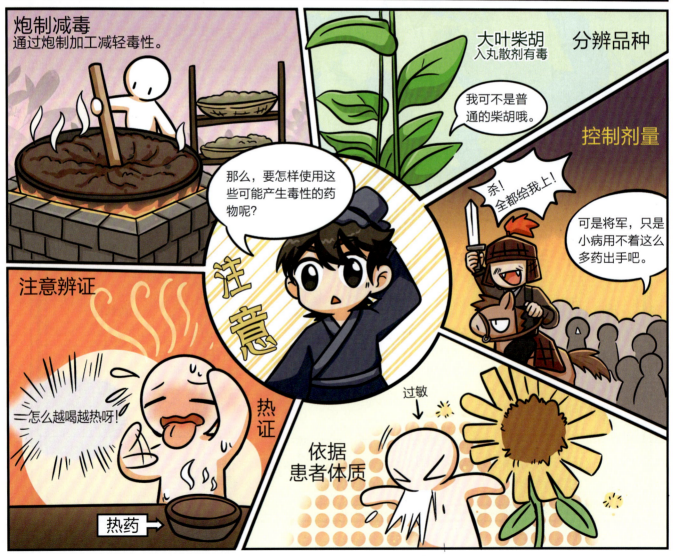

炮制减毒
通过炮制加工减轻毒性。

大叶柴胡
入丸散剂有毒

分辨品种

我可不是普通的柴胡哦。

控制剂量

那么，要怎样使用这些可能产生毒性的药物呢？

注意

杀！全都给我上！

可是将军，只是小病用不着这么多药出手吧。

注意辨证

怎么越喝越热呀！

热证

热药→

依据患者体质

过敏

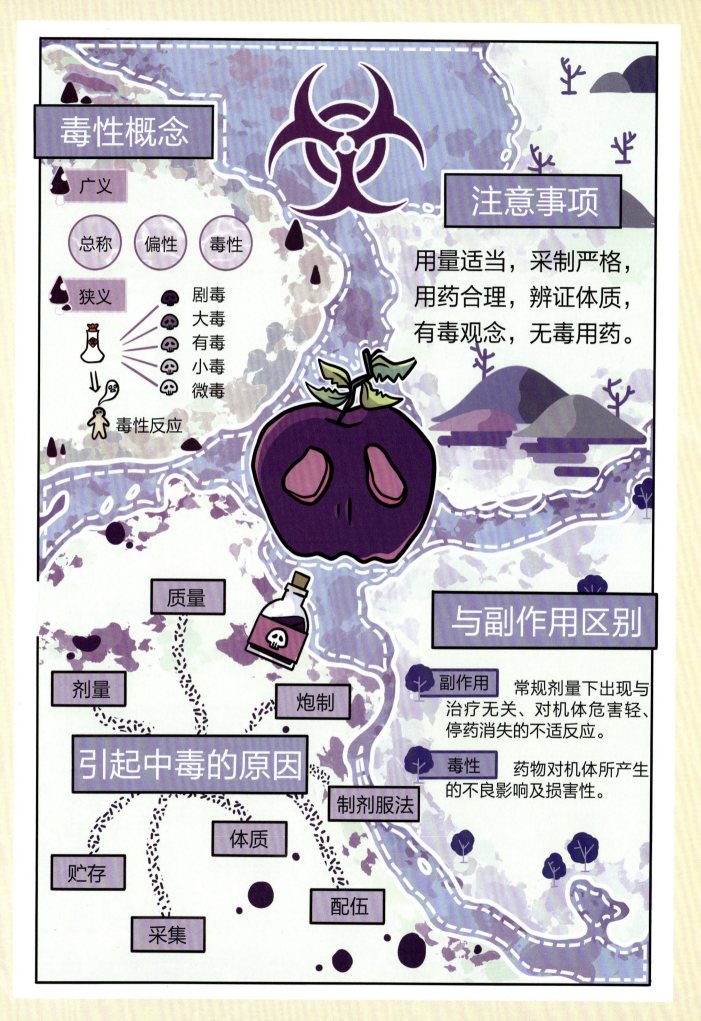

毒性概念

广义

总称　偏性　毒性

狭义

剧毒
大毒
有毒
小毒
微毒

毒性反应

注意事项

用量适当，采制严格，
用药合理，辨证体质，
有毒观念，无毒用药。

质量

剂量

炮制

引起中毒的原因

制剂服法

体质

贮存

配伍

采集

与副作用区别

副作用　常规剂量下出现与
治疗无关、对机体危害轻、
停药消失的不适反应。

毒性　药物对机体所产生
的不良影响及损害性。

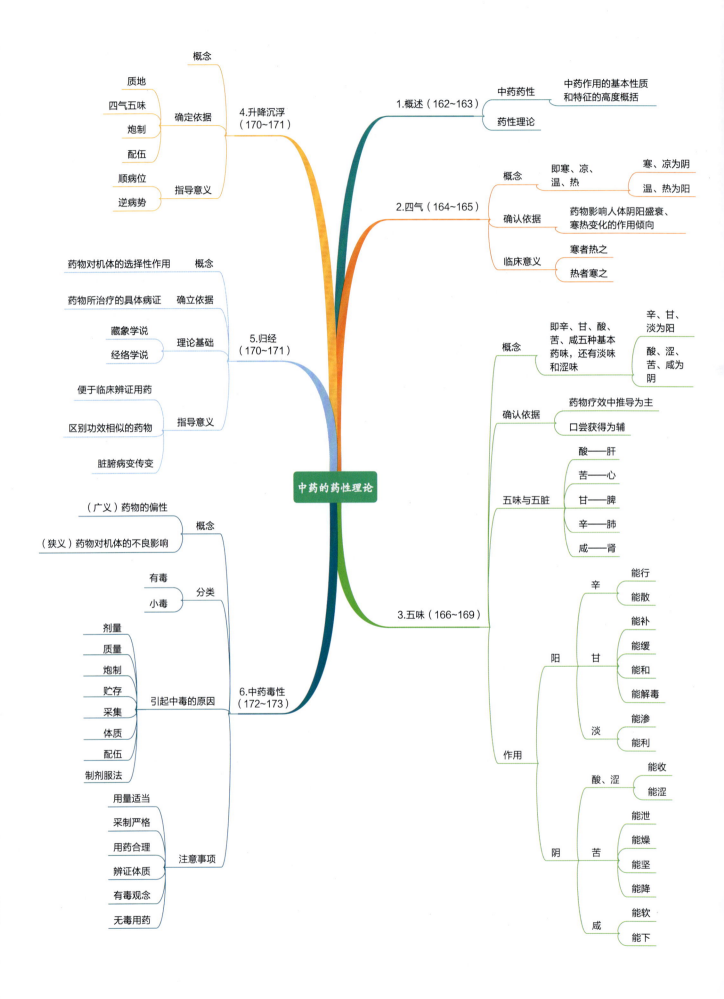

概念

质地

四气五味

炮制 ── 确定依据 ── 4.升降沉浮
（170~171）

配伍

顺病位

逆病势 ── 指导意义

中药药性 ── 中药作用的基本性质和特征的高度概括

药性理论 ── 1.概述（162~163）

即寒、凉、温、热 ── 概念 ── 寒、凉为阴

温、热为阳

2.四气（164~165） ── 确认依据 ── 药物影响人体阴阳盛衰、寒热变化的作用倾向

临床意义 ── 寒者热之

热者寒之

药物对机体的选择性作用 ── 概念

药物所治疗的具体病证 ── 确立依据

藏象学说

经络学说 ── 理论基础 ── 5.归经
（170~171）

便于临床辨证用药

区别功效相似的药物 ── 指导意义

脏腑病变传变

中药的药性理论

即辛、甘、酸、苦、咸五种基本药味，还有淡味和涩味 ── 概念 ── 辛、甘、淡为阳

酸、涩、苦、咸为阴

药物疗效中推导为主 ── 确认依据

口尝获得为辅

酸──肝

苦──心

甘──脾 ── 五味与五脏

辛──肺

咸──肾

（广义）药物的偏性

（狭义）药物对机体的不良影响 ── 概念

有毒

小毒 ── 分类

剂量

质量

炮制

贮存

采集 ── 引起中毒的原因 ── 6.中药毒性
（172~173）

体质

配伍

制剂服法

用量适当

采制严格

用药合理

辨证体质 ── 注意事项

有毒观念

无毒用药

3.五味（166~169）

辛 ── 能行

能散

甘 ── 能补

能缓

能和

能解毒

阳

淡 ── 能渗

能利

作用

酸、涩 ── 能收

能涩

阴

苦 ── 能泄

能燥

能坚

能降

咸 ── 能软

能下

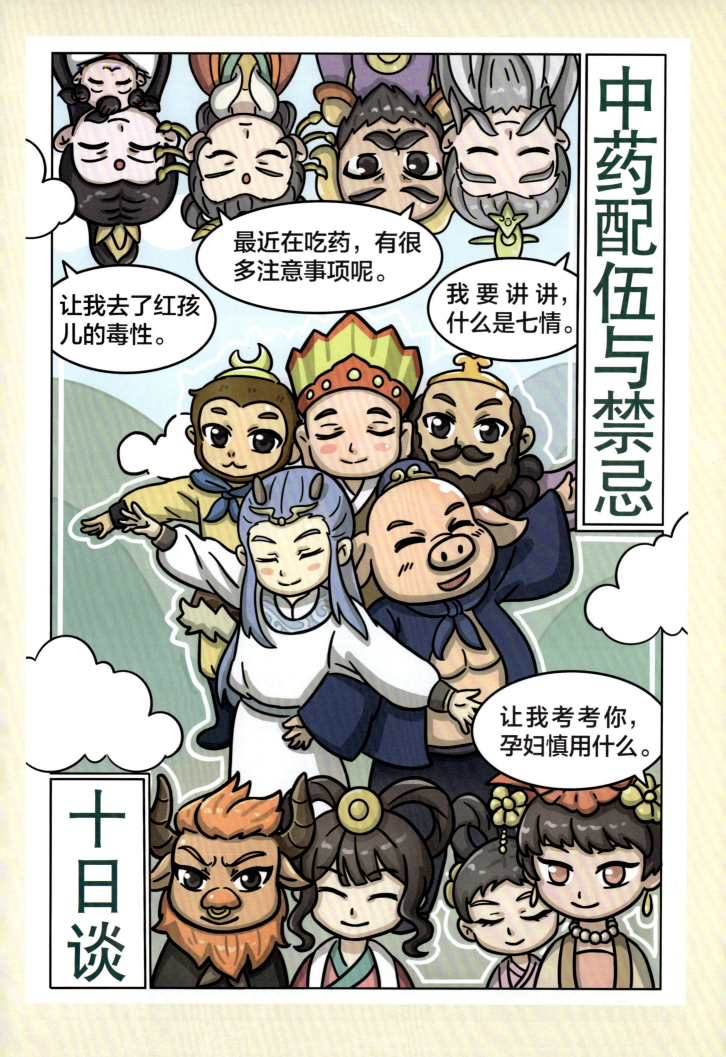

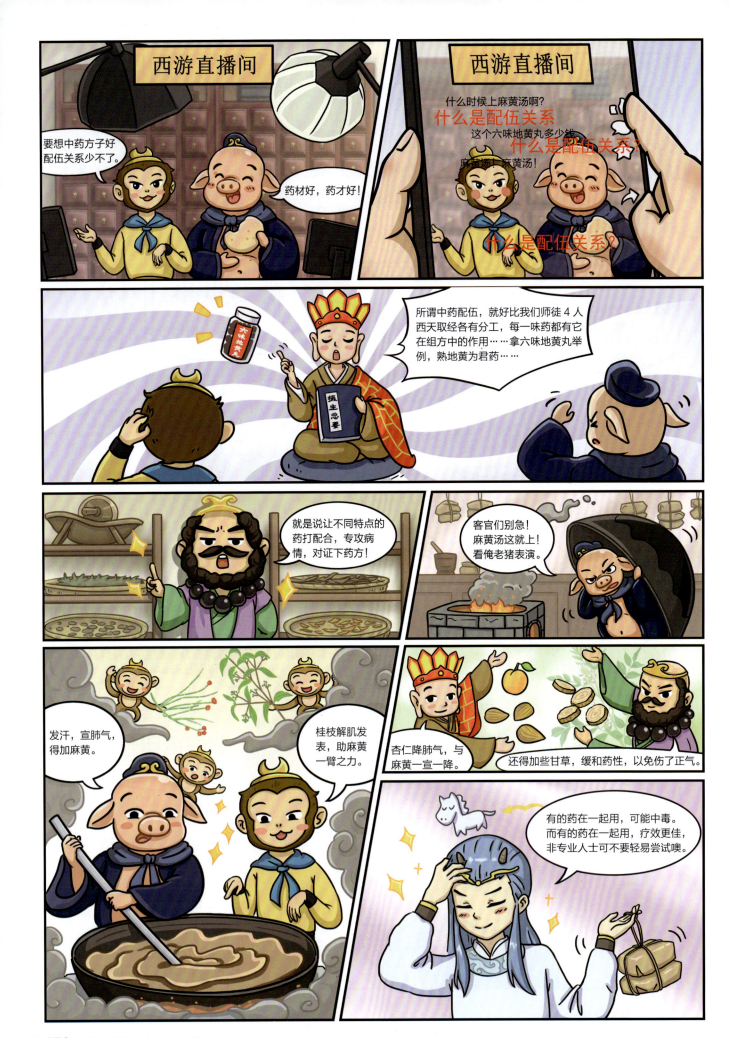

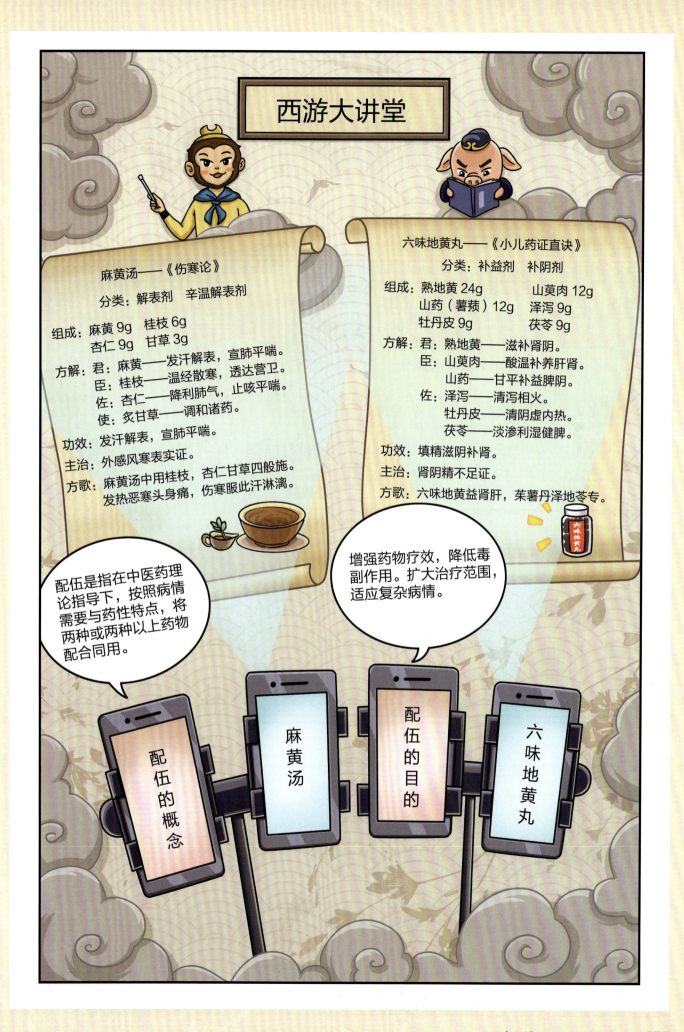

西游大讲堂

麻黄汤——《伤寒论》

分类：解表剂　辛温解表剂

组成：麻黄 9g　桂枝 6g
　　　杏仁 9g　甘草 3g

方解：君：麻黄——发汗解表，宣肺平喘。
　　　臣：桂枝——温经散寒，透达营卫。
　　　佐：杏仁——降利肺气，止咳平喘。
　　　使：炙甘草——调和诸药。

功效：发汗解表，宣肺平喘。

主治：外感风寒表实证。

方歌：麻黄汤中用桂枝，杏仁甘草四般施。
　　　发热恶寒头身痛，伤寒服此汗淋漓。

六味地黄丸——《小儿药证直诀》

分类：补益剂　补阴剂

组成：熟地黄 24g　　　山萸肉 12g
　　　山药（薯蓣）12g　泽泻 9g
　　　牡丹皮 9g　　　　茯苓 9g

方解：君：熟地黄——滋补肾阴。
　　　臣：山萸肉——酸温补养肝肾。
　　　　　山药——甘平补益脾阴。
　　　佐：泽泻——清泻相火。
　　　　　牡丹皮——清阴虚内热。
　　　　　茯苓——淡渗利湿健脾。

功效：填精滋阴补肾。

主治：肾阴精不足证。

方歌：六味地黄益肾肝，茱薯丹泽地苓专。

配伍是指在中医药理论指导下，按照病情需要与药性特点，将两种或两种以上药物配合同用。

增强药物疗效，降低毒副作用。扩大治疗范围，适应复杂病情。

配伍的概念

麻黄汤

配伍的目的

六味地黄丸

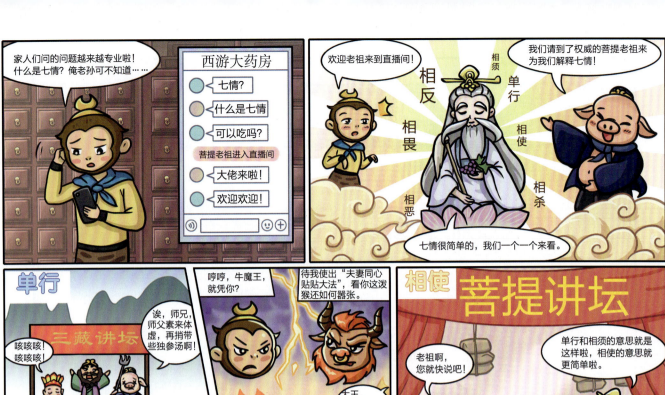

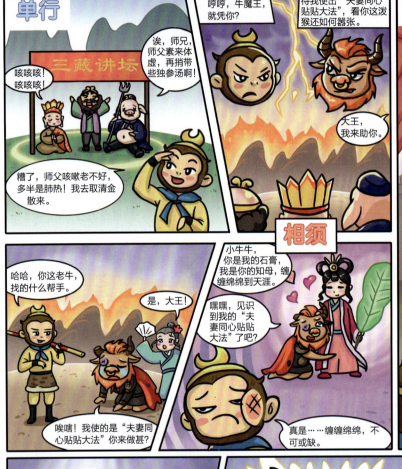

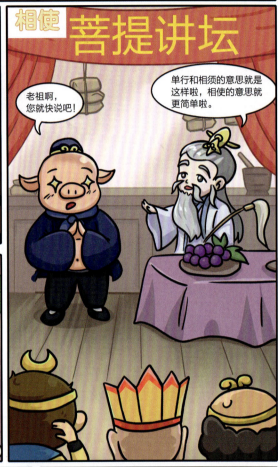

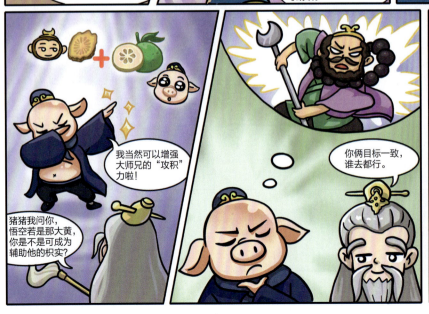

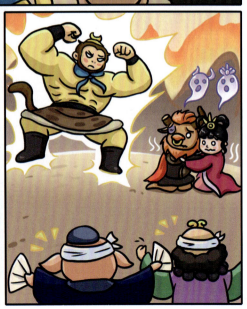

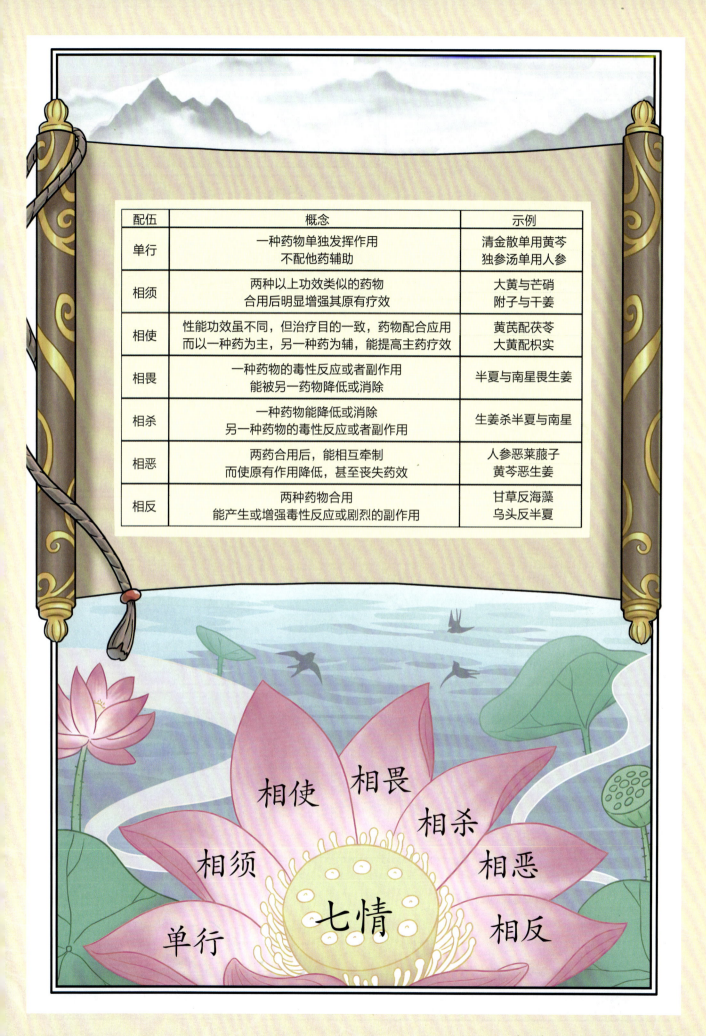

配伍	概念	示例
单行	一种药物单独发挥作用 不配他药辅助	清金散单用黄芩 独参汤单用人参
相须	两种以上功效类似的药物 合用后明显增强其原有疗效	大黄与芒硝 附子与干姜
相使	性能功效虽不同，但治疗目的一致，药物配合应用 而以一种药为主，另一种药为辅，能提高主药疗效	黄芪配茯苓 大黄配枳实
相畏	一种药物的毒性反应或者副作用 能被另一药物降低或消除	半夏与南星畏生姜
相杀	一种药物能降低或消除 另一种药物的毒性反应或者副作用	生姜杀半夏与南星
相恶	两药合用后，能相互牵制 而使原有作用降低，甚至丧失药效	人参恶莱菔子 黄芩恶生姜
相反	两种药物合用 能产生或增强毒性反应或剧烈的副作用	甘草反海藻 乌头反半夏

相使　相畏

相杀

相须　相恶

七情

单行　相反

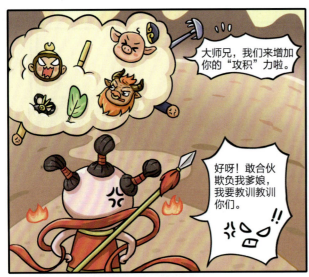

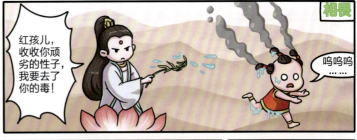

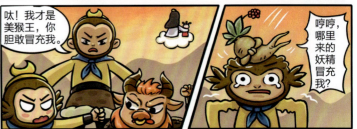

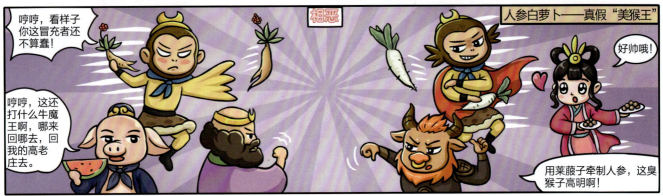

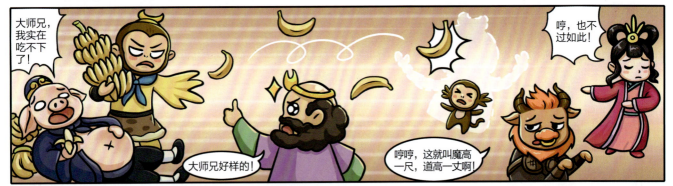

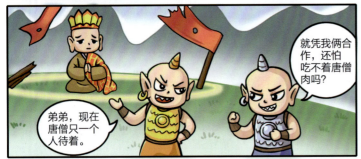

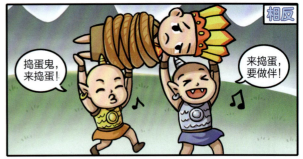

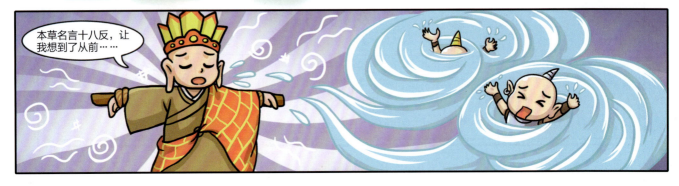

独行者，单方不用辅也；

相须者，同类不可离也；

相使者，我之佐使也；

相恶者，夺我之能也；

相畏者，受彼之制也；

相反者，两不相合也；

相杀者，制彼之毒也……

凡此七情，合而视之，当用相须相使者良，勿用相恶相反者；若有毒宜制，可用相畏相杀者，不尔，勿合用也。

（明）李时珍《本草纲目》

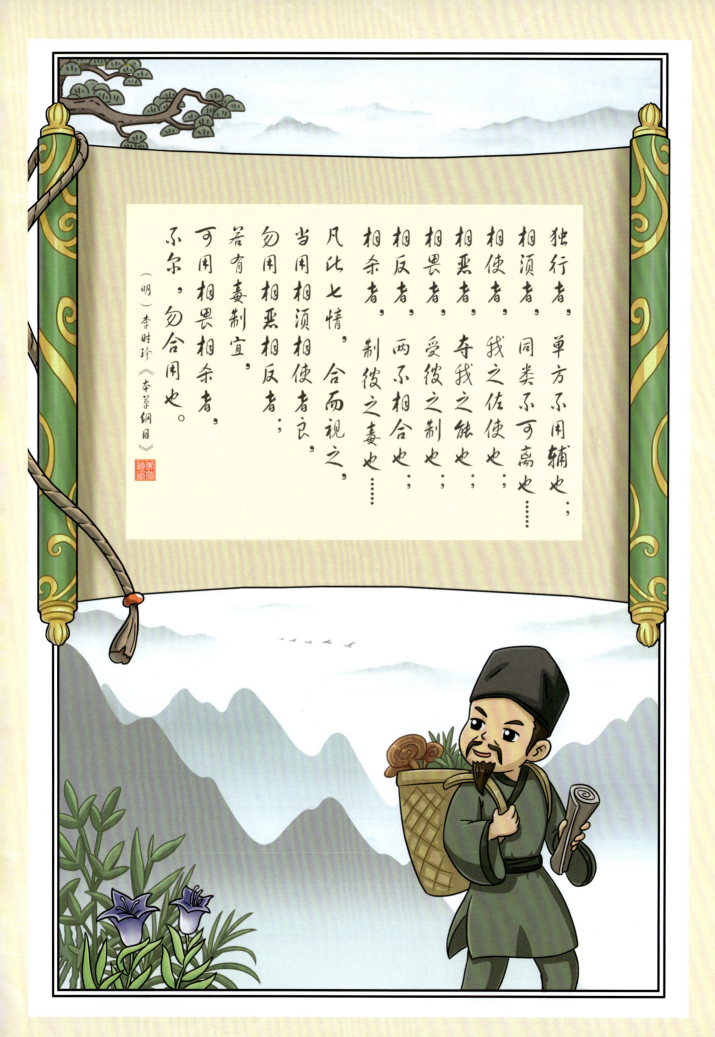

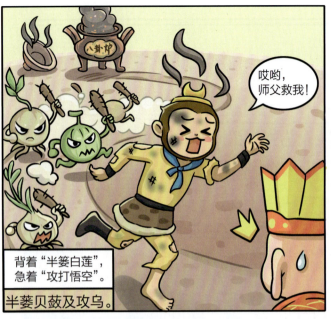

背着"半篓白莲"，
急着"攻打悟空"。
半蒌贝蔹及攻乌。

哎哟，
师父救我！

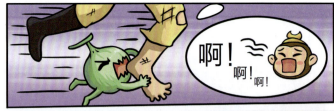

啊！
啊！
啊！

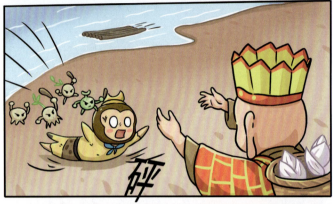

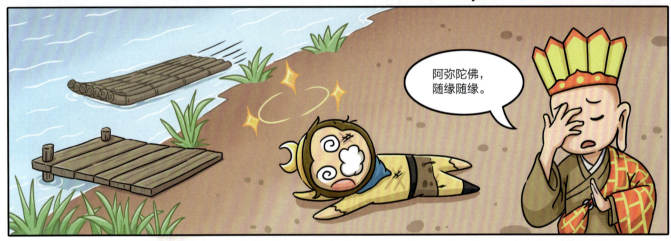

阿弥陀佛，
随缘随缘。

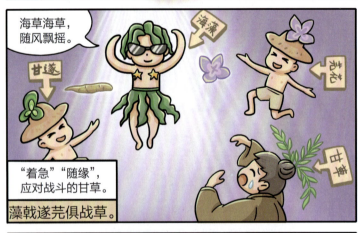

海草海草，
随风飘摇。
海藻
甘遂
芫花
甘草
"着急""随缘"，
应对战斗的甘草。
藻戟遂芫俱战草。

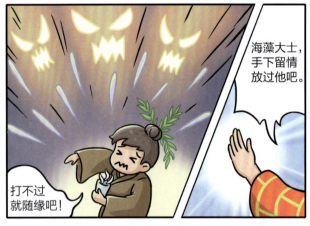

海藻大士，
手下留情
放过他吧。

打不过
就随缘吧！

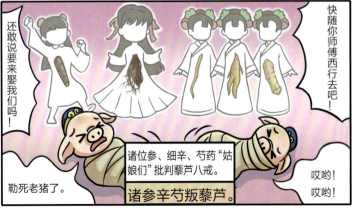

还敢说要来娶我们吗！

快随你师傅西行去吧！

诸位参、细辛、芍药"姑娘们"批判藜芦八戒。
勒死老猪了。
诸参辛芍叛藜芦。

哎哟！
哎哟！

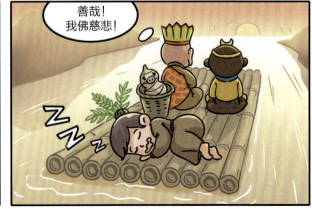

善哉！
我佛慈悲！

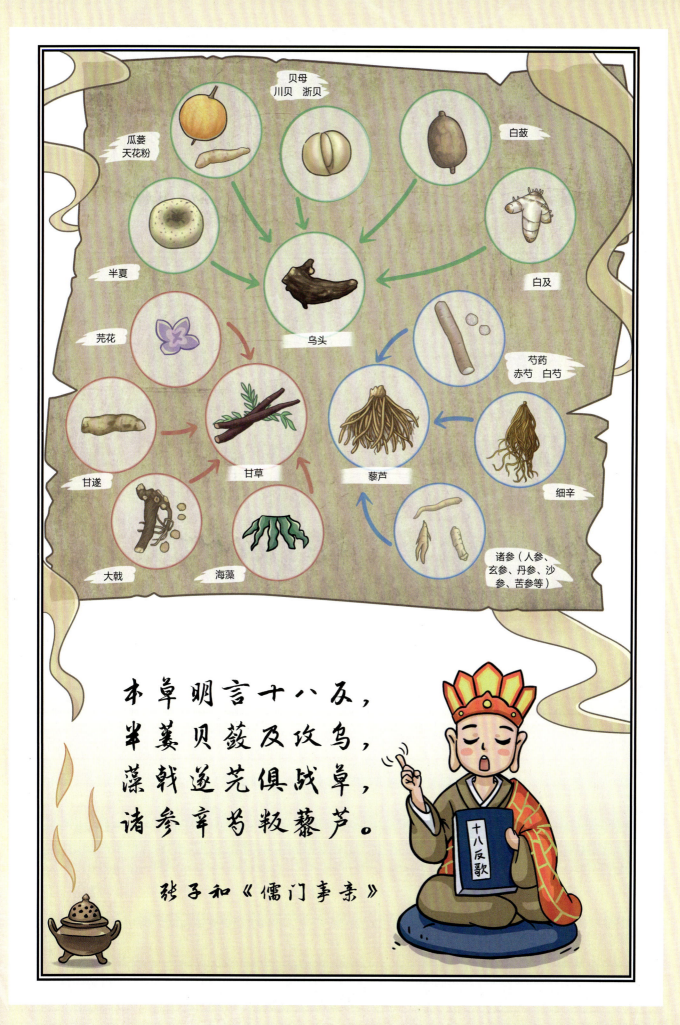

本草明言十八反，
半蒌贝蔹及攻乌，
藻戟遂芫俱战草，
诸参辛芍叛藜芦。

张子和《儒门事亲》

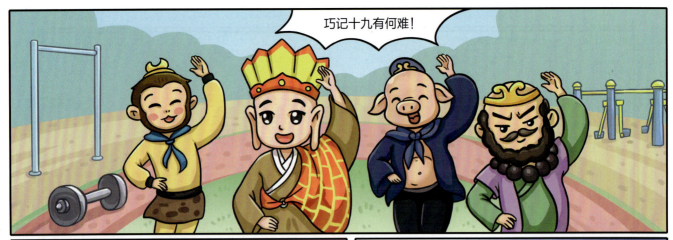

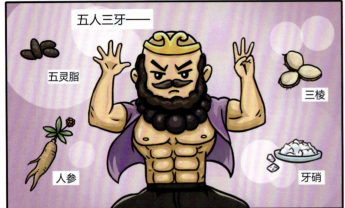

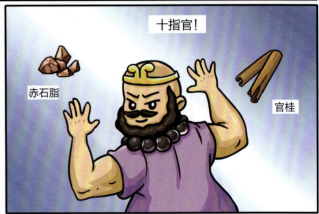

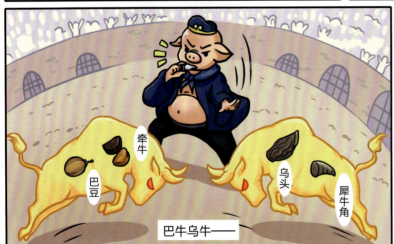

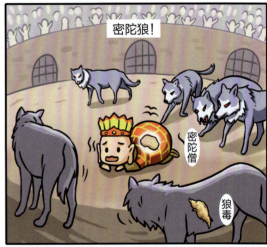

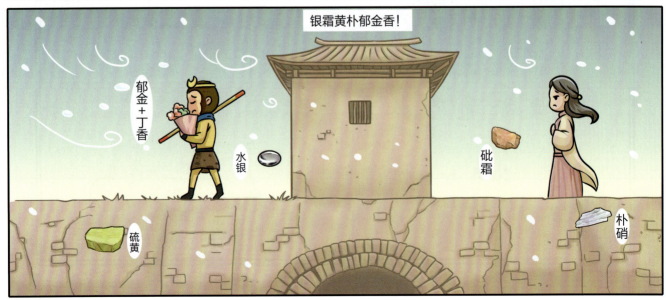

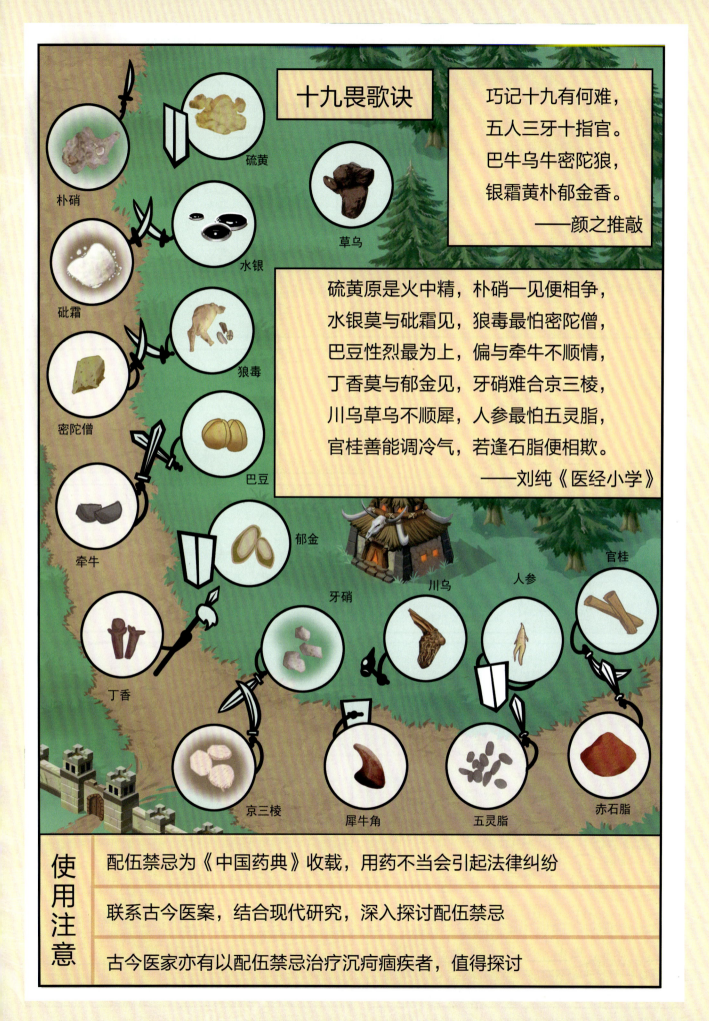

十九畏歌诀

朴硝

硫黄

水银

砒霜

狼毒

密陀僧

巴豆

牵牛

郁金

丁香

牙硝

京三棱

草乌

川乌

人参

官桂

犀牛角

五灵脂

赤石脂

巧记十九有何难，
五人三牙十指官。
巴牛乌牛密陀狼，
银霜黄朴郁金香。

——颜之推敲

硫黄原是火中精，朴硝一见便相争，
水银莫与砒霜见，狼毒最怕密陀僧，
巴豆性烈最为上，偏与牵牛不顺情，
丁香莫与郁金见，牙硝难合京三棱，
川乌草乌不顺犀，人参最怕五灵脂，
官桂善能调冷气，若逢石脂便相欺。

——刘纯《医经小学》

使用注意

配伍禁忌为《中国药典》收载，用药不当会引起法律纠纷

联系古今医案，结合现代研究，深入探讨配伍禁忌

古今医家亦有以配伍禁忌治疗沉疴痼疾者，值得探讨

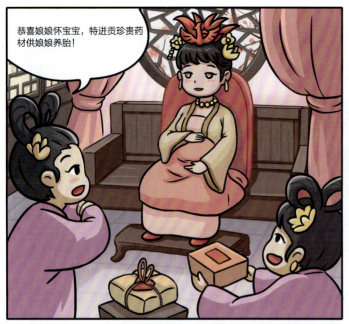

恭喜娘娘怀宝宝，特进贡珍贵药材供娘娘养胎！

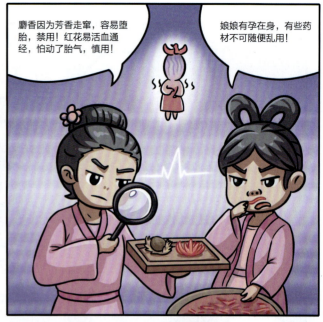

麝香因为芳香走窜，容易堕胎，禁用！红花易活血通经，怕动了胎气，慎用！

娘娘有孕在身，有些药材不可随便乱用！

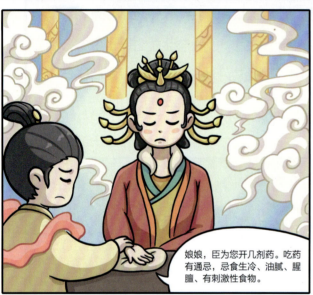

娘娘，臣为您开几剂药。吃药有通忌，忌食生冷、油腻、腥膻、有刺激性食物。

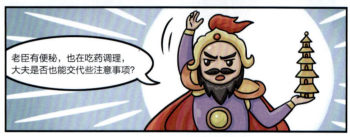

老臣有便秘，也在吃药调理，大夫是否也能交代些注意事项？

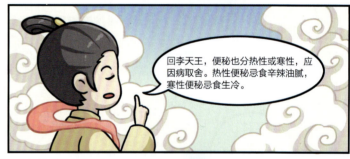

回李天王，便秘也分热性或寒性，应因病取舍。热性便秘忌食辛辣油腻，寒性便秘忌食生冷。

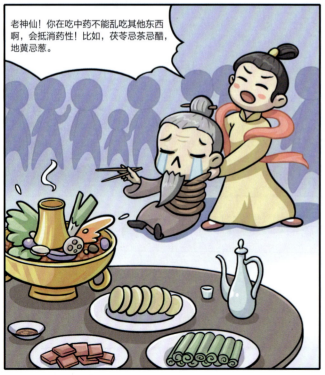

老神仙！你在吃中药不能乱吃其他东西啊，会抵消药性！比如，茯苓忌茶忌醋，地黄忌葱。

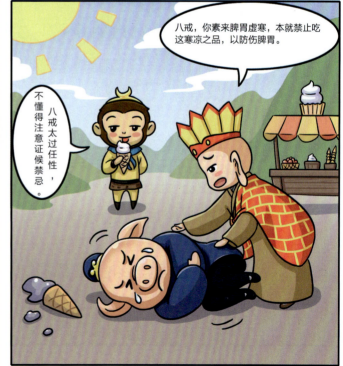

八戒，你素来脾胃虚寒，本就禁止吃这寒凉之品，以防伤脾胃。

八戒太过任性，不懂得注意证候禁忌。

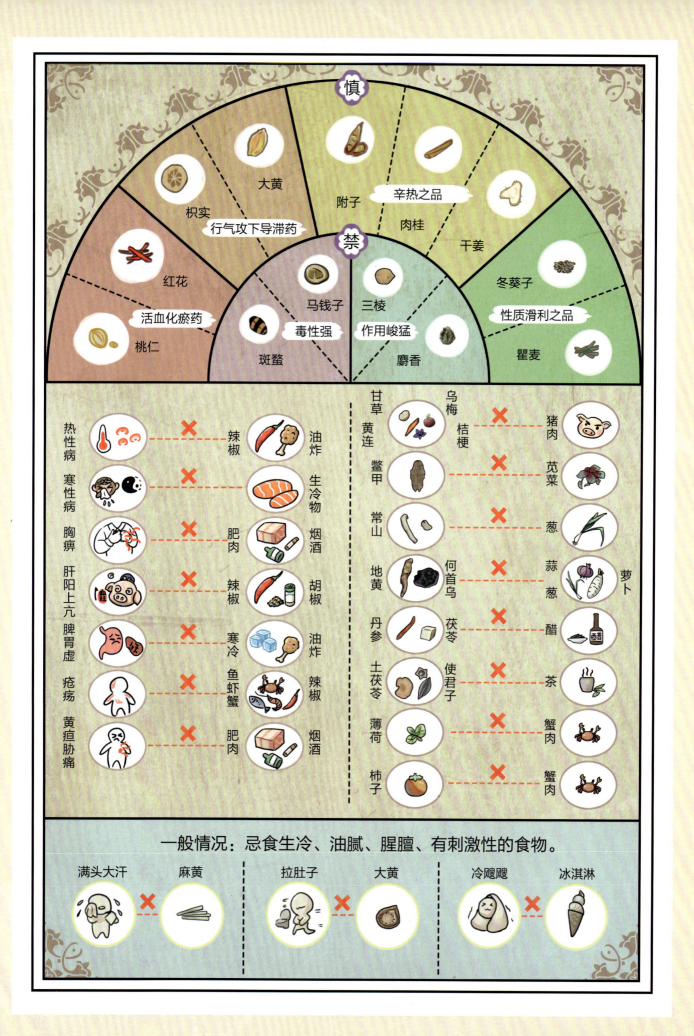

慎

禁

枳实
大黄
行气攻下导滞药

红花
活血化瘀药
桃仁

马钱子
毒性强
斑蝥

三棱
作用峻猛
麝香

附子
辛热之品
肉桂
干姜

冬葵子
性质滑利之品
瞿麦

热性病　辣椒 ✕ 油炸
寒性病　✕ 生冷物
胸痹　肥肉 ✕ 烟酒
肝阳上亢　辣椒 ✕ 胡椒
脾胃虚　寒冷 ✕ 油炸
疮疡　鱼虾蟹 ✕ 辣椒
黄疸胁痛　肥肉 ✕ 烟酒

甘草黄连　乌梅桔梗 ✕ 猪肉
鳖甲 ✕ 苋菜
常山 ✕ 葱
地黄　何首乌 ✕ 蒜葱　萝卜
丹参　茯苓 ✕ 醋
土茯苓　使君子 ✕ 茶
薄荷 ✕ 蟹肉
柿子 ✕ 蟹肉

一般情况：忌食生冷、油腻、腥膻、有刺激性的食物。

满头大汗　麻黄 ✕
拉肚子　大黄 ✕
冷飕飕　冰淇淋 ✕

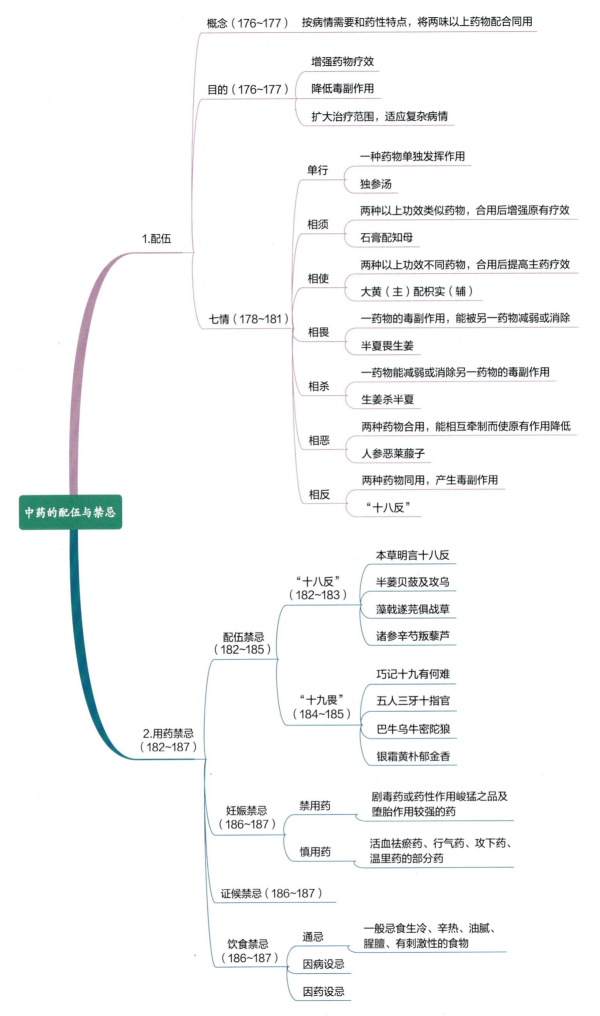

概念（176~177） 按病情需要和药性特点，将两味以上药物配合同用

目的（176~177）
- 增强药物疗效
- 降低毒副作用
- 扩大治疗范围，适应复杂病情

1.配伍

七情（178~181）
- 单行
  - 一种药物单独发挥作用
  - 独参汤
- 相须
  - 两种以上功效类似药物，合用后增强原有疗效
  - 石膏配知母
- 相使
  - 两种以上功效不同药物，合用后提高主药疗效
  - 大黄（主）配枳实（辅）
- 相畏
  - 一药物的毒副作用，能被另一药物减弱或消除
  - 半夏畏生姜
- 相杀
  - 一药物能减弱或消除另一药物的毒副作用
  - 生姜杀半夏
- 相恶
  - 两种药物合用，能相互牵制而使原有作用降低
  - 人参恶莱菔子
- 相反
  - 两种药物同用，产生毒副作用
  - "十八反"

中药的配伍与禁忌

2.用药禁忌（182~187）

配伍禁忌（182~185）
- "十八反"（182~183）
  - 本草明言十八反
  - 半蒌贝蔹及攻乌
  - 藻戟遂芫俱战草
  - 诸参辛芍叛藜芦
- "十九畏"（184~185）
  - 巧记十九有何难
  - 五人三牙十指官
  - 巴牛乌牛密陀狼
  - 银霜黄朴郁金香

妊娠禁忌（186~187）
- 禁用药
  - 剧毒药或药性作用峻猛之品及堕胎作用较强的药
- 慎用药
  - 活血祛瘀药、行气药、攻下药、温里药的部分药

证候禁忌（186~187）

饮食禁忌（186~187）
- 通忌
  - 一般忌食生冷、辛热、油腻、腥膻、有刺激性的食物
- 因病设忌
- 因药设忌

参考文献

[1] 张成博，程伟.中国医学史［M］.4版.北京：中国中医药出版社，2016.

[2] 王育林，李亚军.医古文［M］.4版.北京：中国中医药出版社，2016.

[3] 唐慎微.证类本草［M］.北京：中国医药科技出版社，2011.

[4] 李时珍.本草纲目［M］.北京：中国医药科技出版社，2011.

[5] 郑洪新，杨柱.中医基础理论［M］.5版.北京：中国中医药出版社，2021.

[6] 许慎.说文解字［M］.杭州：浙江古籍出版社，2016.

[7] 吴广平，彭安湘，何桂芬.诗经（古典名著全本注译文库）［M］.长沙：岳麓书社，2021.

[8] 老聃.老子［M］.太原：山西古籍出版社，1999.

[9] 周敦颐.太极图说［M］.安徽：黄山书社，2021.

[10] 周易［M］.北京：华夏出版社，2017.

[11] 冀昀.尚书［M］.北京：线装书局，2007.

[12] 罗贯中.三国演义［M］.武汉：长江少年儿童出版社，2014.

[13] 张志聪.黄帝内经集注上·素问［M］.北京：中医古籍出版社，2015.

[14] 张志聪.黄帝内经集注下·灵枢［M］.北京：中医古籍出版社，2015.

[15] 李灿东，方朝义.中医诊断学［M］.5版.北京：中国中医药出版社，2021.

[16] 钟赣生，杨柏灿.中药学［M］.5版.北京：中国中医药出版社，2021.

[17] 李冀，左铮云.方剂学［M］.5版.北京：中国中医药出版社，2021.

[18] 陈继儒.养生肤语［M］.上海：上海古籍出版社，1990.

[19] 王键，张国霞，朱勉生.中医基础理论［M］.北京：中国中医药出版社，2019.

[20] 梁繁荣，王华.针灸学［M］.5版.北京：中国中医药出版社，2021.

[21] 许浚.东医宝鉴［M］.太原：山西科学技术出版社，2014.

[22] 扁鹊.难经［M］.北京：中国中医药出版社，2018.

[23] 张仲景.伤寒论［M］.北京：中国医药科技出版社，2016.

[24] 徐凤.针灸大全［M］.北京：中国医药科技出版社，2021.

[25] 高式国.高式国针灸穴名解［M］.2版.北京：中国中医药出版社，2017.

[26] 周学胜.中医基础理论图表解［M］.4版.北京：人民卫生出版社，2022.

[27] 左丘明.左传［M］.北京：中华书局，2016.

[28] 张仲景.金匮要略［M］.北京：中医古籍出版社，2018.

［29］杨玲著 . 韩非子寓言故事赏析［M］. 北京 : 语文出版社，2018.

［30］曹雪芹 . 红楼梦［M］. 4 版 . 北京 : 人民文学出版社，2008.

［31］孙思邈 . 千金方［M］. 西安 : 三秦出版社，2015.

［32］沈雪勇，刘存志 . 经络腧穴学［M］. 5 版 . 北京 : 中国中医药出版社，2021.

［33］周政主 . 中医考研学霸笔记［M］. 郑州 : 郑州大学出版社，2017.

［34］黄小方，陈露希 . 中药功效趣味速记 (漫画版)［M］. 北京 : 中国医药科技出版社，2017.

［35］李锦开 . 中国基本药材［M］. 北京 : 中国医药科技出版社，2012.

［36］任晋生，罗兴洪 . 名贵中药材的识别与应用［M］. 北京 : 中国医药科技出版社，2017.

［37］唐德才，吴庆光 . 中药学［M］. 4 版 . 北京 : 人民卫生出版社，2021.

［38］郭翠华 . 中药学［M］. 西安 : 陕西科学技术出版社，2021.

［39］王建 . 中药学［M］. 北京 : 中国医药科技出版社，2018.

［40］叶兆伟 . 中药药理学［M］. 重庆 : 重庆大学出版社，2015.

［41］李赛美，李宇航 . 伤寒论讲义［M］. 4 版 . 北京 : 人民卫生出版社，2021.

［42］王宁生 . 中药毒性与临床前评价［M］. 北京 : 科学出版社，2004.

［43］高汉森 . 中药毒性防治［M］. 广州 : 广东科技出版社，1986.

［44］丁安伟 . 中药炮制学［M］. 北京 : 中国中医药出版社，2005.

［45］刘纯 . 医经小学［M］. 北京 : 中国中医药出版社，2015.

［46］张子和 . 儒门事亲［M］. 北京 : 中国中医药出版社，2019.

［47］钱乙 . 小儿药证直决［M］. 北京 : 中国医药科技出版社，2024.

［48］吴承恩 . 西游记［M］. 北京 : 人民文学出版社，2009.

［49］周祯祥，唐德才 . 临床中药学［M］. 2 版 . 北京 : 中国医药科技出版社，2021.